# 实用妇产科学

李 妍 编著

U0390777

天津出版传媒集团

天津科技翻译·出版有限公司

**图书在版编目（CIP）数据**

实用妇产科学 / 李妍编著 . — 天津 : 天津科技翻
译出版有限公司 , 2021.11（2024.4重印）
ISBN 978-7-5433-3960-6

Ⅰ . ①实… Ⅱ . ①李… Ⅲ . ①妇产科学 Ⅳ . ① R71

中国版本图书馆 CIP 数据核字（2019）第 169207 号

# 实用妇产科学

## SHIYONG FUCHANKEXUE

出　　　版：天津科技翻译出版有限公司
出 版 人：刘子媛
地　　　址：天津市南开区白堤路 244 号
邮政编码：300192
电　　　话：022-87894896
传　　　真：022-87895650
网　　　址：www.tsttpc.com
印　　　刷：三河市华东印刷有限公司
发　　　行：全国新华书店
版本记录：787mm×1092mm　16 开本　13.25 印张　309 千字
　　　　　2021 年 11 月第 1 版　2024 年 4 月第 2 次印刷
　　　　　定价：85.00 元

# 作 者 简 介

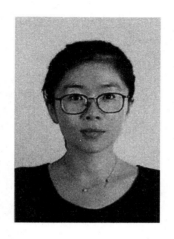

　　李妍，主治医师，现就职于潍坊市第二人民医院。2006 年毕业于齐齐哈尔医学院，2016 年研究生毕业于青岛大学医学部。从事妇产科临床工作 12 年，现为潍坊市微创手术学会委员，潍坊市医学会计划生育委员。多次参加市里举办的各项临床急救操作竞赛，并多次获奖。在妇科肿瘤、妇科内分泌疾病、产科优生检查、难产处理等方面有丰富的临床经验，工作期间发表数篇医学论文及著作。

# 前　言

　　妇产科学专门研究妇女在妊娠、分娩和产褥期的生理和病理，胎儿及新生儿的生理和病理，以及非妊娠状态下妇女生殖系统可能遇到的一切特殊变化，包括所有与妇女生殖生理有关的疾病，是医学中比较重要的一门学科。近年来，随着基础医学尤其是免疫学及分子生物学研究的深入，妇产科疾病的病种有所变化，新知识、新技术层出不穷，使医学诊疗技术不断提高，从事妇产科学工作的医务人员必须努力学习新知识，尽量应用和掌握新技术才能跟上形势，提高医疗质量，更好地为人民服务。为此，编者在参阅了近年来大量相关文献资料的基础上，结合多年的临床工作经验编写了《实用妇产科学》一书。

　　全书共有十七章，详细介绍了女性生殖系统解剖与生理、妇科病史和体格检查、女性生殖器官发育异常、女性生殖系统炎症、生殖内分泌疾病、子宫内膜异位症与子宫腺肌病等方面的内容。该书从临床实践出发，理论联系实际，具有实用、简明、内容详尽且新颖等特点，为广大医师，尤其是基层医务工作者、医学本科生和研究生提供一部资料新、内容全、专业性强、临床实用价值较高的参考书。

　　由于编者水平有限，又加之时间仓促，书中难免会有失误与不足之处，恳请各位读者予以批评指正。

# 目　录

# 第一章 女性生殖系统解剖与生理

女性生殖系统包括女性内生殖器和女性外生殖器，阴道只是女性生殖器的一部分。女性外生殖器指生殖器官的外露部分，又称外阴，包括阴阜、大阴唇、小阴唇、阴蒂、前庭、前庭大腺、前庭球、尿道口、阴道口和处女膜。女性内生殖器包括阴道、子宫、输卵管、卵巢等。

子宫是孕育胎儿的场所，受精卵在这里着床，逐渐生长发育为成熟的胎儿，足月后，子宫收缩，娩出胎儿。女性从青春期到更年期，如果没有受孕时子宫内膜会在卵巢激素的作用下发生周期性变化及剥脱，产生月经。输卵管具有输送精子和卵子的功能，并且还是精子和卵子相遇受精的地方。受精后，孕卵经输卵管的输送进入子宫腔着床。卵巢是女性的性腺器官，内有许多卵泡，能产生并排出卵子，分泌性激素，维持女性特有的生理功能及第二性征。至绝经后，卵巢逐渐萎缩。

生殖系统生理变化是妇女一生各阶段不同生理特征中最显著的部分，女性从胎儿形成到衰老是渐进的生理过程，也是下丘脑－垂体－卵巢轴功能发育、成熟和衰退的过程。

## 第一节 骨盆与盆底组织

### 一、骨盆

骨盆为胎儿娩出时必经的道路，其大小、形状直接影响到分娩，在妇产科学上颇为重要，故医务人员必须熟悉骨盆及其附近软组织的解剖。

（一）骨盆的组成

骨盆由骶骨、尾骨及左右两髋骨组成。每块髋骨又由髂骨、坐骨及耻骨融合而成，骨与骨之间有坚强的关节，由韧带或软骨相联结。如将耻骨联合上缘，两侧骨盆界线（髂耻线）及骶岬上缘连成一线时，可将骨盆分成两部：上部为大骨盆，又称假骨盆；下部为小骨盆，又称真骨盆。大骨盆居骨盆界以上，但是，因为大骨盆某些径线的大小与小骨盆的形状和某些径线的大小有一定关系，所以大骨盆的测量可以作为了解小骨盆的参考。

小骨盆居骨盆界线以下，腔形为一弯曲的圆管，四壁为骨骼及韧带所构成。后壁为髂骨，两侧为坐骨切迹及韧带，前方为闭孔、耻骨及坐骨上支，两侧壁上有坐骨棘。坐骨棘可自阴道或直肠中触及，诊断胎头衔接骨盆部位的高低便以此为根据。骶骨是骨盆的后壁，第一骶椎居其上缘，并凸出，称为骶岬，为骨盆内测量法的重要据点。

（二）骨盆的关节

1.耻骨联合

两侧耻骨在前方互相连接处。此关节中有纤维软骨，前后附有耻骨韧带。妊娠时，耻骨联合略为松弛，并增加其活动性。

## 2. 骶尾关节

骶尾关节为尾骨与骶骨之联合处。尾骨平时易活动。分娩时向后方松动，使骨盆出口的前后距离增加。

## 3. 骶髂关节

骶髂关节位于骶骨和髂骨间，关节前后有宽厚的骶髂韧带，在妊娠时，也能发生松弛，使骨盆入口的前后径增长。

## (三) 骨盆的各平面及径线

为了便于了解分娩时胎儿先露部在产道中行进的过程，通常将骨盆分为 4 个假想平面及其附属各径线，现分述如下。

## 1. 入口平面

入口平面即大小骨盆间的交界面，形状为横椭圆形，它的前方以耻骨联合上缘为界线，两侧以髂耻线为界限，后方则以骶岬上缘为界线。在入口平面上有前后径、横径和两条斜径。

(1) 前后径：前径为入口平面中与分娩关系最大的径线。它从骶岬上正中开始，直至耻骨联合上中点，又称为真结合径。此径通常为 11 cm。由于耻骨内面上缘以下约 1 cm 处稍有凸起，所以胎儿在通过骨盆入口平面时所必经的最短前后径，并不是上述的真结合径，而是由此凸出点至骶岬之间的径线。因为此径线是骶耻间最短的径线，与分娩有直接关系，故称为产科结合径。产科结合径与真结合径在数值上仅相差 0.2 ～ 0.5 cm，故在临床上常不将它们区别开。临床上除 X 线片外，无法直接测量骨盆入口的任何径线。为了临床应用方便起见，一般可先测量由耻骨联合下缘至骶岬正中的径线，即所谓骶耻内径或称对角径，而后再估计产科结合径或真结合径。测量对角径时以一手之示指及中指伸入阴道，中指尖触及骶岬，同时使示指侧与耻骨弓前下缘相紧接，此点与中指尖的距离，即为对角径的长度，平均数为 12.5 cm，将测得的对角径数值减去 1.5 ～ 2 cm，即可得出产科结合径或真结合径的大概长度。

(2) 横径：横径为两侧骶耻线之间的最远距离，它与前后径垂直。平均为 13 ～ 13.5 cm。

(3) 斜径：斜径有左右两条。各自一侧的髂骶关节至对侧的髂耻隆突之间的距离。平均为 12 ～ 12.75 cm。

## 2. 骨盆最大平面

骨盆最大平面指盆腔内最宽敞的部分，其境界是由耻骨联合后面中点开始环绕两侧髋臼至第二与第三骶椎之间的平面。它的前后径平均为 12.75 cm，横径平均为 12.5 cm，因此它是接近圆形的。

## 3. 骨盆最小平面

平面之境界自耻骨联合下缘，环绕两侧坐骨棘而达骶骨的第四与第五脊椎之间。平面呈前后长的椭圆形。此平面前后径平均长度为 11.5 cm，横径 ( 即坐骨棘间径 ) 平均长度为 10 cm。

## 4. 骨盆出口平面

出口平面由两个在不同平面的三角形所组成。前三角形的顶端是耻骨联合的下缘，侧边是两侧耻骨的降支；后三角形的顶端是骶骨的下端，侧边是两侧的骶结节韧带，骶棘韧带及坐骨结节，而坐骨结节间径又是两个三角形的共同底线。两侧耻骨降支在耻骨联合下部形成弓形，称为耻骨弓。正常妇女耻骨弓约 90°～ 100°，一般坐骨结节间径长者，耻骨弓的角度也大。

骨盆出口有下列二径线：

(1) 出口横径：即坐骨结节间径，为两侧坐骨结内面之距离，平均数字 8.5 ～ 9.5 cm。

(2) 出口前后径：自耻骨联合下缘至骶骨尖端的距离，通常约为 11.5 cm。由耻骨联合下缘至坐骨结节间径中点的垂直径叫作前矢状径，平均约 6 cm。自骶骨尖端至坐骨结节间径中点的垂直径叫作后矢状径，平均长度约 9 cm。

（四）骨盆轴

骨盆轴为连接骨盆各平面中心点而成的角度弯曲线。轴线上段向下及向后，中段向下，下段则向下向前。

（五）骨盆的倾斜度

正常妇女直立时，骨盆入口平面与地平面所成的角度为骨盆倾斜度，一般为 50°～60°，若角度过大，影响胎头衔接。

**二、盆底组织的构成**

骨盆底封闭骨盆出口，前方为耻骨联合和耻骨弓，后方为尾骨尖，两侧为耻骨降支、坐骨升支和坐骨结节。骨盆底由多层肌肉和筋膜组成，由外向内分为三层。

1. 外层

外层由会阴浅筋膜及其深面的三对肌肉（球海绵体肌、坐骨海绵体肌、会阴浅横肌）及一括约肌（肛门外括约肌）组成。球海绵体肌收缩时能紧缩阴道，又称为阴道括约肌。

2. 中层

中层为尿生殖膈，由上下两层筋膜及其间的一对会阴深横肌和尿道括约肌组成，其中有尿道和阴道穿过。

3. 内层

内层为盆膈，是骨盆底最坚韧的一层，由肛提肌及其内外面各覆一层筋膜组成。自前向后依次有尿道、阴道和直肠穿过。

骨盆底组织可承托盆腔器官，当其支持作用减弱时，容易发生相应部位松弛、功能缺陷及盆腔器官脱垂。

4. 会阴

会阴有广义和狭义之分。广义的会阴是指封闭骨盆出口的所有软组织。狭义的会阴是指位于阴道口和肛门之间的楔形组织，厚 3 ～ 4 cm，又称为会阴体，由表及里为皮肤、皮下脂肪筋膜、部分肛提肌和会阴中心腱。会阴中心腱由部分肛提肌及其筋膜和会阴浅横肌、会阴深横肌、球海绵体肌及肛门外括约肌的肌腱共同交织而成。会阴伸展性大，妊娠后期会阴组织变软，有利于分娩。

# 第二节 外、内生殖器与邻近器官及血管、淋巴、神经

### 一、女性外生殖器

女性外生殖器指生殖器官外露部分，统称为外阴，包括阴阜、大阴唇、小阴唇、阴蒂和阴道前庭。

（一）阴阜

阴阜为耻骨联合前方的皮肤隆起，皮下脂肪丰富。青春期开始生长阴毛，呈倒三角形分布。

（二）大阴唇

大阴唇为两股内侧一对纵行隆起的皮肤皱襞，前起自阴阜，后止于会阴。大阴唇外侧面为皮肤，青春期后长有阴毛，内有皮脂腺与汗腺，内侧面湿润似黏膜。皮下为疏松结缔组织和脂肪组织，含丰富血管、淋巴管和神经，损伤后容易形成血肿。

（三）小阴唇

小阴唇位于大阴唇内侧的一对较薄的皮肤皱襞，表面湿润、色褐、无阴毛分布，富含神经末梢。大、小阴唇后端会合，在正中线形成阴唇系带。

（四）阴蒂

阴蒂位于两侧小阴唇顶端下方，部分被阴蒂包皮围绕，由海绵体构成，可勃起。阴蒂头富含神经末梢，极敏感。

（五）阴道前庭

阴道前庭为两侧小阴唇之间的菱形区域，前为阴蒂，后为阴唇系带。此区域内有以下几个部分。

1. 前庭球

前庭球又称为球海绵体，位于前庭两侧，由一对细长的勃起组织构成。

2. 前庭大腺

前庭大腺又称为巴多林腺，位于大阴唇后部，如黄豆大，左右各一。腺管开口于前庭后方小阴唇与处女膜之间的沟内。性兴奋时，分泌黏液起润滑作用。正常情况下不能触及此腺，若腺管口闭塞，形成前庭大腺囊肿或前庭大腺脓肿。

3. 尿道外口

尿道外口位于阴蒂头后下方，其后壁有一对尿道旁腺，容易有细菌潜伏。

4. 阴道口及处女膜

阴道口位于尿道口后方的前庭后部。其周缘覆有一层较薄的黏膜皱襞，称为处女膜，中央有一小孔。处女膜可因性交或剧烈运动而破裂，产后仅遗留处女膜痕。

### 二、女性内生殖器

女性内生殖器位于真骨盆内，包括阴道、子宫、输卵管和卵巢。

1. 阴道

阴道是性交器官，也是月经血排出及胎儿娩出的通道。

(1) 位置和形态：阴道位于真骨盆下部中央，为一上宽下窄的管道，前壁长 7～9 cm，与膀胱和尿道相邻；后壁长 10～12 cm，与直肠贴近。上端包绕子宫颈阴道部，下端开口于阴道前庭后部。子宫颈与阴道间的圆周状隐窝，称为阴道穹隆。按其位置分为前、后、左、右四部分，其中后穹隆最深，与盆腔最低的直肠子宫陷凹紧密相邻，临床上可经此穿刺或引流。

(2) 组织结构：阴道壁自内向外由黏膜、肌层和纤维组织膜构成。黏膜层由非角化复层鳞状上皮覆盖，无腺体，淡红色，有许多横行皱襞，有较大伸展性，受性激素影响有周期性变化。肌层由内环和外纵两层平滑肌构成，纤维组织膜与肌层紧密粘贴。阴道壁富有静脉丛，损伤后易出血或形成血肿。

2. 子宫

子宫是孕育胚胎、胎儿和产生月经的器官，位于盆腔中央，前为膀胱，后为直肠，下端接阴道，两侧有输卵管和卵巢。成人子宫的正常位置呈轻度前倾前屈位。

(1) 形态：子宫长 7～8 cm，宽 4～5 cm，厚 2～3 cm，呈前后略扁的倒置梨形，重约 50 g，容量约 5 mL。子宫上部较宽，称为宫体，宫体顶部称为宫底，宫底两侧称为宫角。子宫下部较窄为圆柱状，称为宫颈。

宫体和宫颈之间形成最狭窄的部分，称为子宫峡部，在非孕期长约 1 cm，其上端因解剖上狭窄，称为解剖学内口，下端因在此处由子宫内膜转变为宫颈黏膜，故称为组织学内口。妊娠期子宫峡部逐渐伸展变长，妊娠末期达 7～10 cm，形成子宫下段，成为软产道的一部分。宫颈内腔呈梭形，称为宫颈管，下端称为宫颈外口，通向阴道。

(2) 组织结构：宫体和宫颈的组织结构不同。

1) 宫体：子宫体壁由内向外分为子宫内膜层、肌层和浆膜层。

子宫内膜层分为致密层、海绵层和基底层三层。致密层和海绵层受卵巢性激素影响，发生周期变化而脱落。

子宫肌层分为三层，内层肌纤维环形排列，中层肌纤维交叉排列，外层肌纤维纵行排列，子宫收缩时能压迫血管，有效地控制子宫出血。

子宫浆膜层为覆盖宫底部及其前后面的脏腹膜，在子宫前面形成膀胱子宫陷凹，在子宫后面形成直肠子宫陷凹。

2) 宫颈：宫颈主要由结缔组织构成。宫颈外口柱状上皮与鳞状上皮交接处是宫颈癌的好发部位。

(3) 子宫韧带

1) 圆韧带：圆韧带因呈圆索状得名，由平滑肌和结缔组织构成，全长 10～12 cm。起自宫角的前面、输卵管近端的稍下方，在阔韧带前叶的覆盖下向前外侧走行，到达两侧骨盆侧壁后，经腹股沟管止于大阴唇前端，有维持子宫前倾位置的作用。

2) 阔韧带：位于子宫两侧呈翼状的双层腹膜皱襞，由覆盖子宫前后壁的腹膜自子宫侧缘向两侧延伸达盆壁而成，能够限制子宫向两侧倾斜。阔韧带有前后两叶，其上缘游离，内 2/3 部包绕输卵管（伞部无腹膜遮盖），外 1/3 部分包绕卵巢动静脉，形成骨盆漏斗韧带，又称卵巢悬韧带，内含卵巢动静脉。卵巢内侧与宫角之间的阔韧带稍增厚，称为卵巢固有韧带或卵巢韧带。卵巢与阔韧带后叶相接处称为卵巢系膜。输卵管以下、卵巢附着处以上的阔韧带称为输卵管系膜，内含中肾管遗迹。在宫体两侧的阔韧带中有丰富的血管、神经、淋巴管及大量疏松结缔组织，称为宫旁组织。子宫动静脉和输尿管均从阔韧带基底部穿过。

3) 主韧带：又称子宫颈横韧带。在阔韧带的下部，横行于子宫颈两侧和骨盆侧壁之间。为一对坚韧的平滑肌和结缔组织纤维束，是固定子宫颈位置、防止子宫下垂的主要结构。

4) 宫骶韧带：起自子宫体和子宫颈交界处后面的上侧方，向两侧绕过直肠到达第 2、3 骶椎前面的筋膜。韧带外覆腹膜，内含平滑肌、结缔组织和支配膀胱的神经，广泛性子宫切除术时，可因切断韧带和损伤神经引起尿潴留。宫骶韧带短厚有力，向后向上牵引子宫颈，维持子宫前倾位置。

**3. 输卵管**

为一对细长、弯曲的肌性管道，位于阔韧带上缘内，内侧与子宫角相连通，外端游离呈伞状，与卵巢相近。全长 8～14 cm，是精子和卵子相遇受精的场所，也是向宫腔运送受精卵的通道。输卵管由内向外分为 4 个部分。①间质部：潜行在子宫壁内部分，管腔最窄；②峡部：细而较直，管腔较窄；③壶腹部：管腔宽大且弯曲，内有丰富的皱襞；④伞部：为输卵管末端游离部，开口于腹腔，有"拾卵"作用。

输卵管由三层组织构成：外层为浆膜层、中层为平滑肌层、内层为黏膜层。输卵管平滑肌有节律收缩可协助拾卵、运送受精卵、阻止经血逆流和宫腔内感染向腹腔内扩散。黏膜层由单层高柱状上皮覆盖。输卵管肌肉收缩和黏膜上皮细胞形态、分泌及纤毛摆动，均受性激素影响而有周期变化。

**4. 卵巢**

卵巢为一对扁椭圆形的性腺，是产生与排出卵子，并分泌甾体激素的性器官。由外侧的骨盆漏斗韧带（卵巢悬韧带）和内侧的卵巢固有韧带悬于盆壁与子宫之间，借卵巢系膜与阔韧带相连。卵巢前缘中部有卵巢门，神经血管通过骨盆漏斗韧带经卵巢系膜在此出入卵巢；卵巢后缘游离。卵巢的大小、形状随年龄大小而有差异。青春期前卵巢表面光滑；青春期开始排卵后，表面逐渐凹凸不平。育龄期妇女卵巢大小约 4 cm×3 cm×1 cm，重约 5～6 g，灰白色；绝经后卵巢逐渐萎缩变小变硬，盆腔检查时不易触到。

卵巢表面无腹膜，由单层立方上皮覆盖，称为表面上皮。上皮的深面有一层致密纤维组织，称为卵巢白膜。再往内为卵巢实质，又分为外层的皮质和内层的髓质。皮质是卵巢的主体，由大小不等的各级发育卵泡、黄体和它们退化形成的残余结构及间质组织组成；髓质与卵巢门相连，由疏松结缔组织及丰富的血管、神经、淋巴管以及少量与卵巢韧带相延续的平滑肌纤维构成。

**三、邻近器官**

**（一）尿道**

女性尿道短而直，长 4～5 cm，与阴道邻近，易发生泌尿系统感染。

**（二）膀胱**

为一空腔器官，位于耻骨联合与子宫之间，空虚时位于盆腔内，充盈时上升至腹腔。膀胱充盈时可影响子宫及阴道的位置。故妇科检查及手术前应排空膀胱。

**（三）输尿管**

全长约 30 cm，起自肾盂，在腹膜后沿腰大肌下行，在宫颈外侧约 2 cm 处，于子宫动脉下方穿过，穿越输尿管隧道进入膀胱。子宫切除或结扎子宫动脉时，应避免损伤输尿管。

（四）直肠

直肠位于盆腔后部。经阴道分娩时应保护会阴，避免损伤肛管。

（五）阑尾

若女性患阑尾炎，有可能累及右侧输卵管及卵巢，应注意鉴别。妊娠期阑尾位置可随孕月增加而渐向外上方移位。

**四、血管、淋巴和神经**

女性生殖器官的血管和淋巴管相伴行，各器官间静脉及淋巴管以丛、网状相吻合。

(1) 动脉：女性内、外生殖器官的血液供应主要来自卵巢动脉、子宫动脉、阴道动脉及阴道内动脉。

(2) 静脉：盆腔静脉与同名动脉伴行，在相应器官及其周围形成静脉丛，并相互吻合，使盆腔静脉感染容易蔓延。

(3) 淋巴：女性生殖器官和盆腔具有丰富的淋巴系统，分为外生殖器淋巴与盆腔淋巴两组。

(4) 神经：女性内、外生殖器官由躯体神经和自主神经共同支配。子宫平滑肌有自主节律活动，完全切除其神经后仍能有节律性收缩。

# 第三节 女性生殖系统生理

妇女一生各阶段具有不同的生理特征，其中以生殖系统的变化最为显著。女性生殖系统的生理变化与其他系统的功能息息相关，且相互影响。

**一、女性各阶段的生理特点**

女性从胎儿形成到衰老是一个渐进的生理过程，也是下丘脑－垂体－卵巢轴功能发育、成熟和衰退的过程。妇女一生根据其生理特点可分为 7 个阶段，但并无截然界限，可因遗传、环境、营养等因素影响而有个体差异。

（一）胎儿期

受精卵是由父系和母系来源的 23 对 (46 条) 染色体组成的新个体，其中 1 对染色体在性发育中起决定性作用，称性染色体 (sexchromosome)。性染色体 X 与 Y 决定着胎儿的性别，即 XX 合子发育为女性，XY 合子发育为男性。胚胎 6 周后原始性腺开始分化。若胚胎细胞不含 Y 染色体即无 H-Y 抗原时，性腺分化缓慢，至胚胎 8 ～ 10 周性腺组织才出现卵巢的结构。原始生殖细胞分化为初级卵母细胞，性索皮质的扁平细胞围绕卵母细胞构成原始卵泡。卵巢形成后，因无雄激素，无副中肾管抑制因子，所以中肾管退化，两条副中肾管发育成为女性生殖道。

（二）新生儿期

胎儿出生后 4 周内称新生儿期。女性胎儿在母体内受到胎盘及母体卵巢所产生的女性激素影响，初生的新生儿外阴较丰满，乳房略隆起或有少许泌乳。女性胎儿出生后脱离母体环境，血中女性激素水平迅速下降，可出现少量阴道流血。这些生理变化短期内均能自然消退。

（三）儿童期

胎儿从出生 4 周到 12 岁左右称儿童期。儿童早期 (8 岁之前 ) 下丘脑 - 垂体 - 卵巢轴的功能处于抑制状态，这与下丘脑、垂体对低水平雌激素 ( ≤ 10 pg/mL) 的负反馈及中枢性抑制因素高度敏感有关。此期生殖器为幼稚型。阴道狭长，上皮薄，无皱襞，细胞内缺乏糖原，阴道酸度低，抗感染力弱，容易发生炎症；子宫小，宫颈较长，约占子宫全长的 2/3，子宫肌层亦很薄；输卵管弯曲且很细；卵巢长而窄，卵泡虽能大量自主生长 ( 非促性腺激素依赖性 )，但仅发育到窦前期即萎缩、退化。子宫、输卵管及卵巢位于腹腔内。在儿童后期 ( 约 8 岁之后 )，下丘脑释放促性腺激素 (GnRH) 抑制状态解除，卵巢内的卵泡受垂体促性腺激素的影响有一定发育并分泌性激素，但仍达不到成熟阶段。卵巢形态逐步变为扁卵圆形。子宫、输卵管及卵巢逐渐向骨盆腔内下降。皮下脂肪在胸、髋、肩部及耻骨前面堆积，乳房亦开始发育，开始显现女性特征。

（四）青春期

青春期是儿童到成人的转变期，是生殖器官、内分泌、体格逐渐发育至成熟的阶段。世界卫生组织 (WHO) 规定青春期为 10 ～ 19 岁。

青春期发动通常始于 8 ～ 10 岁，此时中枢性负反馈抑制状态解除，GnRH 开始呈脉冲式释放，继而引起促性腺激素和卵巢性激素水平升高、第二性征出现，并最终获得成熟的生殖功能。青春期发动的时间主要取决于遗传因素，此外，还与居住地的地理位置、体质、营养状况以及心理精神因素有关。

女性青春期第一性征的变化是在促性腺激素作用下，卵巢增大，卵泡开始发育和分泌雌激素，生殖器从幼稚型变为成人型。阴阜隆起，大、小阴唇变肥厚并有色素沉着；阴道长度及宽度增加，阴道黏膜变厚并出现皱襞；子宫增大，尤其子宫体明显增大，子宫体与宫颈的比例为 2 ：1；输卵管变粗，弯曲度减小，黏膜出现许多皱襞与纤毛；卵巢增大，皮质内有不同发育阶段的卵泡，致使卵巢表面稍呈凹凸不平。此时虽已初步具有生育能力，但整个生殖系统的功能尚未完善。

除生殖器官以外，其他女性特有的性征即第二性征包括音调变高、乳房发育、阴毛及腋毛分布、骨盆横径发育大于前后径，以及胸、肩部皮下脂肪增多等，这些变化呈现女性特征。

青春期按照顺序先后经历以下 4 个不同的阶段，各阶段有重叠，共需大约四五年的时间。

1. 乳房萌发

乳房萌发是女性第二性征的最初特征。一般女性接近 10 岁时乳房开始发育，约经过 3.5 年时间发育为成熟型。

2. 肾上腺功能初现

青春期肾上腺雄激素分泌增加引起阴毛和腋毛的生长，称为肾上腺功能初现。阴毛首先发育，约两年后腋毛开始发育。该阶段肾上腺皮质功能逐渐增强，血循环中脱氢表雄酮 (DHEA)、硫酸脱氢表雄酮 (DHEAS) 和雄烯二酮升高，肾上腺 $17\alpha$- 羟化酶和 17，20- 裂解酶活性增强。肾上腺功能初现，提示下丘脑 - 垂体 - 肾上腺雄性激素轴功能近趋完善。

3. 生长加速

11 ～ 12 岁青春期少女体格生长呈直线加速，平均每年生长 9 cm，月经初潮后生长减缓。

青春期生长加速是由于雌激素、生长激素 (GH) 和胰岛素样生长因子 -I(IGF-I) 分泌增加所致。

4. 月经初潮

女性第一次月经来潮称月经初潮，为青春期的重要标志。月经初潮平均晚于乳房发育 2.5 年时间。月经来潮提示卵巢产生的雌激素足以使子宫内膜增生，雌激素达到一定水平且有明显波动时，引起子宫内膜脱落即出现月经。由于此时中枢对雌激素的正反馈机制尚未成熟，即使卵泡发育成熟也不能排卵，故月经周期常不规律，经 5 ～ 7 年建立规律的周期性排卵后，月经才逐渐正常。

此外，青春期女孩发生较大心理变化，出现性意识，情绪和智力发生明显变化，容易激动，想象力和判断力明显增强。

（五）性成熟期

性成熟期又称生育期，是卵巢生殖功能与内分泌功能最旺盛的时期。一般自 18 岁左右开始，历时约 30 年，此期妇女性功能旺盛，卵巢功能成熟并分泌性激素，已建立规律的周期性排卵。生殖器官各部位及乳房在卵巢分泌的性激素作用下发生周期性变化。

（六）绝经过渡期

绝经过渡期指从开始出现绝经趋势直至最后一次月经的时期。可始于 40 岁，历时短至 1 ～ 2 年，长至 10 ～ 20 年。此期卵巢功能逐渐衰退，卵泡数明显减少且易发生卵泡发育不全，因而月经不规律，常为无排卵性月经。最终由于卵巢内卵泡自然耗竭或剩余的卵泡对垂体促性腺激素丧失反应，导致卵巢衰竭。月经永久性停止，称绝经。我国妇女平均绝经年龄为 49.5 岁，80% 在 44 ～ 54 岁之间。尽管人均寿命已明显延长，但绝经年龄却变化不大，暗示人类绝经年龄主要取决于遗传。以往一直采用"更年期"一词来形容女性这一特殊生理变更时期。由于更年期定义含糊，1994 年 WHO 提出废除"更年期"这一术语，推荐采用"围绝经期"一词，将其定义为从卵巢功能开始衰退直至绝经后 1 年内的时期。在围绝经期由于雌激素水平降低，可出现血管舒缩障碍和神经精神症状，表现为潮热、出汗、情绪不稳定、不安、抑郁或烦躁、失眠等，这被称为绝经综合征。

（七）绝经后期

绝经后期指绝经后的生命时期。在早期阶段，虽然卵巢停止分泌雌激素，但卵巢间质仍能分泌少量雄激素，后者在外周转化为雌酮，是循环中的主要雌激素。一般 60 岁以后妇女机体逐渐老化进入老年期。此期卵巢功能已完全衰竭，雌激素水平低落，不足以维持女性第二性征，生殖器官进一步萎缩老化。骨代谢失常引起骨质疏松，易发生骨折。

**二、卵巢功能及性激素生理作用**

卵巢是女性的性腺，主要功能为产生卵子并排卵以及分泌女性激素，分别称为卵巢的生殖功能和内分泌功能。

1. 卵巢生殖功能

(1) 卵泡发育及成熟：卵巢的基本生殖单位是始基卵泡。性成熟期每月发育一批卵泡，其中一般只有一个优势卵泡可以完全成熟并排出卵子。妇女一生中一般只有 400 ～ 500 个卵泡发育成熟并排卵。卵泡生长过程分为始基卵泡、窦前卵泡、窦状卵泡和排卵前卵泡。

(2) 排卵：卵细胞被排出的过程称为排卵。排卵前成熟卵泡分泌的雌激素高峰对下丘脑产生正反馈作用，下丘脑释放大量促性腺激素释放激素 (GnRH)，刺激垂体释放黄体生成素 (LH) 和尿促卵泡激素 (FSH) 并出现峰值。LH 和 FSH 与卵泡产生的黄体酮、前列腺素协同作用而排卵。

(3) 黄体形成及退化：排卵后卵泡壁塌陷，卵泡颗粒细胞和卵泡内膜细胞向内侵入，形成黄体。若卵子未受精，黄体在排卵后 9 ~ 10 日开始退化，逐渐被结缔组织取代，外观色白，称为白体。黄体功能衰退后月经来潮，此时卵巢又有新的卵泡发育，开始新的周期。

2. 卵巢内分泌功能

卵巢合成及分泌的性激素包括雌激素、孕激素和少量雄激素。

(1) 雌激素的周期性变化：卵泡开始发育时，雌激素分泌量很少；至月经第 7 日，卵泡分泌雌激素量迅速增加，于排卵前达第 1 高峰。排卵后雌激素暂时下降，但排卵后 1 ~ 2 天黄体开始分娩雌激素，雌激素又逐渐上升，在排卵后 7 ~ 8 日黄体成熟时形成低于第 1 高峰的第 2 高峰。此后，黄体萎缩，雌激素水平急剧下降，在月经期达最低水平。

(2) 孕激素的周期性变化：卵泡期早期不合成黄体酮，排卵前分泌少量黄体酮，排卵后黄体分泌黄体酮增加，至排卵后 7 ~ 8 日黄体成熟时分泌量达高峰，以后逐渐下降，至月经来潮时降至卵泡期水平。

(3) 雄激素的周期性变化：女性雄激素小部分来自卵巢。

**三、子宫内膜及其他生殖器周期性变化**

卵巢周期中，卵巢分泌的雌、孕激素作用于子宫内膜及其他生殖器官，使其发生周期性变化。以子宫内膜的周期性变化最显著。

1. 子宫内膜周期性变化

子宫内膜功能层受卵巢性激素的影响出现周期性变化。其组织形态的周期性变化分为增生期、分泌期和月经期。

(1) 增生期：月经周期第 5 ~ 14 日。在雌激素作用下，子宫内膜腺体和间质细胞呈增生状。

(2) 分泌期：月经周期第 15 ~ 28 日。雌激素使内膜继续增厚；孕激素使子宫内膜呈分泌反应，有利于受精卵着床。

(3) 月经期：月经周期第 1 ~ 4 天。黄体酮和雌激素撤退，子宫内膜功能层从基底层崩解脱离。

2. 宫颈黏液周期性变化

月经来潮后，体内雌激素浓度降低，宫颈管分泌黏液量很少；随着雌激素浓度不断增加，宫颈黏液分泌量不断增多，至排卵期变得稀薄、透明；排卵后受孕激素影响，黏液分泌量逐渐减少，质地变黏稠且混浊。

3. 阴道黏膜周期性变化

在雌激素作用下阴道上皮增厚，表层细胞角质化；排卵后，在孕激素作用下，表层细胞脱落。

4. 输卵管周期性变化

在雌激素的作用下，输卵管内膜形态和功能发生与子宫内膜相似的变化。通过雌、孕激素的协同作用，保证受精卵在输卵管内的正常运行。

#### 四、月经及周期的调节

月经是子宫内膜随卵巢的周期性变化发生的周期性脱落及出血。规律月经的出现是生殖功能成熟的标志之一。月经初潮年龄多在 13 ～ 14 岁，可早至 11 ～ 12 岁。月经初潮的早晚主要受遗传因素控制，体重、营养也是控制月经初潮早晚的重要因素。近年来，月经初潮的年龄有提前趋势。

（一）月经血的特征

月经血呈碱性、暗红色、无臭味，除血液外还有子宫内膜碎片、宫颈黏液及脱落的阴道上皮细胞。月经血中含有前列腺素及来自子宫内膜的大量纤溶酶。由于纤溶酶对纤维蛋白的溶解作用，月经血不凝，出血多时可出现血凝块。

（二）正常月经的临床表现

月经具有周期性。相邻两次月经第 1 天间隔的天数称月经周期，一般为 28 ～ 30 天，提前或延后 3 天左右属于正常。经期是指月经持续的时间，一般为 3 ～ 7 天。1 次月经出血量为30 ～ 50 mL，超过 80 mL 称为月经过多。一般月经期无特殊症状，但经期由于盆腔充血以及前列腺素的作用，有些妇女出现耻区及腰骶区下坠不适或子宫收缩痛，并可出现腹泻等胃肠功能紊乱症状。少数妇女可有头痛及轻度神经系统不稳定症状。

# 第二章 妇科病史和体格检查

病史采集和体格检查是诊断疾病的主要依据，也是妇科临床实践的基本技能。盆腔检查更是妇科所特有的检查方法。在书写妇科病历时，不仅要熟悉有关妇科病史的采集方法，还要通过不断临床实践，逐步掌握妇科检查技术。本章除介绍妇科病史的采集和妇科检查方法外，还重点列举妇科疾病常见症状的鉴别要点。

## 第一节 妇科病史采集

采集病史是医师诊治患者的第一步，也是医患沟通、建立良好医患关系的重要时机。医师要重视沟通技巧的培养。

**一、病史采集方法**

为正确判断病情，医师要细致询问病情，耐心聆听陈述。有效的交流是对患者正确评估和处理的基础，能增加患者的满意度和安全感，不仅使采集到的病史完整、准确，也可减少医疗纠纷的发生。采集病史时，应做到态度和蔼、语言亲切。询问病史应有目的性，切勿遗漏关键性的病史内容，以免造成漏诊或误诊。采用启发式提问，但应避免暗示和主观臆测。对危重患者在初步了解病情后，应立即抢救，以免贻误治疗。外院转诊者，应索阅病情介绍作为重要参考资料。对自己不能口述的危重患者，可询问最了解其病情的家属或亲友。要考虑患者的隐私，遇有不愿说出真情 ( 如性生活史 ) 者，不宜反复追问，可先行体格检查和辅助检查，待明确病情后再予补充。

**二、病史采集内容**

( 一 ) 一般项目

一般项目包括患者姓名、性别、年龄、籍贯、职业、民族、婚姻、住址、入院日期、病史记录日期、病史陈述者、可靠程度等内容，非患者陈述的应注明和患者的关系。

( 二 ) 主诉

主诉是指促使患者就诊的主要症状 ( 或体征 ) 及持续时间。医师应用简单明了的语言描述患者就医的主要症状、体征及病程，通常不超过 20 个字。妇科临床常见症状有外阴瘙痒、阴道流血、白带异常、闭经、下腹痛、腹部包块、不孕等。主诉书写应按其发生的时间顺序，如停经 ×× 日，阴道流血 ×× 日，腹痛 ×× 日。有的无症状，仅有体征，如普查发现 "子宫肌瘤" 一周。

( 三 ) 现病史

现病史是指患者本次疾病发生、演变、诊疗全过程，为病史的主要组成部分。围绕主要症状，按时间先后顺序写，系统地记述主要症状的演变、有无伴随症状及伴随症状与主要症状之间的相互关系等。若曾有过治疗，应记录治疗的全部过程和结果，以及鉴别诊断有关的阳性或阴性资料等。包括起病时间、主要症状特点、伴随症状、发病后诊疗情况及结果，睡眠、饮食、体重及二便等一般情况的变化。与本病无紧密关系，但仍需治疗的其他疾病，另起一段写。常见的主要症状描述如下。

1. 阴道流血

阴道流血的日期、持续时间、量、色、有无组织排出及排出组织的性状、诱因、伴随症状、与月经的关系、末次月经 (LMP) 及前次月经 (PMP) 的日期等。

2. 白带异常

白带异常发生的时间、量、颜色及性状和有无气味，是否伴有外阴瘙痒以及和月经的关系。

3. 腹部包块

包块发生的时间、部位、大小、活动度、硬度、增长速度、有无疼痛及伴随症状。

4. 腹痛

腹痛发生时间及持续时间、部位、性质、程度、与月经的关系，有无诱因、全身反应及伴随症状等。

（四）既往史

既往史指患者以往的健康状况和疾病情况。包括以往一般健康状况，曾患过何种疾病（含传染病史），尤其是妇科疾病，有无手术史，尤其有无腹部手术史，过敏史及过敏药物的名称、预防接种史、输血史。医师可以按全身各系统询问。

（五）月经史

月经史包括初潮年龄、月经周期、经期持续时间、经量、有无血块、经血颜色、有无痛经、经前有无不适（乳房胀痛、水肿、精神症状）及月经是否规律、末次月经时间 (LMP)，必要时询问前次月经时间 (PMP)。经量可问每日更换卫生巾次数，有无血块，有痛经的患者应详细询问痛经有无加重，部位、持续时间、出现和消失的时间、程度。若已绝经，应询问绝经年龄，绝经后有无再次出现阴道出血、阴道分泌物增多或其他不适情况。如 14 岁初潮，周期为 28 ～ 30 日，经期持续 3 ～ 5 日，可简写为 14(3 ～ 5)/(28 ～ 30 天)。

（六）婚育史

婚育史包括结婚或再婚年龄、婚次、是否近亲结婚（直系血亲及三代旁系）、同居情况、性病史及男方健康状况。生育情况包括足月产、早产、流产次数及现存子女数。如足月产 2 次、无早产、流产 1 次、现存子女 2 人，可用数字简写为：2-0-1-2 或孕 3 产 2($G_3P_2$)。记录分娩方式、有无难产史、新生儿出生情况、产后或流产后有无出血、感染史。末次分娩或流产的时间，采用的计划生育措施及效果。

（七）个人史

个人史包括出生地、久居地、职业、有无去疫区、烟酒嗜好。

（八）家族史

家族史包括父母、兄弟、姐妹及子女健康情况。家族成员中有无遗传性疾病及可能遗传的有关疾病及传染病、慢性病等。

# 第二节　妇科体检

妇科体检是保证健康的前提。各种妇科疾病每年都在增多，很多发现时都已经转化为慢性，或者晚期，所以专家建议，女性朋友每年都应该进行定期的体检。据世界卫生组织调查，三分之一的癌症可以预防，三分之一的癌症如早期发现可以治愈，三分之一的癌症可以减轻痛苦延长生命，像子宫颈癌、卵巢癌、乳腺癌，还有子宫肌瘤等常见病，通过体检都可以早发现、早治疗，正因为如此，对女性来说，妇科检查是一道必不可少的"护身符"。

## 一、全身检查

常规测量体温、脉搏、呼吸、血压，必要时测身高、体重。其他检查项目还应包括患者的精神状态、神志、面容、体态、发育及营养、有无贫血貌、毛发分布、皮肤、浅表淋巴结（特别是左锁骨上淋巴结及腹股沟淋巴结）、第二性征发育情况、头部器官、颈部、乳房、心、肺、肝、肾、躯干、四肢及神经反射。乳房已列入妇科检查的常规内容，检查时需注意其发育及有无包块、压痛和分泌物。

## 二、腹部检查

视诊观察腹部形状（腹平、隆起或呈蛙腹），腹壁有无瘢痕、静脉曲张、妊娠纹等；触诊包括肝、脾有无增大或压痛，腹部软硬度，有无压痛、反跳痛或肌紧张，若有块物应描述其部位、大小（以 cm 为单位表示）、形状、质地、活动度、表面是否光滑及有无压痛等；叩诊注意有无移动性浊音；听诊了解肠鸣音情况；合并妊娠时应测量宫高、腹围，检查胎位、胎心及胎儿大小等。

## 三、盆腔检查

盆腔检查又称妇科检查，包括外阴、阴道、子宫颈、子宫及双侧附件。

（一）注意事项

1. 医生进行检查时动作轻柔准确。男医生进行妇科检查时应有其他医护人员在场。

2. 检查前嘱患者排空膀胱，但在检查阴道前壁膨出的患者时应憋尿检查，以判断有无张力性尿失禁。直肠充盈者应排空大便。

3. 检查器具必须是一次性物品或经过消毒。

4. 每检查一人，应更换臀下纸单一次，以免发生交叉感染。

5. 患者取膀胱截石位，臀部置于检查台沿，头略抬高，两手平放身旁，使腹肌尽量松弛。检查者面向患者，站立于患者两腿之间。不宜搬动的危重患者，可在病床上检查。

6. 月经期及阴道流血时应尽量避免进行阴道检查，但有异常阴道流血或妊娠期阴道流血的患者应检查宫颈。检查时，应严格消毒外阴后进行。

7. 对无性生活患者禁做阴道窥器检查及双合诊检查，一般做直肠 - 腹部诊。如确需阴道检查应征得本人及家属同意。

8. 疑有盆腔内病变的腹壁肥厚、高度紧张不合作或未婚患者，若盆腔检查不满意时，可行 B 型超声检查，必要时可在麻醉下进行盆腔检查。

（二）检查内容及方法

1. 外阴检查

观察外阴发育，阴毛多少及分布情况（女性型或男性型），阴阜，阴蒂，大、小阴唇，会阴，前庭大腺等情况。用一手拇指和示指分开两侧小阴唇，暴露阴道前庭、尿道口、处女膜及阴道口，注意局部黏膜色泽及有无红肿、赘生物、尿道黏膜外翻及处女膜有无损伤和畸形。检查时还应让患者向下屏气，观察有无阴道前后壁膨出及子宫脱垂、尿失禁等。

2. 阴道窥器检查

阴道窥器检查将阴道窥器两叶合拢，涂以润滑剂。若做宫颈细胞学检查或取阴道分泌物做涂片检查时，不应用润滑剂，以免影响涂片的质量。放置窥阴器时，检查者用一手示指及拇指分开双侧小阴唇，暴露阴道口，另一手持窥器沿阴道侧后壁插入阴道。边推进边将两叶转平，缓慢张开两叶，充分暴露宫颈、阴道壁及穹隆部，然后旋转窥器清楚地显露阴道前、后壁及两侧壁。注意两叶顶端勿直接碰伤宫颈，以防宫颈出血。

观察阴道：阴道前后壁和侧壁及穹隆黏膜颜色、皱襞。注意阴道内分泌物量、性质、色泽，有无臭味。阴道分泌物异常者应做滴虫、假丝酵母菌、淋菌及线索细胞等检查。需行阴道分泌物悬滴法检查者在阴道上 1/3 处取材。

观察宫颈：宫颈大小、颜色、外口形状，有无出血、柱状上皮异位，有无裂伤、外翻、肥大、息肉、囊肿、赘生物，宫颈管分泌物的量及性状、宫颈有无接触性出血等。若需做宫颈细胞学检查，可采集宫颈外口鳞 - 柱交接部分泌物。

3. 双合诊

双合诊是盆腔检查中最重要的项目。检查者一手的两指或一指放入阴道，另一手在腹部配合检查，称为双合诊。目的在于检查阴道、宫颈、宫体、输卵管、卵巢、宫旁结缔组织以及骨盆腔内壁有无异常。

检查方法：检查者戴无菌手套，一手示、中两指蘸润滑剂，顺阴道后壁轻轻插入，检查阴道通畅度、深度、弹性，有无畸形、瘢痕、肿块及阴道穹隆情况。再扪触宫颈大小、形状、硬度及外口情况，有无接触性出血。随后检查子宫体，将阴道内两指放在宫颈后方，另一手掌心朝下手指平放在患者腹部平脐处，当阴道内手指向上向前方抬举宫颈时，腹部手指往下往后按压腹壁，并逐渐向耻骨联合部位移动，通过内、外手指同时分别抬举和按压，相互协调，即能扪清子宫位置、大小、形状、软硬度、活动度及有无压痛。子宫位置一般是前倾略前屈。"倾"指宫体纵轴与身体纵轴的关系。若宫体朝向耻骨，称为前倾；当宫体朝向骶骨，称为后倾。"屈"指宫体与宫颈间的关系。若两者间的纵轴形成的角度朝向前方，称为前屈，形成的角度朝向后方，称为后屈。扪清子宫后，将阴道内两指由宫颈后方移至一侧穹隆部，尽可能往上向盆腔深部扪触；与此同时，另一手从同侧下腹壁髂嵴水平开始，由上往下按压腹壁，与阴道内手指相互对合，以触摸该侧附件区有无肿块、增厚或压痛。若扪及肿块，应查清其位置、大小、形状、软硬度、活动度、与子宫的关系以及有无压痛等。正常卵巢偶可扪及，触后稍有酸胀感，正常输卵管不能扪及。

4. 三合诊

经直肠、阴道、腹壁联合检查，称为三合诊。方法：一手示指放入阴道，中指放入直肠，另一手置于腹部,其余操作方法同双合诊。三合诊主要用于弥补双合诊的不足。通过三合诊能进一步摸清后倾或后屈子宫的大小,子宫后壁、直肠子宫陷凹、宫骶韧带、盆腔后部及直肠的病变,在生殖器官肿瘤、结核、炎症的检查时尤显重要。

5. 直肠-腹部诊

检查者一手示指伸入直肠,另一手在腹部配合检查,称为直肠-腹部诊。适用于无性生活史、阴道闭锁或有其他原因不宜行双合诊的患者。

行双合诊、三合诊或直肠-腹部诊时,除应按常规操作外,掌握下述各点有利于检查的顺利进行:①当两手指放入阴道后,患者感疼痛不适时,可单用示指替代双指进行检查;②三合诊时,在将中指伸入肛门时,嘱患者像解大便一样同时用力向下屏气,使肛门括约肌自动放松,可减轻患者疼痛和不适感;③若患者腹肌紧张,可边检查边与患者交谈,使其张口呼吸而使腹肌放松;④当检查者无法查明盆腔内解剖关系时,继续强行扪诊,不但患者难以耐受,且往往徒劳无益,此时应停止检查。待下次检查时,多能获得满意结果。

(三) 检查记录

盆腔检查结果按生殖器官解剖部位顺序记录。

外阴:发育,婚产式,异常情况。

阴道:是否通畅,黏膜情况,分泌物的量、色、性状、气味,异常发现。

宫颈:大小、硬度、有无柱状上皮异位、撕裂、息肉、囊肿、接触性出血、宫颈举痛、异常发现。

子宫:位置,大小,硬度,活动度,形态,压痛,异常发现。

附件:有无增厚、压痛及包块。包块的位置、大小、硬度、活动度、是否光滑、与周围组织的关系等。左右两侧情况分别记录。

# 第三章 女性生殖器官发育异常

## 第一节 处女膜闭锁

处女膜闭锁又称无孔处女膜，是发育过程中，阴道末端的泌尿生殖窦组织未腔化所致。由于处女膜无孔，故阴道分泌物或月经初潮的经血排出受阻，积聚在阴道内。有时经血可经输卵管倒流至腹腔。若不及时切开，反复多次的月经来潮使积血增多，发展为子宫腔、输卵管和盆腔积血，输卵管可因积血粘连而致伞端闭锁，经血反流至盆腔易发生子宫内膜异位症。处女膜发育异常少部分可表现小孔的筛孔处女膜和纵隔处女膜。

### 一、病因

在发育过程中是窦阴道球和泌尿生殖窦之间的膜性组织，胎儿时期部分被重吸收形成孔隙，处女膜闭锁系泌尿生殖窦上皮重吸收异常所致。此畸形多为散发，偶有家系报道。

### 二、临床表现

处女膜闭锁多于月经初潮后发现，如子宫及阴道发育正常，初潮后经血积存于阴道内，继之扩展到子宫，形成阴道子宫积血，积血过多可流入输卵管，通过伞部进入腹腔，伞部附近的腹膜受经血刺激发生水肿、粘连，致使输卵管伞部闭锁，形成阴道、子宫、输卵管积血。偶有病例报道处女膜闭锁可合并其他女性生殖系统发育畸形及其他泌尿系统发育异常，如阴道纵隔、双子宫、单侧肾阙如等。

### 三、诊断及鉴别诊断

（一）诊断

1. 通常依据上述症状和体征即可诊断，无须辅助检查。

2. 经处女膜膨隆处穿刺，可抽出黏稠不凝的深褐色或陈旧性的血液。

（二）鉴别诊断

处女膜闭锁需与阴道下段横膈鉴别。

1. 位置

可找到发育尚可的处女膜缘，距前庭有一定距离或有一定深度的阴道。

2. 厚度

阴道下断横膈较处女膜厚。

3. 查体

无外突性蓝紫色包块。

### 四、治疗

（一）治疗原则

早发现，早治疗，手术解除处女膜闭锁。青少年期行手术切除处女膜最佳，此时雌激素的产生可促进外阴愈合。原则上确诊后应尽早手术切开处女膜，如需推迟手术，则应通过药物抑制月经周期，并镇痛治疗。

（二）手术治疗

手术切除时，医生可于腹部加压，使外突性包块更明显，利于操作。可以粗针头穿刺定位，并用电刀做一小切口，以吸出积血。处女膜切口通常选择 X 形，也有专家做圆形或椭圆形切口。向周围做 X 形切开直到阴道壁，隔膜薄，可环形切除隔膜多余组织，将切口的两层黏膜与基底稍做游离，纵向缝合，使缝合缘呈锯齿状，不在一个平面，防止日后出现环形狭窄。如隔膜厚，应先在外层黏膜面做 X 形切口，深度以横膈厚度的 1/2，分离黏膜瓣，然后将内层横做十字形切开，将内外四对黏膜瓣互相交错镶嵌缝合，愈后不致因挛缩而再狭窄。以后如受孕分娩往往不能顺利进行，需采取剖宫产以结束分娩。

# 第二节　阴道发育异常

阴道由副中肾管和泌尿生殖窦发育而来。在胚胎第 6 周，在中肾管（又称午非管）外侧，体腔上皮向外壁中胚叶凹陷成沟，形成副中肾管。双侧副中肾管融合形成子宫和部分阴道。胚胎 6～7 周，原始泄殖腔被尿直肠隔分隔为泌尿生殖窦。在胚胎第 9 周，双侧副中肾管下段融合，其间的纵行间隔消失，形成子盒阴道管。泌尿生殖窦上端细胞增生，形成实质性的窦－阴道球，并进一步增生形成阴道板。自胚胎 11 周起，阴道板开始腔化，形成阴道。因此副中肾管的形成和融合过程异常以及其他致畸因素均可引起阴道的发育异常。

1998 年美国生殖学会提出专家较为认可的阴道发育异常分类法：①副中肾管发育不良：包括子宫、阴道未发育（MRKH 综合征），是一种以没有生殖潜力为特征的生殖系统功能缺陷，即为临床上常见的先天性无阴道；②泌尿生殖窦发育不良：泌尿生殖窦未参与形成阴道下端，典型的患者表现为部分阴道闭锁，多位于阴道下段；③副中肾管融合异常：副中肾管融合异常又分为垂直融合异常和侧面融合异常，垂直融合异常表现为阴道横隔，侧面融合异常表现为阴道纵隔和阴道斜隔综合征。

## 一、先天性无阴道

先天性无阴道以正常女性染色体核型，全身生长及女性第二性征发育正常，外阴正常，阴道缺失，子宫发育（仅有双角残余），输卵管细小，卵巢发育及功能正常为特征的 Rokitansky-Kustner-Hauser 综合征患者为最多见，睾丸女性化（雄激素不敏感综合征）患者较为少见，很少数为真性两性畸形或性腺发育不全者。

（一）病因

先天性无阴道病因学主要有以下几个方面。

1. 染色体异常。

2. 雄激素不敏感综合征。

3. 母亲孕早期使用雄性激素、抗癌药物、反应停等。

4. 孕早期感染某些病毒或弓形体。

（二）临床表现

1. 青春期前无明显异常表现，常被忽视，青春期后伴子宫发育明显异常，则表现为原发性闭经，婚后性交障碍，子宫较小和畸形。

2. 若不伴子宫发育明显异常，青春期后则出现原发性闭经伴周期性腹痛，宫腔积血使子宫增大。

3. 外阴一般发育正常。

4. 可伴卵巢发育不全或（和）泌尿系统发育异常。

（三）诊断要点

1. 青春期后一直无月经来潮，即原发性闭经。

2. 婚后性交困难。

3. 第二性征发育正常。

4. 外阴发育正常，但见不到阴道开口，或仅在阴道外口处见一浅凹陷窝，有时可见到由泌尿生殖窦内陷所形成的短的盲端阴道，肛查触不到子宫。

5. 偶见合并生殖泌尿道畸形。

6. 盆腔 B 型超声检查无子宫影像显示。

（四）鉴别诊断

阴道发育异常需与完全型雄激素不敏感综合征相鉴别，雄激素不敏感综合征之染色体核型为 46，XY，且外阴无阴毛。

（五）治疗

1. 治疗原则

(1) 对子宫发育正常者，月经初潮后尽快手术治疗，术后坚持放模型至有规律性生活。

(2) 若子宫发育明显不良、不会出现月经者行婚前治疗为宜，婚前可采用压迫疗法；亦可用手术疗法。

2. 用药原则

(1) 先天性无阴道患者，以手术治疗为主，药物治疗为辅，仅在术前准备和术后用"A""B"项中药物，先选用"A"无效时，再选用"B"，防治感染时使用。

(2) 青春期前被发现伴卵巢发育异常者可给予雌激素替代疗法。

**二、阴道横膈**

阴道横膈为两侧副中肾管会合后的尾端与泌尿生殖窦相接部未贯通，或仅部分贯通所致，有完全横膈与不完全横膈两种，多发生于阴道的中、上段，横膈厚度多在 1 ～ 1.5 cm 不等。完全横膈很少见，可导致经血潴留，症状如同处女膜闭锁，检查可见处女膜环的上方突出积血的横膈。不完全横膈较多见，常在横膈的中央或侧方有一小孔，经血经小孔流出。位置较高的不完全横膈，一般多无症状，不影响性生活及受孕，但分娩时，可影响胎先露的下降；位置较低的不完全横膈，婚后常因性生活不满意而就诊。

（一）诊断要点

1. 性生活不满意，多见于横膈位置较低者。

2. 横膈位于上段时不影响性生活，有小孔流出月经，故一般无症状，常在妇科检查时偶然发现。

3. 分娩过程中可发现阴道横膈阻碍先露下降。

（二）治疗

1. 非孕期

将横膈切开并切除其多余部分，缝合切缘粗糙面，术后短期放置模型以防粘连和瘢痕挛缩。

2. 分娩期

分娩过程中如发现横膈薄者，先露下降时将横膈撑得更薄，切开后胎儿即能由阴道娩出。横膈厚者应行剖宫产，以免横膈切开后仍发生严重阴道裂伤。

### 三、阴道纵隔

阴道纵隔在外阴、阴道疾病引起的不孕占不孕症的 1%～5%。阴道是性交和精液的容受器，某些外阴、阴道器质性或功能性疾病影响了精液或精子进入并储存在阴道内，或由于其环境变化影响了正常精子的功能而致不孕。

本症可发生于发育完全正常的子宫或与双子宫双宫颈同时存在。纵隔一般附着在阴道前后壁正中线，纵向走行，可分为部分性及完全性。后者至宫颈部起始，一直伸展至阴道外口，将阴道均分为二，形成双阴道。偶有纵隔偏离中线，与阴道侧壁融合，形成阴道斜隔。阴道纵隔一般无症状，直至婚后因性交困难就诊发现。有的迟至分娩，因滞产检查史或明确诊断，且可发生足先露骑跨在纵隔上的难产。合并子宫颈及子宫畸形者，可能为不孕因素，治疗方法简单，切除后缝合缘即可。

（一）临床表现

阴道纵隔的主要症状是性交困难、性交疼痛。单纯远端妊娠后，孕期出现的产科并发症与正常妊娠相同。阴道纵隔与妊娠结局无关。

双子宫、纵隔子宫常伴有阴道纵隔，双角子宫同时有阴道纵隔者较少见，但均有流产率、早产率高及活婴率低。双子宫妊娠结局较好，双角子宫次之，纵隔子宫妊娠结局最差。

阴道纵隔是否发生产程梗阻，因纵隔的形态而异。双子宫 75% 合并有阴道纵隔，阴道完全纵隔，位于双宫颈之间。妊娠子宫、阴道为一稍窄而正常的产道，无产科因素能阴道分娩。不全阴道纵隔位于阴道上方，不发生产道梗阻。纵隔位于中下端，较薄的纵隔被下降的儿头压迫变薄，分娩时先露部前方可见一纤维带自行断裂。较厚时，有第二产程延长，先露下降受阻。双角子宫合并阴道纵隔＜5%，有交通的双角子宫与纵隔子宫合并阴道纵隔，发生产程延长及先露下降受阻。儿头受压，出现颅内出血，增加围生儿病死率。分娩时先露误入闭锁的阴道内，产生梗阻，未及时诊断处理，发生产道重度损伤，给母儿带来严重后果。双子宫、双角子宫、可能胎盘早期剥离、子宫破裂、扭转、植入性胎盘等严重后果的并发症，威胁产妇的安全。早产、胎膜早破、IUGR、胎儿窘迫、新生儿窒息的发生率高，围生儿病死率增加。胎儿缺氧严重，产生远期影响，脑瘫、智力低下。

交通的双子宫虽罕见，多无症状，但可引起危及生命的并发症。阴道纵隔妊娠时，应严密观察产程，防止因子宫发育异常出现意外的严重后果。

（二）诊断要点

1. 性交困难

某些患者婚后性交困难，或阴道一侧有经血潴留。

2. 妇科检查

绝大多数阴道纵隔患者无症状，往往在妇科检查时偶然发现，故医生在做妇科检查时应注意有无阴道畸形。

3. 分娩时发现

分娩时产程进展缓慢，或不完全纵隔阻碍胎头下降，行阴道检查时可发现。

（三）治疗

行阴道纵隔切除术，自纵隔中央与阴道壁平行方向切开或剪开，切除后残端即退缩，连续缝合创面，止血并防粘连，术后放置凡士林纱布 24 小时。如在分娩过程中发现阴道纵隔阻碍先露下降，可从纵隔中央剪开，若出血暂时用纱布压迫止血，待胎儿胎盘娩出后缝合切缘止血。

# 第三节 宫颈及子宫发育异常

## 一、子宫发育异常

先天性子宫发育异常是生殖器官畸形中最常见的一种，临床意义亦比较大。两侧副中肾管在演化过程中，受到某种因素的影响和干扰，可在演化的不同阶段停止发育，形成各种发育异常的子宫。有些子宫畸形患者可无任何自觉症状，月经、性生活、妊娠、分娩等亦均无异常表现，以至终身不被发现，或于体检时偶被发现，但亦有一部分患者的生殖系统功能受到不同程度影响，到性成熟时，婚后或孕期、产时，因出现症状才被发现。

（一）单角子宫与残角子宫

1. 种类

(1) 单角子宫：仅一侧副中肾管正常发育形成单角子宫，同侧卵巢功能正常；另侧副中肾管完全未发育或未形成管道，未发育侧卵巢、输卵管和肾脏亦往往同时阙如。

(2) 残角子宫：系一侧副中肾管发育，另一侧副中肾管中下段发育缺陷，形成残角子宫。有正常输卵管和卵巢，但常伴有同侧泌尿器官发育畸形。根据残角子宫与单角子宫解剖上的关系，分为：残角子宫有宫腔，并与单角子宫腔相通；残角子宫有宫腔，但与单角子宫腔不相通；子宫腔实体残角子宫，仅以纤维带相连单角子宫。

2. 临床表现及诊断

单角子宫常无症状。残角子宫若内膜有功能，但其宫腔与单角宫腔不相通者，往往因月经血倒流或宫腔积血出现痛经，也可发生子宫内膜异位症。检查可见单角子宫偏小、梭形、偏离中线。伴有残角子宫者可在子宫一侧扪及较子宫小的硬块，易被误诊为卵巢肿瘤。若残角子宫腔积血时可扪及肿块，有触痛。子宫输卵管碘油造影、超声检查和磁共振显像有助于正确诊断。

3. 治疗

医生对单角子宫不予处理，应在孕期加强监护，及时发现并发症予以处理。非孕期残角子宫确诊后应切除。早、中期妊娠诊断明确，及时切除妊娠的残角子宫，避免子宫破裂。晚期妊娠行剖宫产后，需警惕胎盘粘连或胎盘植入，造成产后大出血。切除残角子宫时将同侧输卵管切除，避免输卵管妊娠的发生，圆韧带应固定于发育侧同侧宫角部位。

（二）双子宫

双子宫为两侧副中肾管未融合，各自发育形成两个子宫和两个宫颈。两个宫颈可分开或相连，宫颈之间可有交通管；也可为一侧子宫颈发育不良、阙如，常有一小通道与对侧阴道相通。双子宫可伴有阴道纵隔或斜隔。

1. 临床表现及诊断

患者多无自觉症状。伴有阴道纵隔可有性生活不适。如为斜隔综合征时可出现痛经、月经来潮后有阴道少量流血，呈陈旧性且淋漓不尽，或少量脓性分泌物。检查可扪及子宫呈分叉状。宫腔探查或子宫输卵管碘油造影可见两个宫腔。伴阴道纵隔或斜隔时，检查可见相应的异常。

2. 治疗

对于双子宫一般不予处理。当有反复流产时，应排除染色体、黄体功能以及免疫等因素后行矫形手术。

（三）子宫未发育或发育不良

1. 种类

(1) 先天性无子宫：因双侧副中肾管形成子宫段未融合，退化所致，常合并无阴道。卵巢发育正常。

(2) 始基子宫：是双侧副中肾管融合后不久即停止发育，子宫极小，仅长 1～3 cm。多数子宫腔或为一实体肌性子宫，子宫腔内膜，卵巢发育可正常。

(3) 幼稚子宫：双侧副中肾管融合形成子宫后发育停止所致，可有宫腔和内膜。卵巢发育正常。

2. 临床表现及诊断

先天性无子宫或实体性的始基子宫无症状，常因青春期后无月经就诊，经检查方诊断。具有宫腔和内膜的幼稚子宫，若宫颈发育不良或无阴道者可因月经血潴留或经血倒流出现周期性腹痛；幼稚子宫月经稀少或初潮延迟，常伴痛经。检查可见子宫体小，宫颈相对较长。

3. 治疗

先天性无子宫、实体性始基子宫可不予处理；幼稚子宫有周期性腹痛或宫腔积血者需手术切除；幼稚子宫主张雌激素加孕激素序贯周期治疗。

（四）双角子宫

双角子宫是双侧副中肾管融合不良所致。按宫角在宫底水平融合不全分为完全双角子宫和不全双角子宫。

1. 临床表现及诊断

双角子宫患者一般无症状，有时双角子宫患者月经量较多并伴有程度不等的痛经。检查可扪及宫底部有凹陷，超声检查、磁共振显像和子宫输卵管碘油造影有助于诊断。

2. 治疗

双角子宫一般不予处理。若双角子宫出现反复流产时，应行子宫整形术，使宫腔扩大，预防流产或早产的发生。

（五）纵隔子宫

纵隔子宫为双侧副中肾管融合后，纵隔吸收受阻所致，是最常见的子宫畸形。纵隔子宫分两类：①完全纵隔子宫：纵隔末端到达或超过宫颈内口者，有时纵隔末端终止在宫颈外口，外观似双宫颈；②不全纵隔：纵隔末端终止在内口以上水平者，大多数纵隔子宫为不全纵隔。

1. 临床表现

纵隔子宫患者一般无症状。纵隔子宫在临床上主要表现为影响育龄妇女的妊娠结局，包括反复流产、早产、胎膜早破等，其中，反复流产是纵隔子宫所致的最常见表现。纵隔子宫可致不孕，检查可见完全纵隔者宫颈外口有一隔膜。

2. 诊断

(1) 经阴道超声检查：是目前临床中最常用的诊断方法。超声声像图表现为两个内膜回声区域，子宫底部无明显凹陷切迹。其优点是可以同时检查是否合并泌尿系统畸形。三维超声对诊断更有价值。

(2) 子宫输卵管碘油造影（HSG）：是诊断子宫畸形的常用方法之一。HSG 有助于了解宫腔形态，评估双侧输卵管通畅与否，适用于合并不孕患者的初步检查，但 HSG 有不能显示子宫外形轮廓特征的缺点。

(3) 宫腔镜检查：是在直视下评估宫腔和宫颈管形态结构的方法，对纵隔子宫诊断的敏感性可达 100%，是诊断纵隔子宫的可靠手段。该检查还可以诊断其他宫腔内病变。由于子宫腔镜检查不能了解子宫的外形轮廓，难以与双角子宫和鞍状子宫区分，故需要联合超声或腹腔镜明确诊断。

(4) 宫腹腔镜联合：是诊断纵隔子宫的标准方法。腹腔镜下纵隔子宫的特征表现是子宫底部浆膜面平坦，子宫横径增宽大于前后径，子宫底凹陷不明显或仅有轻微凹陷，借此可与双角子宫、鞍状子宫相鉴别。对合并不孕的患者，借助腹腔镜还可以同时观察盆腔和输卵管卵巢情况。

3. 治疗

纵隔子宫影响生育时，开腹的子宫纵隔切除是传统治疗方法。目前最主要的手术治疗方法为腹腔镜监视下通过宫腔镜切除纵隔。手术简单、安全、微创，通常于手术后 3 个月即可妊娠，妊娠结局良好。

（六）己烯雌酚所致的子宫发育异常

妊娠 2 月内服用己烯雌酚可导致副中肾管的发育缺陷，女性胎儿可发生子宫发育不良，如狭小 T 形宫腔、子宫狭窄带、子宫下段增宽以及宫壁不规则等，其中 T 形宫腔常见 (42% ～ 62%)。T 形宫腔也可见于母亲未服用者 DES，称 DES 样子宫。

1. 临床表现及诊断

己烯雌酚所致的子宫发育异常患者一般无症状，常在子宫输卵管碘油造影检查时被发现。由于 DES 可致宫颈功能不全，故早产率增加。妇科检查无异常，超声检查、磁共振显像和子宫输卵管碘油造影有助诊断。

2. 治疗

医生对于己烯雌酚所致的子宫发育异常一般不予处理，影响生育可行宫腔镜下宫腔扩大手术。

（七）弓形子宫

弓形子宫为宫底部发育不良，宫底中间有一轻微凹陷，宫底凹陷程度在弓形子宫定义上尚有争议。

1. 临床表现及诊断

弓形子宫患者一般无症状。检查可扪及宫底部有凹陷，凹陷浅者可能为弓形子宫。超声、磁共振显像和子宫输卵管碘油造影有助于诊断。

2. 治疗

医生对弓形子宫一般不予处理。若出现反复流产时，应行子宫整形术。

**二、先天性宫颈发育异常**

宫颈形成约在胚胎发育 14 周左右，由于副中肾管尾端发育不全或发育停滞所致的宫颈发育异常，主要包括宫颈阙如、宫颈闭锁、先天性宫颈管狭窄、宫颈角度异常、先天性宫颈延长症伴宫颈管狭窄、双宫颈等，临床上罕见。

（一）临床表现及诊断

若患者子宫内膜有功能，则青春期后可因宫腔积血而出现周期性腹痛，经血还可经输卵管逆流入腹腔，引起盆腔子宫内膜异位症。磁共振显像和超声检查（尤其是三维和四维超声检查）有助诊断。

（二）治疗

可手术穿通宫颈，建立人工子宫阴道通道，但成功率低，故建议直接进行子宫切除术；如人工子宫阴道通道手术失败则行子宫切除术。

# 第四节　卵巢发育异常

卵巢发育异常因原始生殖细胞迁移受阻或性腺形成移位异常所致。

**一、先天性卵巢发育不全**

原发性卵巢发育不全多发生于性染色体畸变女性，以 45，XO（特纳综合征）最常见，均为双侧性。卵巢细长形、淡白色、质硬、呈条索状，伴有其他畸形，可有单侧卵巢发育不全，常伴有同侧输卵管，甚至肾脏阙如，也可能在患侧出现单角子宫。

（一）诊断要点

(1) 原发性闭经，第二性征未发育。

(2) 身材矮小，智力低下，伴蹼状颈、肘外翻等其他畸形。

(3) 染色体组型大多为 45 XO，缺少一个 X 性染色体，也有呈 45，X 嵌合体者，如 45，X/46，XX，45 X/47 XXX 等。

(二) 治疗

特纳综合征 (Turner) 患者外生殖器呈女性型，因卵巢发育不全，缺乏女性激素分泌，影响第二性征发育，故给予女性激素治疗，促进第二性征发育，并可周期性撤药出血，一般用雌、孕激素序贯法做人工周期，但因卵巢内无卵泡，所以不可能生育。

## 二、卵巢未发育或发育不良

单侧或双侧卵巢未发育者极罕见。单侧或双侧发育不良卵巢外观色白，呈细长索状，又称条索状卵巢 (streak ovary)，发育不良卵巢切面仅见纤维组织，无卵泡。其临床表现为原发性闭经或初潮延迟、月经稀少和第二性征发育不良，常伴内生殖器或泌尿器官异常，多见于特纳综合征患者。血清内分泌检查、B 型超声检查、磁共振显像、腹腔镜检查有助于诊断，必要时行活组织检查和染色体核型检查。

双侧卵巢未发育常伴发其他严重畸形而不能存活。单侧卵巢缺失可见于单角子宫。

## 三、卵巢异位

卵巢在发育中受阻，仍停留在胚胎期的位置而未下降至盆腔，位置即高于正常卵巢部位，如位于肾脏下极附近，或后腹膜组织间隙内，常伴有卵巢发育不良。如下降过度，可位于腹股沟疝囊内。所有异位的卵巢都有发生肿瘤的倾向，应予以切除。

## 四、多余卵巢

多余卵巢即第三卵巢，除双侧卵巢外发生第三卵巢者极为罕见，它可能远离正常卵巢，与附近的骨盆漏斗韧带、子宫卵巢韧带或阔韧带均不相连，可能在胚胎期中肾嵴某区发生异常，第三卵巢即来自这一与正常分隔的原基。多余卵巢常伴发囊性畸胎瘤或黏液性囊腺瘤，偶然发现第三卵巢或副卵巢，均应同异位的卵巢组织一样，予以切除。副卵巢为在正常卵巢附近出现多余的卵巢组织。

# 第四章 女性生殖系统炎症

女性生殖系统炎症指发生在女性生殖器官的一组感染性疾病，包括外阴、阴道、宫颈及盆腔内的子宫、输卵管、卵巢、盆腔腹膜及盆腔结缔组织的炎症。

# 第一节 外阴炎

各种病原体侵犯外阴均可引起外阴炎，外阴炎以非特异性外阴炎多见。宫颈、阴道的炎性分泌物刺激，尿、粪瘘患者的尿液浸渍或粪便刺激，糖尿病患者的含糖尿液刺激，穿紧身化纤内裤导致局部通透性差，局部潮湿以及经期使用卫生巾的刺激，均可引起非特异性外阴炎，该类外阴炎通常为混合性化脓性细菌感染。由真菌、衣原体、支原体、淋菌等感染所致的相应外阴炎为特异性外阴炎。

## 一、真菌性外阴炎

外阴、阴道炎的发生与妊娠、糖尿病、外阴损伤或浸渍，口服避孕药及抗生素等免疫抑制药时、在妊娠期细胞间的免疫力或糖代谢改变，或阴道上皮糖储存丰富等有关。阴道上皮细胞糖原增多，酸性增强时，真菌繁殖迅速，易引起炎症，故外阴炎多见于孕妇、糖尿病及接受雌激素治疗的患者。长期应用抗生素可能因抑制肠道或皮肤的其他细菌而导致念珠菌活跃。

（一）病因

真菌性外阴炎是由一种类酵母菌所致的外阴部炎症，最常见的病原菌是白色念珠菌。

1. 卫生工作不到位

大部分女性感染外阴炎的原因在于不注意自身的卫生，例如使用不洁的卫生纸、卫生巾；和别人混用洗盆、洗具；经常坐在公共浴室或者是泳池内等，都有可能导致女性感染外阴炎。

2. 抗生素使用不恰当

大部分女性感染外阴炎是由于滥用抗生素、长期使用抗生素或者洗液所致，这些都有可能打破细菌之间的平衡，让女性反而容易感染外阴炎。

3. 性生活传染

夫妇之间一方带有白色念珠菌，通过性生活，也可传给对方。

4. 机体抵抗力下降

念珠菌遇到适宜的环境就会大量繁殖，引发真菌性阴道炎、外阴炎，如口服肾上腺皮质激素可降低机体的免疫力或改变糖代谢。

5. 外阴损伤

外阴损伤可以促使念珠菌外阴、阴道炎发生。

（二）临床表现

真菌性外阴炎的临床主要表现为外阴瘙痒、灼痛、性交痛，若并发尿道炎则有尿频、尿痛。外阴部红肿，甚至糜烂，严重者出现溃疡，表面可覆盖一层豆渣样白膜。

（三）诊断

医生对于外阴炎的诊断主要依据外阴瘙痒症状及局部体征表现，白带涂片或培养找到真菌菌丝及芽孢，即可确定诊断。

（四）治疗

治疗外阴炎可用 2% ～ 4% 碳酸氢钠（苏打水）冲洗或坐浴，以清洁外阴，然后用 2% 甲紫溶液涂布外阴。此法简便经济有效。

1. 制霉菌素软膏 (10 万 U/g)

局部涂搽，每日 2 或 3 次。

2. 达克宁霜（硝酸味康唑霜）

外阴及阴道深部涂抹，每晚 1 次，连用 2 周，月经期可以继续使用，不必停药。

3. 益康唑霜 (10 mg/g)

涂外阴，每日 1 ～ 2 次。

若有阴道炎按真菌性阴道炎治疗。

**二、外阴溃疡**

外阴溃疡是发生于外阴部的皮肤黏膜发炎、溃烂、缺损。病灶多发生于小阴唇和大阴唇内侧，其次为前庭黏膜及阴道口周围。病程有急性及慢性。病因各不相同，治疗方法亦有不同。

（一）病因

外阴与尿道口及肛门邻近，经常受到白带、经血、尿液、粪便的污染，婴幼儿及绝经妇女雌激素水平低，因外阴皮肤黏膜脆弱；育龄妇女性活动频繁；穿着紧身化纤内裤、卫生巾使局部通透不良等均可招致病原体感染而发生病损。引起外阴溃疡的病原体有细菌、真菌、病毒。贝赫切特综合征可在外阴、口、眼部发生溃疡。

（二）临床表现

(1) 皮肤、黏膜破溃、缺损，周围充血、水肿、溃疡底部可呈灰白色有渗液。

(2) 局部可有痒、痛、烧灼感。

(3) 腹股沟淋巴结可肿大。

(4) 可有发热、乏力等全身症状或身体其他部分的疾病表现。

(5) 外阴溃疡常与性病有关。反复发作要警惕糖尿病。

（三）检查

(1) 分泌物涂片、培养。

(2) 血清学检查。

(3) 组织病理学检查。

（四）鉴别诊断

1. 非特异性外阴炎

未查到特异性病原体。慢性者伴外阴皮肤增厚、粗糙、皲裂、苔藓样变。

2. 假丝酵母菌病

假丝酵母菌病可见到豆渣样白带，阴道分泌物中找到酵母菌的菌丝和芽孢。

3. 梅毒

梅毒患者伴有全身皮肤黏膜及其他器官病变，可通过特异的血清学检查确诊。

4. 生殖器疱疹

生殖器疱疹继丘疹水疱后形成糜烂或溃疡，伴有疼痛和发热等全身症状，可反复发作。病原体为单纯疱疹病毒，可通过实验室检查查到病毒确诊。

5. 外阴结核

外阴结核少见，通常伴有其他部位的结核病变，溃疡周围无明显红肿等炎性改变。结核菌素试验、局部活检可确诊。

6. 外阴癌

外阴癌可通过活检确诊。

（五）治疗

1. 病因治疗

医生应针对不同病因进行特异性全身及局部治疗。药物治疗为抗真菌、抗病毒、抗结核、抗梅毒等。

2. 局部治疗

(1) 保持外阴清洁，干燥，可用适宜的药液坐浴。

(2) 皮损处涂药，针对不同病原体选用达克宁霜（真菌感染）、阿昔洛韦霜（病毒感染）等。

(3) 局部理疗，可有助于部分外阴溃疡的愈合。

### 三、婴幼儿外阴阴道炎

幼女性外阴阴道炎是指发生在婴幼儿、青春期前的少女或幼女外阴皮肤和阴道黏膜的炎症。幼女所患阴道炎多与外阴炎同时存在。因幼女无法表达外阴瘙痒、分泌物增多或尿频尿急等不适，其症状往往表现为烦躁不安、哭闹不止，或以手抓外阴部。治疗上主要为保持外阴清洁、干燥，减少摩擦；局部及全身治疗应用对抗生素；如有异物，可在使用镇静剂或麻醉下取出。

（一）病因

导致幼女罹患外阴阴道炎的原因主要有以下几个方面。

1. 解剖因素

解剖上由于幼女缺乏雌激素，外阴发育不成熟，缺乏大小阴唇脂肪的保护及阴毛对微生物的防御，且外阴部的皮肤特别薄嫩，故易受到病原的侵犯；且幼女对微生物的侵犯较敏感，很易受到外伤和抓伤。

2. 幼女的阴道 pH 值呈中性

幼女的阴道 pH 值呈中性，适合病原菌的生长和繁殖。

3. 儿童卫生习惯差

儿童的卫生习惯差，易将泥土、沙子等脏东西弄到阴道中，或由于好奇，可将橡皮、玻璃球等异物放入阴道中，引起炎症。

4. 其他

受性虐待的儿童，可致外阴阴道损伤及感染淋菌等 STD。常见的病原体有葡萄球菌、链球菌、大肠埃希菌等，滴虫、念珠菌、淋菌以及衣原体、疱疹病毒和 HPV 等。

（二）临床表现

婴儿常因局部疼痛而啼哭，较大小孩可述说外阴疼痛、瘙痒、灼热、尿频、尿痛等症状。具体表现为外阴、阴蒂、尿道口及阴道口黏膜充血，水肿、有脓性分泌物等，或婴儿内裤上有脓痂或稀水样污迹等。

若急性期被父母疏忽，其后可能造成小阴唇粘连，致排尿变细，常被误为外阴畸形就诊。检查时可见粘连处薄而透亮，将外阴前庭、尿道口、阴道口遮盖，其上方或下方留有一小孔，尿液由此排出。

（三）诊断

检查时可见外阴、阴蒂红肿，表面可有破溃，尿道口和阴道口黏膜充血、水肿，阴道口有脓性分泌物。可用棉签取阴道分泌物做涂片检查或培养，查找病原，并注意处女膜是否完整及阴道内有无异物。

（四）治疗

若由特殊感染所致，需按相关真菌、滴虫或淋球菌等特殊感染治疗。

急性期局部清洗可用 1∶5000 高锰酸钾溶液，或用 2% 硼酸溶液清洗，再涂以抗生素软膏，如金霉素眼膏、四环素软膏、40% 紫草油、倍美力软膏、欧维婷软膏等，并保持外阴清洁、干燥，穿封裆裤。

急性期后小阴唇粘连，可用小弯蚊式血管钳或小弯镰刀刀片做锐、钝性分离。分离开后局部涂以上述消毒软膏以防再次粘连。每日清洗、涂软膏，直至上皮恢复正常为止。

# 第二节 阴道炎

## 一、滴虫性阴道炎

滴虫性阴道炎是常见的阴道炎，由阴道毛滴虫引起，可发生于任何年龄组。

（一）病因和发病机制

1. 病因

阴道炎是由阴道毛滴虫引起，阴道毛滴虫是厌氧寄生虫，呈梨形，约为多核细胞的 2～3 倍大小，顶端有鞭毛四根，能活动。最适宜滴虫生长繁殖的 pH 值为 5.1～5.4。滴虫还可以寄生于尿道、尿道旁腺甚至膀胱、肾盂。阴道毛滴虫可以消耗阴道上皮的糖原，使乳酸形成减少，改变阴道酸碱度。

2. 发病机制

经性交直接传播：由于男性感染滴虫后常无症状，易成为感染源。

间接传播：通过各种浴具、衣物、敷料及污染的器械等传播。

（二）临床症状

1. 症状

主要是外阴瘙痒，白带增多，分泌物为黄白色稀薄液体，有腥臭味，呈泡沫状。合并其他细菌感染则为黄绿色脓性分泌物，并有灼热、性交痛；若有尿道感染时，可有尿频、尿痛甚至血尿。

2. 体征

阴道及宫颈黏膜红肿、充血，常有散在红色斑点或草莓状凸起，后穹隆有多量白带。

（三）诊断与鉴别诊断

临床上，外阴瘙痒，白带增多，分泌物为黄白色稀薄液体，有腥臭味，呈泡沫状，阴道及宫颈黏膜红肿、充血，常有散在红色斑点或草莓状凸起。

实验室检查：阴道分泌物生理盐水悬滴法查找阴道毛滴虫阳性者，多次检查阴性者，应进行滴虫培养，可诊断。

本病应与真菌性阴道炎、阴道嗜血杆菌性阴道炎、老年性阴道炎等相鉴别。

（四）治疗原则

1. 全身用药

甲硝唑 2 g，单次顿服，或 200 mg，3 次/日，连用 7 天。服药后偶见胃肠道反应，如食欲减退、恶心呕吐等，口服药物的治愈率为 90%～95%。妊娠早期及哺乳期慎用。也可用麦咪诺 200 mg 口服，3 次/日，7 天为一疗程。孕妇无禁忌证。

2. 局部用药

甲硝唑或阴康宁 200 mg，阴道上药，1 次/日，7～10 天为一疗程。用药先用 0.5% 醋酸或乳酸冲洗，改善阴道内环境，提高疗效。

3. 随访

因滴虫性阴道炎常于月经后复发，治疗后需随访。治疗后检查滴虫为阴性时，仍应每次月经后复查白带。如经后 3 次检查均为阴性，方可称为治愈。

4. 治疗中注意事项

(1) 为避免重复感染，内裤及毛巾煮沸 5～10 分钟，以消灭病原体。

(2) 夫妻同时治疗。

**二、外阴阴道假丝酵母菌病**

外阴阴道假丝酵母菌病是由假丝酵母菌引起的，其发病率仅次于滴虫性阴道炎。

（一）病因和发病机制

1. 病因

外阴阴道假丝酵母菌病是由假丝酵母菌引起的，80%～90% 的病原体为白假丝酵母菌，10%～200% 为光滑假丝酵母菌、近平滑假丝酵母菌等。酸性环境适宜假丝酵母菌的生长，有假丝酵母感染的阴道 pH 值多在 4.0～4.7，通常小于 4.5。

2. 发病机制

机体抵抗力降低或假丝酵母菌达到相当浓度时，可以致病。阴道上皮细胞糖原增多、酸性增强，使真菌迅速繁殖引起炎症（如孕妇、糖尿病患者及接受雌激素治疗的患者）；长期应用抗生素，改变了阴道内微生物相互的抑制关系，导致真菌生长而发病；严重传染性疾病以及多种 B 族维生素缺乏，均为假丝酵母菌生长创造了有利条件。

假丝酵母菌可经性交直接传播，也可通过浴具及卫生巾等间接传播。对个体来说，存在口腔、肠道、阴道的假丝酵母菌，可以相互传染而致病。

（二）临床症状

1. 症状

外阴阴道瘙痒、灼痛，严重时坐卧不宁，可伴有尿路感染症状，如尿频、尿痛。白带增多，呈凝乳状或豆腐渣样。

2. 体征

外阴表皮有抓痕或破溃，阴道黏膜充血，阴道或小阴唇上可见白膜状分泌物，去除后可见黏膜红肿，有时可见浅溃疡。

（三）诊断与鉴别诊断

临床上，外阴阴道瘙痒、灼痛，白带增多，呈凝乳状或豆腐渣样，阴道黏膜充血，阴道或小阴唇上可见白膜状分泌物，可初步诊断。

实验室检查：阴道分泌物涂片检查，用悬滴法在显微镜下找芽孢或假菌丝。若有症状而多次检查为阴性，应用培养法，即可确定诊断。

本病应与滴虫性阴道炎、老年性阴道炎及阴道嗜血杆菌性阴道炎相鉴别。

（四）治疗原则

1. 消除病因

如治疗糖尿病，停用广谱抗生素及雌激素等。洗涤用具及内裤均应用开水洗烫，保持外阴清洁。

2. 局部治疗

(1) 改变阴道酸碱度，用 2%～4% 碳酸氢钠液冲洗阴道，10 天为 1 个疗程。

(2) 制霉菌素 10 万～20 万单位，每晚阴道上药，10 天为 1 个疗程。咪康唑栓 200 mg，每晚阴道上药，7 天为 1 个疗程，或 400 mg，3 天为 1 个疗程。

(3) 克霉唑（凯妮汀）栓 500 mg，每晚阴道上药，3～5 天 1 次，2 次为一疗程。

3. 全身用药

(1) 伊曲康唑（斯皮仁诺）200 mg，1 次／日，连用 3～5 天；采用 400 mg/d 疗法，分 2 次服用。

(2) 氟康唑 150 mg，顿服。

(3) 对多发性外阴阴道假丝酵母菌病，需要低剂量、长疗程治疗达半年。如咪康唑栓 400 mg，阴道上药，每月 2 次，共 6 个月；口服伊曲康唑 200 mg，每天 1 次，3 天后改为 100 mg，隔日 1 次，共 6 个月。

4. 性伴侣治疗

(1) 对有症状的男性进行假丝酵母菌检查及治疗，以预防女性重复感染。

(2) 无症状者无须治疗。

### 三、细菌性阴道病

细菌性阴道病为阴道内正常菌群失调所致的一种混合感染。临床及病理特征无炎症改变，并非阴道炎。

（一）病因和发病机制

1. 病因

某种改变阴道环境的人为因素，或者病理因素的存在，能使正常寄生在阴道内的细菌生态系统（菌群）失调。

2. 发病机制

当患细菌性阴道病时，阴道内乳酸杆菌减少而其他细菌大量繁殖，主要有加德纳尔菌、动湾杆菌及其他厌氧菌。部分患者合并支原体感染，其中以厌氧菌居多。厌氧菌繁殖的同时，可产生氨类物质，碱化阴道，使阴道分泌物增多并有臭味。

（二）临床症状

1. 症状

10%～40% 的患者无症状，有症状者主要表现为阴道分泌物增多，有恶臭味，性交后加重，伴有轻度外阴瘙痒及烧灼感。

2. 体征

阴道分泌物为灰白色，均匀一致，稀薄，黏度很低，容易从阴道壁拭去。无阴道黏膜充血的炎症表现。

（三）诊断与鉴别诊断

下列四条中有三条阳性，临床诊断为细菌性阴道病。

(1) 均质、稀薄的阴道分泌物，常黏附于阴道壁。

(2) 阴道 pH 值＞ 4.5。

(3) 氨臭味试验：取阴道分泌物少许放在玻片上，加入 10% 氢氧化钾 1～2 滴，产生一种烂鱼肉样腥臭味。

(4) 线索细胞阳性：在高倍显微镜下，见到大于 20% 的线索细胞。

实验室检查：可行细菌定性培养，意义不大。现有细菌性阴道病试剂盒，可予诊断。

本病应与滴虫性阴道炎、念珠菌性阴道炎及老年性阴道炎等相鉴别。

（四）治疗原则

1. 全身用药

甲硝唑 400 mg，每天 2～3 次口服，共 7 天；单次给予 2 g，必要时 24～48 小时重复给药 1 次。克林霉素 300 mg，每天 2 次，连服 7 天。

2. 局部用药

甲硝唑或阴康宁栓 200 mg，每晚阴道上药 1 次，7～10 天为一疗程。2% 克拉霉素软膏阴道涂布，每次 5 g，每晚 1 次，连用 7 天。

3. 性伴侣

患者的性伴侣不需要常规治疗。

4. 合并妊娠的治疗

(1) 任何有症状的细菌性阴道病，孕妇及无症状的高危孕妇 ( 有胎膜早破、早产史 )，均需治疗。

(2) 多选择口服用药，甲硝唑 200 mg，每天 3 ～ 4 次，连服 7 日；克林霉素 300 mg，每日 2 次，连用 7 天。

## 四、老年性阴道炎

老年性阴道炎是绝经妇女常见病，由于卵巢功能衰退、雌激素水平降低、阴道黏膜抵抗力减弱，致病菌容易侵入而引起的阴道炎。

( 一 ) 病因和发病机制

1. 病因

妇女绝经后、手术切除卵巢或盆腔放疗后，卵巢功能衰退，雌激素水平缺乏。

2. 发病机制

雌激素水平缺乏，阴道黏膜萎缩、变薄，上皮细胞糖原含量降低，阴道 pH 值上升，局部抵抗力减弱，易引起细菌感染而发生阴道炎。

( 二 ) 临床症状

1. 症状

外阴瘙痒，有灼热感，阴道分泌物增多，严重者尿频、尿痛，甚至尿失禁。阴道分泌物稀薄，呈淡黄色，严重者呈脓血性白带，有臭味。

2. 体征

阴道黏膜上皮皱襞消失，上皮变薄、充血，有散在出血点及浅表溃疡。

( 三 ) 诊断与鉴别诊断

妇女绝经后、手术切除卵巢或盆腔放疗后，出现外阴瘙痒，阴道分泌物增多，呈淡黄色，稀薄；阴道黏膜上皮皱襞消失，上皮变薄、充血。

实验室检查：阴道涂片及阴道分泌物见大量底层细胞及白细胞，无特殊性改变者，可诊断。

本病应与滴虫性阴道炎、真菌性阴道炎相鉴别；出现血性白带及阴道溃疡时，应与阴道癌相鉴别。

( 四 ) 治疗原则

本病的治疗原则为增加阴道壁抵抗力，或抑制细菌生长。

1. 抑制细菌生长

用 1% 乳酸或 0.5% 醋酸液冲洗阴道，1 次 / 日。甲硝唑 200 mg，或诺氟沙星 100 mg，每晚放入阴道，连用 7 ～ 10 天。

2. 增加阴道抵抗力

己烯雌酚片或栓剂 0.25 ～ 0.5 mg，共 7 ～ 10 天，或用倍美力软膏涂擦阴道。尼尔雌醇每日 2.5 ～ 5 mg 口服，连用 2 ～ 3 个月。己烯雌酚 0.25 ～ 0.5 mg，每天 1 次，连用 7 ～ 10 天。长期大剂量用药，可以引起撤退性子宫出血。

# 第三节 子宫颈炎

子宫颈炎是妇科常见疾病之一，包括宫颈阴道部炎症及宫颈管黏膜炎症，分急性和慢性两类，慢性宫颈炎更为多见。

## 一、病因及病原体

性传播疾病的淋病奈瑟菌及沙眼衣原体，主要见于性传播疾病的高危人群，除宫颈管柱状上皮外，淋病奈瑟菌还常侵袭尿道移行上皮、尿道旁腺及前庭大腺。部分宫颈炎的病原体与细菌性阴道病、生殖支原体感染有关。

## 二、临床表现

大部分患者无症状。有症状者主要表现为阴道分泌物增多，呈黏液脓性，或混有血。外阴瘙痒及灼热感，可出现性交后出血，常伴腰酸、下腹坠痛。妇科检查见宫颈充血、水肿，有黏液脓性分泌物附着甚至从宫颈管流出，易诱发出血。若为淋病奈瑟菌感染，可见尿道口、阴道口黏膜充血、水肿以及多量脓性分泌物。

## 三、诊断

出现两个特征性体征，显微镜检查阴道分泌物白细胞增多，即可做出宫颈炎症的初步诊断。宫颈炎症诊断后，需进一步做衣原体及淋病奈瑟菌的检测。

两个特征性体征，具备一个或两个同时具备：①子宫颈管或宫颈管棉拭子标本上肉眼见到脓性或黏液脓性分泌物；②用棉拭子擦拭宫颈管时，容易诱发宫颈管内出血。

白细胞检测：①宫颈管脓性分泌物涂片做革兰染色，中性粒细胞＞30/高倍视野；②阴道分泌物湿片检查，白细胞＞10/高倍视野。

病原体检测：应做衣原体及淋病奈瑟菌的检测，以及有无细菌性阴道病及滴虫性阴道炎。

## 四、治疗

对于性传播疾病的治疗主要为抗生素药物治疗。有性传播疾病高危因素的患者，尤其是年轻女性，未获得病原体检测结果即可给予治疗。方案为阿奇霉素 1 g 单次顿服，或多西环素 100 mg，每日 2 次，连服 7 日。对于获得病原体者，医生可针对病原体选择抗生素。

(1) 单纯急性淋病奈瑟菌性宫颈炎：常用药物有第三代头孢菌素，如头孢曲松钠 250 mg，单次肌内注射，或头孢克肟 400 mg，单次口服。由于淋病奈瑟菌感染常伴有衣原体感染，治疗时除选用抗淋病奈瑟菌药物外，应同时应用抗衣原体感染药物。

(2) 沙眼衣原体感染所致宫颈炎：多西霉素 100 mg，每日 2 次，连服 7；阿奇霉素 1 g 顿服，或红霉素 500 mg，每日 4 次，连服 7 日。

(3) 对子宫颈糜烂的治疗，无症状者，不需任何治疗，每年仅做宫颈细胞学检查，若细胞学异常，根据细胞学结果进行相应的处理。若症状比较重，阴道分泌物多，可以局部治疗为主。治疗子宫糜烂最常用物理方法治疗，如电熨、冷冻、激光、红外线凝结、微波、波姆灯等。

# 第四节 盆腔炎

女性内生殖器及周围结缔组织、盆腔腹膜发生的炎症，称为盆腔炎 (pel vic infl ammatory dis-ease，PID)。炎症可局限于一个部位，也可同时累及几个部位。盆腔炎大多发生在性活跃期有月经的妇女，初潮前、绝经后或未婚者很少发生。临床上分为急性盆腔炎和慢性盆腔炎两种。

## 一、急性盆腔炎

（一）病因

急性盆腔炎多为需氧菌、厌氧菌及衣原体混合感染。高危因素有：①宫腔内手术操作（吸刮宫术、输卵管通液术、子宫输卵管造影术、宫腔镜检查、放置或取出宫内节育器等）后感染；②分娩后或流产后产道损伤、组织残留子宫腔内合并感染；③性生活紊乱或性卫生不良等致病原体侵入；④邻近器官炎症（阑尾炎、腹膜炎等）蔓延；⑤慢性盆腔炎急性发作。

（二）病理

(1) 病原体可沿生殖道黏膜蔓延，侵及子宫引起急性子宫内膜炎或子宫肌炎；炎症波及输卵管、卵巢，形成急性输卵管炎或急性输卵管卵巢炎，又称急性附件炎；输卵管黏膜受累可使管腔粘连或伞端闭锁，形成输卵管脓肿，若与卵巢贯通则形成输卵管卵巢脓肿。

(2) 病原体经宫颈旁淋巴弥散至宫旁结缔组织可引起急性宫旁结缔组织炎；若炎症蔓延至盆腔腹膜，可致急性腹膜炎或盆腔脓肿，甚至引起弥散性腹膜炎。

(3) 当机体抵抗力低、病原体毒力强、数量多，经血行弥散，可引起败血症、脓毒血症、感染性休克甚至死亡。

(4) 淋病奈瑟菌及衣原体感染可引起肝周围炎，表现为 Fitz-Hugh-Curtis 综合征（继下腹痛后出现右上腹痛，或下腹疼痛与右上腹疼痛同时出现）。

（三）临床表现

急性盆腔炎的临床表现可因炎症的轻重和范围大小而不同。常见症状为下腹疼痛、发热、阴道分泌物多。重者可有寒战、高热、头痛、食欲缺乏。有腹膜炎时，可出现恶心、呕吐、腹胀、腹泻等消化道症状。若有脓肿形成，可有局部包块及尿频、尿痛、排尿及排便困难或肛门坠胀等局部压迫刺激症状。患者呈急性痛苦面容，体温升高，下腹部有压痛、反跳痛及肌紧张。妇科检查阴道充血，有大量脓性分泌物或宫颈口见脓液流出，宫颈举痛，子宫稍大、压痛、活动受限，双侧附件增厚，压痛明显，有时可触及肿块。

（四）诊断

医生可根据病史、症状、体征和血、尿检查进行诊断。必要时做宫颈分泌物、阴道后穹隆穿刺液涂片或培养及药敏试验，以明确病原体，选择抗生素。

（五）预防

做好经期、妊娠期、产褥期的卫生宣教；严格掌握手术指征，注意无菌操作，加强术后护理，预防感染；及时彻底治疗急性盆腔炎，防止转为慢性；注意性卫生，减少性传播疾病。

（六）治疗

急性盆腔炎的治疗以抗生素控制感染为主，辅以支持疗法。

1. 一般治疗

卧床休息，取半卧位以利炎症局限。补充水分和营养，纠正电解质紊乱及酸碱平衡失调。高热者可予物理降温，尽量避免不必要的妇科检查，以免炎症扩散。

2. 抗生素治疗

给药途径以静脉滴注起效快，常用配伍方案如下。

(1) 青霉素或红霉素与氨基糖苷类药物及甲硝唑联合：青霉素每日 320 万～960 万 U，分 3～4 次加入少量液体中间歇快速静脉滴注；红霉素每日 1～2 g，分 3～4 次静脉滴注；庆大霉素 80 mg，每日 2～3 次静脉滴注或肌内注射；阿米卡星每日 200～400 mg，分 2 次肌内注射，疗程一般不超过 10 天。甲硝唑 500 mg，静脉滴注，8 小时 1 次，病情好转后改口服，每次 400 mg，每 8 小时 1 次。内源性感染可用此方案。

(2) 克林霉素与氨基糖苷类药物联合：克林霉素 600～900 mg，每 8～12 小时 1 次，静脉滴注；庆大霉素先给予负荷量 (2 mg/kg)，然后给予维持量 (1.5 mg/kg)，每 8 小时 1 次，静脉滴注或肌内注射。临床症状、体征改善后，继续静脉用药 24～48 小时，克林霉素改为 300 mg 口服，每日 3～4 次，连用 14 日。该方案对厌氧菌感染疗效较好。

(3) 第二、三代头孢菌素或相当于第二、三代头孢菌素的药物：头孢西丁钠 1～2 g，静脉注射，每 6 小时 1 次。头孢替坦二钠 1～2 g 静脉注射，每 12 小时 1 次。其他可选用头孢呋辛钠、头孢唑肟、头孢曲松钠、头孢噻肟钠。该方案多用于革兰阴性杆菌及淋病奈瑟菌感染。

(4) 喹诺酮类药物与甲硝唑联合环丙沙星 200 mg，静脉滴注，每 12 小时 1 次；或氧氟沙星 400 mg，静脉滴注，每 12 小时 1 次；或左氧氟沙星 500 mg，静脉滴注，每日 1 次；甲硝唑 500 mg，静脉滴注，8 小时 1 次。

(5) 青霉素类与四环素类药物联合：氨苄西林舒巴坦 3 g 静脉注射，每 6 小时 1 次，加多西环素 100 mg，每日 2 次，连服 14 日。

3. 手术治疗

对于药物治疗无效的输卵管脓肿或盆腔脓肿患者，可切开引流或病灶切除。

4. 中药治疗

中药治疗的原则是活血化瘀、清热解毒。在治疗过程中，医生可使用如银翘解毒汤、安宫牛黄丸或紫雪丹等。

**二、慢性盆腔炎**

慢性盆腔炎多因急性盆腔炎未能彻底治疗，或患者体质较差，病程迁延而致，亦可无急性盆腔炎病史。其病程较长，病情较顽固，当机体抵抗力下降时可急性发作。

（一）病理

1. 慢性子宫内膜炎

慢性子宫内膜炎多发生于产后、流产后或剖宫产后，也可见于绝经后的老年妇女。具体表现为子宫内膜充血、水肿，间质炎性细胞浸润。

2. 慢性输卵管炎、输卵管积水

慢性输卵管炎是常见的病理类型，多为双侧，输卵管增粗、纤维化，并与周围组织粘连。当输卵管伞端及峡部粘连闭锁，浆液性渗出液积聚则形成输卵管积水；或输卵管积脓，脓液渐被吸收，浆液性液体继续自管壁渗出积聚时，亦可形成输卵管积水。输卵管积水表面光滑，管壁较薄，形似腊肠或曲颈的蒸馏瓶状，可游离或与周围组织有黏膜样粘连。

3. 输卵管卵巢炎及输卵管卵巢囊肿

输卵管炎累及卵巢并发生粘连，形成输卵管卵巢炎。输卵管伞端与卵巢粘连、贯通，液体渗出形成输卵管卵巢囊肿，也可由输卵管卵巢脓肿的脓液被吸收后由渗出液替代而形成。

4. 慢性盆腔结缔组织炎

炎症蔓延到宫旁结缔组织及骶骨韧带，使组织增生、变厚、变硬，严重者可使子宫固定、活动受限。若病变局限在一侧，则子宫被牵向患侧。

（二）临床表现

1. 慢性盆腔痛

慢性炎症形成的瘢痕粘连以及盆腔充血，常引起下腹部坠痛及腰骶部酸痛，常在劳累、性交后及月经前后加剧。

2. 不孕及异位妊娠

输卵管粘连阻塞或狭窄可致不孕或异位妊娠。

3. 月经异常

盆腔瘀血可致经量增多；卵巢功能损害时可致月经异常；子宫内膜炎常有月经不规则，老年性子宫内膜炎可有脓血性分泌物。

4. 全身症状

慢性盆腔炎患者的全身症状多不明显，有时仅有低热，易感疲倦。病程较长者，可出现神经衰弱症状，如精神不振、失眠、周身不适等。当患者抵抗力下降时，易急性或亚急性发作。

5. 体征

子宫内膜炎患者子宫增大、压痛；输卵管炎患者于子宫一侧或两侧触到条索状物或增厚，并有压痛；若为输卵管积水或输卵管卵巢囊肿，在子宫一侧或双侧可扪及囊性肿物，活动多受限；若为盆腔结缔组织炎，子宫常呈后位，活动受限、粘连固定，宫旁组织增厚、变硬，压痛；宫骶韧带常增粗、变硬、触痛。

（三）诊断及鉴别诊断

医生对有急性盆腔炎病史及慢性盆腔炎症状和体征患者的诊断多无困难，对自觉症状较多，而无明显盆腔炎病史及阳性体征患者的诊断须慎重，以免轻率做出诊断造成患者的思想负担。慢性盆腔炎应与子宫内膜异位症鉴别；输卵管积水或输卵管卵巢囊肿应与卵巢囊肿相鉴别；输卵管卵巢炎性包块有时应与卵巢癌相鉴别。鉴别困难时可行 B 型超声、腹腔镜等检查。

（四）预防

注意个人卫生，锻炼身体，增强体质，及时彻底治疗急性盆腔炎。

（五）治疗

慢性盆腔炎的治疗以综合治疗为原则。

1.一般治疗

加强营养、增强体质，注意劳逸结合，提高机体免疫力。

2.物理疗法

常用的物理疗法包括激光、短波、超短波、微波、离子透入等。通过温热刺激促进盆腔血液循环，改善组织营养状态，提高新陈代谢，促进炎症吸收和消退。

3.抗生素治疗

急性发作时可以应用，最好同时采用抗衣原体的药物。

4.其他药物

治疗慢性盆腔炎可使用地塞米松 0.75 mg 口服，每日 3 次，或泼尼松 5 mg 口服，每日 4 次，停药时注意逐渐减量。同时还可用 α- 糜蛋白酶 5 mg 或透明质酸酶 1500 U 肌内注射，隔日 1 次，7 ～ 10 次为一疗程，以促进粘连松解和炎症吸收。

5.中药治疗

中药治疗以清热利湿、活血化瘀为治疗原则。可用桂枝茯苓汤加减，或红藤汤保留灌肠。

6.手术治疗

手术治疗适用于输卵管积水、输卵管卵巢囊肿及反复发作的感染病灶，经综合治疗无效者。对年轻要求生育的患者可行输卵管造口术或开窗术；对无生育要求者行患侧附件切除术。

# 第五节　生殖道感染健康教育基本知识

## 一、概述

生殖道感染 (RTI) 是妇科常见的疾病之一，是指因各种病原微生物感染于生殖道或经生殖道感染的一组感染性疾病的总称。它既包括性传播疾病，也包括其他不通过性传播而发生的生殖器感染，如内源性感染和医源性感染。男性性传播感染的发生率高于女性，而女性则以非性传播感染更普遍。大多数生殖道感染既能影响男性生殖健康也能影响女性，且对女性的影响更大，甚至威胁生命。

## 二、传播途径及分类

1.按感染途径

按感染途径分，生殖道感染可分为三类，即内源性感染、医源性感染和性传播性感染。

2.按感染部位

按感染部位可分为下生殖道感染和上生殖道感染。以女性为例，发生于外阴、阴道、宫颈的称下生殖道感染，发生于子宫、输卵管、卵巢的为上生殖道感染。

## 三、主要疾病

1.常见 RTI 滴虫性阴道炎、念珠菌性阴道炎、细菌性阴道病、宫颈炎 ( 急性、慢性 )。

2.性病 ( 淋病、尖锐湿疣、非淋菌性尿道炎、梅毒、生殖器疱疹、软下疳、性病性淋病肉芽肿 )、艾滋病。

## 四、危害性

1. 影响和危害人的身心健康乃至生命。

2. 增加不孕症、异位妊娠、盆腔炎等的发生率。

3. 影响出生人口素质。

4. 增加 HIV（人类免疫缺陷病毒）感染的发生危险。

5. 影响夫妻关系、性生活质量和家庭幸福。

6. 影响学习、工作，增加患者的精神和经济负担。

7. 影响人口与计划生育工作的健康发展。

8. 影响经济发展、社会文明进步和预期寿命。

## 五、生殖道感染的预防

1. 首先要洁身自好，保持单一的性伴侣关系，避免婚前、婚外性行为。

2. 养成良好的卫生习惯，夫妇双方应注意性器官卫生，杜绝传染源。

3. 每次性生活都坚持正确使用质量可靠的安全套。

4. 生殖道疾病未治愈前应停止性生活。

5. 不与他人共用浴盆、浴巾，最好洗淋浴，公共厕所最好用蹲式的；使用公共坐式马桶时，应使用一次性垫纸。

6. 禁止使用未经国家卫健委批准的进口血液制品，不共用针头、针管以及静脉注射毒品等。

# 第五章 生殖内分泌疾病

## 第一节 痛经

痛经 (dysmenorrhea) 是指发生于月经前后或经期的周期性下腹痛，影响正常生活和工作。痛经分为原发性和继发性两类，前者常发生在初潮或初潮后不久，生殖器官无器质性病变；后者为盆腔器质性病变引起的痛经，如子宫内膜异位症、子宫腺肌病、盆腔炎等。进入痛经专题必须确认该妇女生殖器官为正常。

### 一、原发性痛经

原发性痛经即功能性痛经，是指月经期疼痛，常呈痉挛性，集中在下腹部。其他症状包括头痛乏力、头晕、恶心呕吐、腹泻、腰腿痛，是年轻女性十分常见的病症。原发性痛经不伴有明显的盆腔器质性疾病。

(一) 发生机制

1. 子宫收缩异常

正常月经期子宫的基础压力< 1.33 kPa，宫缩时可达 16 kPa，收缩频率为 3 ～ 4 次 / 分钟。痛经时宫腔的基础压力升高，收缩频率增高且不协调。因此原发性痛经可能是子宫平滑肌活动增强或过度收缩所致。

2. 前列腺素 (PG) 合成和释放

子宫内膜是合成前列腺素的重要场所，子宫合成和释放前列腺素过多可能是导致痛经的主要原因。

前列腺素的增多不仅可以刺激子宫平滑肌过度收缩，导致子宫缺血，还能使神经末梢对痛觉刺激变得敏感，痛觉阈值降低。

3. 血管紧张素和催产素

血管紧张素可以引起子宫平滑肌和血管的平滑肌收缩加强，原发性痛经患者体内升高的血管紧张素水平被认为是引起痛经的另一个重要因素。催产素也可能参与痛经的发生机制。

4. 其他因素

主要是精神因素，紧张、压抑、焦虑、抑郁等都会影响对疼痛的反应和主观感受。

(二) 临床表现

原发性痛经常发生在年轻女性，初潮后数月 (6 ～ 12 个月 ) 开始，30 岁以后发生率开始下降，疼痛常在月经即将来潮前或来潮后开始出现，并持续在月经期的前 48 ～ 72 小时，疼痛常呈痉挛性，有时很重，以至于需卧床数小时或数天。疼痛集中在下腹正中，有时也伴腰痛或放射至股内侧。

1. 原发性痛经常在分娩后自行消失，或在婚后随年龄增长逐渐消逝。原发性痛经的病因见于内膜管型脱落 ( 膜性痛经 ) 子宫发育不全、子宫屈曲、颈管狭窄不良姿态及体质因素、变态反应状态及精神因素等。诊断时医生应详细询问患者的月经史包括周期、经期、经量有无组织物排出等，了解有无产生疼痛的诱因，如过度紧张焦虑、悲伤、过劳或受冷等，以及疼痛的全过程，包括痛经发生的时间、性质、程度和有无渐进性加剧。

2. 原发性痛经常发生于有排卵月经，因此一般在初潮后头 1 ～ 2 年尚无症状或仅有轻度不适。严重的痉挛性疼痛多发生于初潮 1 ～ 2 年后的青年妇女。如一开始出现规律性痛经或迟至 25 岁后发生痉挛性痛经，均应考虑有其他异常情况存在。

3. 原发性痛经大多开始于月经来潮或在阴道出血前数小时，常为痉挛性绞痛，历时 1/2 ～ 2 小时。在剧烈腹痛发作后，转为中等度阵发性疼痛，约持续 12 ～ 24 小时。经血外流畅通后逐渐消失，亦偶有需卧床 2 ～ 3 天者。疼痛部位多在下腹部，重者可放射至腰骶部或股内前侧。约有 50% 以上的患者伴有胃肠道及心血管症状，如恶心、呕吐 (89%)、腹泻 (60%)、头晕 (60%)、头痛 (45%) 及疲乏感 (85%)，偶有昏厥及虚脱。

关于痛经程度的判定，一般根据疼痛程度及对日常活动的影响、全身症状、止痛药应用情况而综合判定。轻度：有疼痛，但不影响日常活动，工作很少受影响，无全身症状，很少用止痛药；中度：疼痛使日常活动受影响，对工作能力亦有一定影响，很少有全身症状，需用止痛药，且有效；重度：疼痛使日常活动及工作明显受影响，全身症状明显，止痛药效果不好。

以上是关于原发性痛经症状有哪些的详尽解答，原发性痛经常发生于有排卵月经，因此一般在初潮后头 1 ～ 2 年尚无症状或仅有轻度不适。严重的痉挛性疼痛多发生于初潮 1 ～ 2 年后的青年妇女。如一开始出现规律性痛经或迟至 25 岁后发生痉挛性痛经，均应考虑有其他异常情况存在。

(三) 诊断及鉴别诊断

诊断原发性痛经，首先要排除器质性盆腔疾病的存在。医生应采集患者病史，对其进行全面的体格检查，必要时可结合辅助检查，如 B 型超声、腹腔镜、宫腔镜、子宫输卵管碘油造影及生化指标等，排除子宫器质性疾病。鉴别诊断主要是排除子宫内膜异位症、子宫腺肌症、盆腔炎等疾病，还要与慢性盆腔痛相区别。

部分原发性痛经可能由病变轻微的子宫内膜异位症引起，由于子宫内膜异位症很轻，各种检查都不能发现病灶，因此被诊断为原发性痛经。

(四) 治疗

1. 一般治疗

对痛经患者，尤其是青春期少女，必须进行有关月经生理知识的教育，消除其对月经的心理恐惧。痛经时可卧床休息，热敷下腹部；还可服用非特异性的止痛药。

2. 药物治疗

(1) 前列腺素合成酶抑制剂：非类固醇类抗感染药，可通过阻断环氧化酶通路，抑制前列腺素合成，使子宫张力和收缩力下降，达到止痛的效果，有效率达 60% ～ 90%。前列腺素合成酶抑制剂服用简单，不良反应小，还可以缓解其他相关症状，如恶心、呕吐、头痛、腹泻等。一般于月经来潮、痛经出现前开始服用，连续服用 2 ～ 3 天。前列腺素在月经来潮的最初 48 小时释放最多，连续服药的目的是为了减少前列腺素的合成和释放。疼痛时临时、间断给药效果不佳，往往难以控制疼痛。

布洛芬和酮洛芬起效很快，服药 30 ～ 60 分钟血药浓度就可达到峰值。吲哚美辛等对胃肠道刺激较大，容易引起消化道大出血，不建议作为痛经的一线药物使用。

(2) 口服避孕药：适用于需要采用避孕措施的痛经患者，口服避孕药可以有效地治疗原发性痛经，可以使 50% 的患者疼痛完全缓解，40% 明显减轻。其作用机制是口服避孕药可以抑制子宫内膜生长抑制排卵、减少前列腺素和血管升压素的合成。各类雌、孕激素的复合避孕药均可以减少痛经的发生，不同避孕药的疗效无显著差异。

用法：如复方去氧孕烯片、环丙孕酮 / 炔雌醇等，从月经周期的第 3 ～ 5 天开始，每天服用 1 片，连续服用 21 天。服药 3 ～ 6 个周期后停药。

3. 麻醉剂

如果患者对口服避孕药治疗没有反应，每月可用氢可酮或可待因治疗 2 ～ 3 天；在加用麻醉剂以前应做诊断性腹腔镜检查以排除心理因素和器质性病变。绝大多数原发性痛经对上述治疗有反应。

4. 手术治疗

(1) 扩宫颈术：宫颈狭窄，经血排出不畅时，子宫收缩力会增强，这被认为是原发性痛经的病因之一。当药物治疗效果不佳时，扩宫颈术有可能使痛经缓解。

(2) 神经节切除术：对药物治疗无效的顽固性病例，也可以采用骶前神经节切除术，该方法疗效好，但有一定的并发症。近年也有采取子宫神经部分切除术治疗原发性痛经者。

## 二、继发性痛经

继发性痛经是因盆腔器质性疾病导致的痛经盆腔检查及其他辅助检查常有异常发现，可以找出继发痛经的原因。多见于生育后及中年妇女，因盆腔炎症、肿瘤或子宫内膜异位症引起。内膜异位症系子宫内膜组织生长于子宫腔以外，如子宫肌层、卵巢或盆腔内其他部位，同样有周期性改变及出血，月经期间因血不能外流而引起的疼痛，并因与周围邻近组织器官粘连，而使痛经逐渐加重，内诊可发现子宫增大较硬，活动较差，或在子宫直肠陷窝内扪及硬的不规则结节或包块，触痛明显。

(一) 病因

继发性痛经的病因较多，下面介绍一些常见的病因。

1. 处女膜闭锁

处女膜闭锁的表现为原发性闭经，并有周期性下腹痛。痛经时妇科检查发现患者处女膜闭锁，但向外突起。超声检查发现子宫、卵巢正常，阴道内有积血。切开处女膜时有积血流出。

2. 阴道横膈

阴道横膈多为不完全横膈，通过妇科检查和超声检查可以诊断。

3. 宫腔粘连 (Asherman 综合征 )

宫腔手术后月经量明显减少且伴有痛经者应高度怀疑宫腔粘连。超声检查、子宫输卵管碘油造影和宫腔镜检查可以协助诊断。

4. 子宫平滑肌瘤

虽然子宫肌瘤引起痛经的情况较少见，但是当痛经与子宫肌瘤同时存在时不能排除子宫肌瘤引起痛经的可能。妇科检查发现子宫增大，但不规则，超声检查可以协助诊断。

5. 子宫腺肌症

子宫腺肌症大多伴有痛经，妇科检查发现子宫均匀增大，一般不超过孕 3 个月大小。超声检查可以协助诊断。

6. 子宫内膜异位症

子宫内膜异位症是引起继发性痛经最常见的病因，其痛经严重程度不一定与病灶大小成正比。大的卵巢子宫内膜异位囊肿可能仅引起较轻的痛经，而散在的盆腔小病灶可能会引起非常严重的痛经。另外，许多患者还有性交痛、腰椎痛、月经失调等表现。妇科检查常发现子宫呈后位、固定，有时可触及结节状病灶，尤其是在骶骨韧带处，盆腔两侧可扪及以囊性为主的肿块。超声检查可以协助诊断，腹腔镜检查是诊断子宫内膜异位症的最佳方法。

（二）病理生理机制

继发性痛经的发病机制可归因于月经血排出不畅、子宫平滑肌过度收缩、月经血刺激子宫峡部和宫颈内口处的神经丛、局部前列腺素合成过多等因素。子宫内膜异位症和子宫腺肌症患者体内产生过多的前列腺素，可能是痛经的主要原因之一。前列腺素合成酶抑制剂可以缓解该类疾病的痛经症状。环氧化酶 (COX) 是前列腺素合成的限速酶，其在子宫内膜异位症和子宫腺肌症患者体内表达量过高。这些均说明，前列腺素合成代谢异常与继发性痛经的疼痛有关。

宫内节育器的不良反应主要是月经过多和继发性痛经，其痛经的主要原因可能是子宫的局部损伤和白细胞浸润导致的前列腺素合成增加。

（三）诊断及鉴别诊断

诊断继发性痛经，除了详细的病史外，主要通过盆腔检查和相关的辅助检查，如 B 型超声、腹腔镜、宫腔镜、生化指标的检测等，找出相应的病因。

（四）治疗

继发性痛经的处理原则是治疗原发病。非类固醇抗感染药物和口服避孕药治疗继发性痛经的疗效不如治疗原发性痛经的疗效好。对有生育要求的患者，在治疗时应尽可能地保留其生殖功能。

1. 生殖道畸形和宫腔粘连者通过手术使月经血排出后，痛经就会缓解。

2. 对子宫内膜异位症和子宫腺肌症患者来说，有手术指征者采用手术治疗，无手术指征者采用药物治疗。常用的药物有长效 GnRH 激动剂、孕三烯酮、达那唑（丹那唑）和口服避孕药等。月经期疼痛发作时给予前列腺素合成酶抑制剂。子宫内膜异位症患者在行保留生育功能或保留卵巢功能手术后，痛经可能依然存在。术后使用 GnRH 激动剂、孕三烯酮或达那唑可减少痛经的发生。

3. 子宫肌瘤引起的痛经一般可以忍受，无须特殊处理。

4. 盆腔充血者使用以小剂量雌、孕激素为主的连续口服避孕药、大剂量的孕激素和 GnRH 类似物常能使疼痛缓解。

5. 骶前神经切除术

以前曾用骶前神经切除术或交感神经切除术来治疗痛经，现在成功率高的药物治疗已取代了大部分的骶前神经切除术。尽管如此，骶前神经切除术仍适用于传统治疗不能缓解的或对多学科镇痛治疗无反应的原发性、继发性痛经。继发性痛经对骶前神经切除术的反应发生率为

50% ～ 75%。神经切除只能缓解子宫颈、子宫和输卵管近端来源的疼痛 ($T_{11}$ ～ $L_2$)，骶前神经切除不影响骶前神经的支配，因此正常的排尿、排便和分娩功能不受影响。

6. 子宫切除术

子宫切除术常用于治疗盆腔痛，据有关资料显示，30% 的痛经患者做该手术后，疼痛并没有缓解。子宫切除术适用于无生育要求且痛经与子宫内膜异位症、子宫腺肌症之类的子宫疾病有关的患者。

# 第二节 功能失调性子宫出血

正常月经是下丘脑－垂体－卵巢生理调节的周期性子宫内膜剥脱性出血。正常月经的周期、持续时间、月经量呈现明显的规律性和自限性。当机体受到内部和外部各种因素，诸如精神过度紧张、情绪变化、环境气候改变、营养不良、贫血、代谢紊乱、甲状腺、肾上腺功能异常等影响时，均可通过中枢神经系统引起下丘脑－垂体－卵巢轴功能调节异常，导致月经失调。

功能失调性子宫出血 (DUB)( 简称"功血")。是由于下丘脑－垂体－卵巢轴功能调节异常引起的子宫出血。按发病机制可分为无排卵性和排卵性功血两大类：无排卵性功血常见于青春期和围绝经期妇女，占功血患者的 70% ～ 80%；排卵性功血多发生于生育年龄妇女，占功血患者的 20% ～ 30%。功血常见有两种类型，有黄体功能不足和子宫内膜不规则脱落。

## 一、无排卵性功能失调性子宫出血

( 一 ) 病因及病理生理

正常月经的发生是在下丘脑－垂体－卵巢 (HPO) 轴生理调节下，排卵后黄体萎缩，子宫内膜失去雌激素和孕激素的支持而剥落、出血。任何干扰 HPO 轴神经内分泌调节的因素，均可以影响月经的规律性和自限性，进而引起月经失调。

1. 全身性因素

全身性因素包括应激、精神创伤、代谢紊乱、营养不良、环境气候改变、过度运动以及某些药物的影响等。

2.HPO 轴功能失调

无排卵性功血多见于青春期和绝经期女性，也可见于生育年龄女性。在青春期，患者体内的 HPO 轴的调节功能尚未成熟，正负反馈机制存在缺陷，不能建立规律的排卵；在绝经过渡期，由于衰老的卵巢对垂体促性腺激素不敏感，卵泡发育不良而不能排卵。生育期女性受内外因素干扰，也可引起 HPO 轴功能失调而无排卵。无排卵性功血时，单一雌激素对子宫内膜长期刺激，使子宫内膜始终处于增生状态，由于缺乏黄体酮的对抗，子宫内膜无分泌期改变，此时的子宫内膜增厚但不牢固，易发生异常子宫出血。雌激素作用下的异常子宫出血包括雌激素突破性出血和雌激素撤退性出血。雌激素突破性出血的量和时限变化很大，与雌激素作用于子宫内膜的强度和时间有关。低水平雌激素可发生间断少量出血或长期淋漓性出血；高水平雌激素可引起长时间闭经，而后出现急性突破出血，血量汹涌。雌激素撤退性出血是由于卵泡闭锁使雌激素水平突然降低,持续增生的子宫内膜失去雌激素支持而剥脱出血。

### 3. 子宫内膜因素

子宫内膜出血自限机制缺陷也是导致功血的因素之一,主要表现如下。①子宫内膜组织脆弱和脱落不完全:一方面,长期单一雌激素刺激子宫内膜腺体持续增生,由于缺乏孕激素的作用,过度增生的子宫内膜缺少间质组织的支持,导致子宫内膜组织十分脆弱,易剥脱出血;另一方面,子宫内膜的脱落并非同步进行,局部的内膜脱落难以刺激内膜的再生和修复。②螺旋小动脉和微循环异常:功血患者螺旋小动脉的结构异常,舒缩功能失调,影响子宫内膜微循环功能,干扰内膜功能层脱落和剥离面血管和上皮修复,并会影响局部凝血纤溶功能。③前列腺素 (PG) 的作用异常:在无排卵性功血中,增生期子宫内膜内血管舒张因子 $PGE_2$ 的含量和敏感性更高,出血增加。④凝血障碍和纤溶激活:无排卵性功血常存在凝血因子缺乏、血小板减少和缺铁性贫血,子宫内膜含大量的组织型纤溶酶原激活物,使纤溶系统功能亢进。

### (二) 病理

子宫内膜呈增生期变化,无分泌期变化,增生程度因雌激素水平、作用时间长短及内膜对雌激素反应敏感性不同而表现各异,可表现为子宫内膜增生、增生期子宫内膜或萎缩型子宫内膜,后者多见于绝经过渡期患者。

### (三) 临床表现

最常见的无排卵性功血症状是子宫不规则出血,表现为月经周期紊乱,经期长短不一,且出血量多少不定,时多时少。有时先有数周或数月停经,然后阴道流血,血量通常较多,也可以开始即为阴道不规则流血,量少,淋漓不尽,也有一开始表现类似正常月经的周期性出血。

根据出血特点,子宫异常出血包括:①月经过多:周期规则,经期延长 ( > 7 天 ) 或经量过多 ( > 80 mL);②子宫不规则过多出血:周期不规则,经期延长,经量过多;③子宫不规则出血:周期不规则,经期延长而经量正常;④月经过频:月经频发,周期缩短( < 21 天 )。出血期无下腹疼痛或其他不适,持续时间长或出血多者可继发贫血,大量出血可导致休克。

### (四) 诊断

本病的诊断是一个排除性诊断。需要排除的情况或疾病有生殖系统肿瘤、感染、妊娠相关出血、血液系统及肝肾重要脏器疾病、甲状腺疾病等,还要除外如服用避孕药不当、放置避孕环等。主要依据病史、体格检查及辅助检查做出诊断。

### 1. 病史

医生应详细了解异常子宫出血的类型、发病时间、病程经过,流血前有无停经史及以往治疗经过。注意患者的年龄、月经史、妊娠和分娩史以及采取何种避孕措施,患者的全身与生殖系统有无相关疾病如肝病、血液病、糖尿病、甲状腺功能异常等。

### 2. 体格检查

体格检查包括全身检查和妇科检查,以排除全身性疾病和生殖器官器质性疾病。

### 3. 辅助检查

(1) 诊断性刮宫 ( 简称"诊刮" ):目的是明确子宫内膜病理改变和止血。诊刮时必须全面搔刮整个宫腔,不可遗漏双侧宫角。疑为子宫内膜癌时行分段诊刮。

(2) 超声检查：可了解子宫大小、形状，宫腔内有无赘生物及子宫内膜厚度等。

(3) 基础体温测定：基础体温呈单相型提示无排卵。

(4) 宫腔镜检查：可直视子宫内膜的形态，选择病变区进行活检。

(5) 激素测定：可通过经前测定血黄体酮值，若为卵泡期水平为无排卵。

(6) 妊娠试验：有性生活史者应行妊娠试验，以排除妊娠及妊娠相关疾病。

(7) 细胞学检查：宫颈细胞学检查用于排除宫颈癌前病变及宫颈癌。

(8) 宫颈黏液结晶检查：经前检查出现羊齿状结晶提示无排卵。

(9) 其他：血常规、凝血功能检查等。

（五）治疗

1. 支持治疗

贫血患者应加强营养，可补充铁剂、维生素 C 和蛋白质，严重贫血者需输血。对于出血时间长者，医生应给予抗生素预防感染。患者应避免过度劳累。

2. 药物治疗

功血的一线治疗是药物治疗。青春期与生育期患者治疗以止血、调整周期、促排卵为主；绝经过渡期患者治疗以止血、调整周期、减少经血量、防治子宫内膜病变为原则。

(1) 止血：对少量出血患者，使用最低有效量激素，减少药物不良反应。对大量出血患者，性激素治疗要求 8 小时内见效，出血在 24～48 小时内基本停止，若治疗后 96 小时以上仍未止血，应考虑非功血原因引起。常用药物有：口服避孕药、雌激素、孕激素、雄激素、其他止血药。

(2) 调整月经周期：止血后需调整月经周期。青春期及生育年龄无排卵性功血患者需恢复正常的内分泌功能，以建立正常月经周期；绝经过渡期患者需控制出血及预防子宫内膜增生症的发生。医生可采用雌孕激素序贯疗法或雌孕激素联合疗法对患者进行治疗。

(3) 促排卵：适用于生育期功血尤其是不孕症患者。

3. 手术治疗

刮宫术适用于已婚患者，具有诊断和治疗作用。青春期功血患者一般不刮宫。子宫内膜切除术仅适用于经量过多的绝经过渡期功血患者或激素治疗无效且无生育要求的生育期功血患者。

**二、排卵性功能失调性子宫出血**

排卵性功血较无排卵性功血少见，多发生于生育期妇女，常见类型为黄体功能不足和子宫内膜不规则脱落。

（一）黄体功能不足

黄体功能不足指有卵泡发育及排卵，但黄体期孕激素分泌不足或黄体过早衰退，可导致子宫内膜分泌反应不良和黄体期缩短。

1. 病因及发病机制

足够水平的 FSH 和 LH 及卵巢对 LH 良好的反应，是黄体健全发育的必要前提。以下任何一个环节缺陷均可引起黄体功能不足：①卵泡发育不良，引起排卵后颗粒细胞黄素化不良及分泌黄体酮量不足；②LH 排卵峰分泌不足，促进黄体形成的功能减弱，孕激素分泌减少；③LH 排卵峰后 LH 低脉冲缺陷，使黄体发育不全，子宫内膜分泌反应不足。

2.病理

子宫内膜受孕激素分泌不足的影响，分泌期内膜腺体呈分泌不良，间质水肿不明显，或腺体与间质发育不同步。子宫内膜活检显示分泌反应落后2日以上。

3.临床表现

排卵性功血的临床表现通常为月经周期缩短，月经频发，经量无明显改变。有时月经周期虽在正常范围，但黄体期缩短，患者表现为有排卵却不易受孕或易发生孕早期流产。

4.诊断

医生对有月经周期缩短、不孕或早孕流产病史；妇科检查生殖器官未发现异常；基础体温双相型，但排卵后体温上升缓慢，上升幅度偏低，高温相小于11日；子宫内膜活检显示分泌反应不良至少落后2日者，可做出诊断。

5.治疗

(1) 促进卵泡发育针对其发生原因，方法如下。①卵泡期应用小剂量雌激素：月经第5日起每日口服结合雌激素0.625 mg或戊酸雌二醇1 mg，连续5～7日，小剂量雌激素能协同FSH促进优势卵泡发育；②氯米芬：月经第5日每日口服氯米芬50 mg，连续5日。

(2) 促进月经中期LH峰形成监测到卵泡成熟时应用HCG 5000～10 000 U 1次或分2次肌内注射。

(3) 黄体功能刺激疗法于基础体温上升后开始，隔日肌内注射HCG 1000～2000 U，共5次，达到促进和支持黄体功能。

(4) 黄体功能替代疗法在排卵后或预期下次月经前12～14日开始肌内注射黄体酮10 mg每日1次，连用10～14日，补充黄体分泌黄体酮不足。

(5) 黄体功能不足合并高催乳素血症的治疗溴隐亭每日2.5～5.0 mg口服。

(二) 子宫内膜不规则脱落

子宫内膜不规则脱落指在月经周期有排卵，黄体发育良好，但萎缩过程延长，导致子宫内膜不规则脱落。

1.病因及病理

生理由于下丘脑－垂体－卵巢轴调节功能紊乱或溶黄体机制失常引起黄体萎缩不全，内膜持续受孕激素影响，以致不能如期完整脱落。

2.病理

正常月经第3～4日，分泌期内膜全部脱落，由再生的增生期内膜取代。黄体萎缩不全时，子宫内膜脱落不全，于月经期第5～6日仍能见到呈分泌反应的子宫内膜。子宫内膜病理表现为混合型，新的增生期内膜和残留的分泌期内膜及出血坏死同时存在。

3.临床表现

子宫内膜不规则脱落的临床表现为月经周期正常，但经期延长，甚至可达10天以上，且出血量多。

4.诊断

除典型临床表现外，基础体温双相，但下降缓慢。在月经期第5～6日行诊断性刮宫，病理检查可见分泌期内膜与增生期内膜并存。

5. 治疗

(1) 孕激素：孕激素可使黄体及时萎缩，内膜完整脱落。自下次月经前 10 ～ 14 日开始，每日口服甲羟孕酮 10 mg，连用 10 日，有生育要求者可肌内注射黄体酮。无生育要求者可口服单相避孕药。

(2)HCG：HCG 有促进黄体功能的作用，用法同黄体功能不足。

6. 保健指导

(1) 避免情绪紧张，保持良好心态。

(2) 出血期间避免过度劳累，注意休息，加强营养，纠正贫血。

(3) 积极治疗。

# 第三节 闭经

闭经 (amenorrhea) 是妇科常见症状，表现为无月经或月经停止。通常将闭经分为原发性和继发性两类。年龄超过 16 岁 ( 有地域性差异 )，第二性征已发育，或年龄超过 14 岁，第二性征尚未发育，且无月经来潮者称为原发性闭经。以往曾建立正常月经，但以后因某种病理性原因而月经停止 6 个月以上者，或按自身原来月经周期计算停经 3 个周期以上者称为继发性闭经。根据其发生原因，闭经又可分为生理性和病理性两大类，青春期前、妊娠期、哺乳期及绝经后的月经不来潮均属生理现象。

## 一、病因与分类

原发性闭经较少见，往往由于遗传学原因或先天性发育缺陷引起，如米勒管发育不全综合征、雄激素不敏感综合征、对抗性卵巢综合征、低促性腺激素功能减退和高促性腺激素功能减退。继发性闭经发生率明显高于原发性闭经，病因复杂，根据控制正常月经周期的 4 个主要环节，按病变区可分为以下 4 种，其中以下丘脑性闭经最常见，随后依次为垂体、卵巢及子宫性闭经。

1. 下丘脑性闭经

下丘脑性闭经是最常见的一类闭经。中枢神经系统－下丘脑功能失调可影响垂体，进而影响卵巢而引起闭经，其病因最复杂。

(1) 特发性因素：是闭经中最常见的原因之一。其确切机制不明，但表现为 GnRH 的脉冲式分泌异常，这种改变与中枢神经系统的神经传递或下丘脑功能障碍有关。

(2) 精神性因素：精神创伤、紧张忧虑、环境改变、过度劳累、情感变化、盼子心切或畏惧妊娠等强烈的精神因素可使机体处于紧张的应激状态，扰乱内分泌的调节功能而发生闭经。闭经多为一时性，通常很快自行恢复，也有持续时间较长者。

(3) 体重下降、神经性厌食：中枢神经对体重急剧下降极为敏感，而体重又与月经联系密切。单纯性体重下降或真正的神经性厌食均可诱发闭经。单纯性体重下降是指体重减轻标准体重的 15% ～ 25%。神经性厌食者通常由于内在情感的剧烈矛盾或为保持体型而强迫节食引起下丘脑功能失调、促性腺激素释放激素、促性腺激素和雌激素水平均低下，当体重下降到正常体重的 85% 以下时即可发生闭经。

(4) 运动性闭经：长期剧烈运动如长跑、芭蕾舞、现代舞训练等易致闭经。闭经原因是多方面的。初潮发生和月经的维持有赖于一定比例 (17% ~ 20%) 的机体脂肪，脂肪是合成类固醇激素的原料，若运动员机体肌肉 / 脂肪比率增加或总体脂肪减少，则可使月经异常。现认为，体内脂肪下降及营养低下引起瘦素下降是生殖轴功能抑制的机制之一。另外，运动加剧后 GnRH 释放受到抑制而引起闭经。

(5) 药物：除垂体腺瘤可引起闭经溢乳综合征外，长期应用某些药物如吩噻嗪及其衍生物 ( 奋乃静、氯丙嗪 )、利舍平以及类固醇类避孕药，也可出现继发性闭经和异常乳汁分泌，其机制是药物抑制了下丘脑分泌 GnRH 或通过抑制下丘脑多巴胺使垂体分泌催乳素增加。药物性闭经常常是可逆的，一般在停药后 3 ~ 6 个月月经自然恢复。

(6) 颅咽管瘤：是垂体、下丘脑性闭经的罕见原因，瘤体增大压迫下丘脑和垂体柄时，影响下丘脑 GnRH 和多巴胺向垂体的转运，从而导致低促性腺激素闭经伴垂体催乳激素分泌增加引起闭经、生殖器官萎缩、肥胖、颅压增高、视力障碍等症状，这被称为肥胖生殖无能营养不良症。

2. 垂体性闭经

垂体性闭经主要病变在垂体。垂体前叶器质性病变或功能失调可影响促性腺激素的分泌，继而影响卵巢功能而引起闭经。如垂体肿瘤、垂体前叶功能减退 ( 席汉综合征 )、垂体梗死、原发性垂体促性腺功能低下。

3. 卵巢性闭经

卵巢性闭经的原因在卵巢。卵巢分泌的性激素水平低落，子宫内膜不发生周期性变化而导致闭经。如先天性卵巢发育不全或阙如、卵巢功能早衰、卵巢已切除或组织被破坏、卵巢功能性肿瘤和多囊卵巢综合征等。

4. 子宫性闭经

子宫性闭经的原因在子宫。此时月经调节功能正常，第二性征发育往往也正常，但因子宫内膜受到破坏或对卵巢激素不能产生正常的反应，从而引起闭经。如先天性子宫缺陷、子宫内膜损伤、子宫内膜炎、子宫切除后或子宫腔内放射治疗后。

5. 其他

内分泌功能异常肾上腺、甲状腺、胰腺等功能异常也可引起闭经。常见的疾病如甲状腺功能减退或亢进、肾上腺皮质功能亢进、肾上腺皮质肿瘤、糖尿病等均可通过下丘脑影响垂体功能而造成闭经。

## 二、诊断

闭经只是一种症状，诊断时必须首先寻找病因，然后再明确是何种疾病所引起。

通过病史 ( 月经史、婚育史、生长发育史、家族史、子宫手术史、服药史及可能的发病诱因如精神因素、环境改变、各种疾病及用药等 ) 及体格检查 ( 全身发育状况，有无畸形，内、外生殖器的发育，第二性征，有无溢乳等 )，初步诊断或排除器质性病变或妊娠，然后按步骤进行下列检查。

### 1. 药物撤退试验

孕激素试验方法为每日肌内注射黄体酮 20 mg，或口服甲羟孕酮，每日 10 mg，连用 5 日。若停药后 3 ～ 7 日出现撤退性出血，为阳性反应，属 Ⅰ 度闭经。如孕激素试验无撤退性出血，则为阴性反应，应进一步做雌、孕激素序贯试验。患者每日服戊酸雌二醇 1 ～ 2 mg 或妊马雌酮 1.25 mg，连服 20 日，最后 10 日加用甲羟孕酮，每日 10 mg，停药后 3 ～ 7 日发生撤退性出血为阳性，属 Ⅱ 度闭经，提示闭经原因不在子宫；无撤退性出血为阴性，应重复激素序贯试验，若仍无出血，提示子宫内膜有缺陷或被破坏，可诊断为子宫性闭经。

### 2. 激素测定

根据具体情况，选择 $E_2$、P、T、FSH、LH 等进行检测。

### 3.GnRH 刺激试验

GnRH 刺激试验即垂体兴奋试验，用以区别垂体与下丘脑病变。

### 4. 其他检查

可选用蝶鞍影像学检查、盆腔超声、子宫输卵管碘油造影、宫腔镜、诊断性刮宫、基础体温测定、阴道脱落细胞学、宫颈黏液检查、染色体核型分析、白带检查及甲状腺功能、肾上腺功能测定等，进行诊断和鉴别诊断。

## 三、处理

### 1. 全身治疗

对于继发于精神心理和应激反应的闭经医生要给予患者适当的精神支持和医学咨询，以促进患者建立正确的健康观念和生活方式。若闭经是由于潜在的疾病或营养缺乏引起，患者应积极治疗全身性疾病，合理营养，提高机体素质。

### 2. 激素治疗

根据患者病因及病理生理，应用相应激素补充其不足或抑制拮抗过多，达到治疗目的。

(1) 性激素替代治疗：对先天性卵巢发育不全、卵巢早衰患者可用性激素替代治疗，应用性激素后出现周期性撤退性出血，类似月经来潮，一方面可改善患者的生理和心理状态；另一方面可维持和促进生殖器官和第二性征一定程度的发育。医生根据情况选用雌、孕激素序贯疗法、雌激素替代疗法 ( 无子宫患者 ) 或单用孕激素。

(2) 诱发排卵：适用于有生育要求者。常用氯米芬、促性腺激素或促性腺激素释放激素治疗。

(3) 溴隐亭：适于高催乳激素血症者。

(4) 其他激素治疗：肾上腺皮质激素适用于先天性肾上腺皮质增生症导致的闭经。甲状腺素适用于甲状腺功能减退导致的闭经。

### 3. 手术治疗

生殖器畸形一经确诊应尽早手术矫治。

# 第四节 多囊卵巢综合征

多囊卵巢综合征 (PCOS) 是生育年龄妇女常见的一种由复杂的内分泌及代谢异常所致的疾病，以慢性无排卵 ( 排卵功能紊乱或丧失 ) 和高雄激素血症 ( 妇女体内男性激素产生过剩 ) 为特征，主要临床表现为月经周期不规律、不孕、多毛和 ( 或 ) 痤疮，是最常见的女性内分泌疾病。1935 年 Stein 和 Leventhal 将 PCOS 病症归纳为闭经、多毛、肥胖及不孕四大病症，称之为 Stein-Leventhal 综合征 (S-L 综合征 )。PCOS 患者的卵巢增大、白膜增厚、多个不同发育阶段的卵泡，并伴有颗粒细胞黄素化。PCOS 是 II 型糖尿病、心血管疾病、妊娠期糖尿病、妊娠高血压综合征以及子宫内膜癌的重要危险因素。PCOS 的临床表型多样，目前病因不清，PCOS 常表现家族群聚现象，提示有遗传因素的作用。患者常有同样月经不规律的母亲或者早秃的父亲；早秃是 PCOS 的男性表型，女性 PCOS 和男性早秃可能是由同一等位基因决定的；高雄激素血症和（或）高胰岛素血症可能是多囊卵巢综合征患者家系成员同样患病的遗传特征；在不同诊断标准下做的家系分析研究经常提示 PCOS 遗传方式为常染色体显性遗传；而应用"单基因 - 变异表达模型"的研究却显示 PCOS 是由主基因变异并 50% 可遗传给后代。

## 一、病因

目前对于 PCOS 病因学研究有非遗传理论和遗传理论两种。

1.PCOS 非遗传学理论

研究认为孕期子宫内激素环境影响成年后个体的内分泌状态，孕期暴露于高浓度雄激素环境下，如母亲 PCOS 史、母亲为先天性肾上腺皮质增生症高雄激素控制不良等，青春期后易发生排卵功能障碍。

2.PCOS 遗传学理论

此理论的主要根据为 PCOS 呈家族群居现象，家族性排卵功能障碍和卵巢多囊样改变提示该病存在遗传基础。高雄激素血症和 ( 或 ) 高胰岛素血症可能是 PCOS 家族成员同样患病的遗传特征，胰岛素促进卵巢雄激素生成作用亦受遗传因素或遗传易感性影响。稀发排卵、高雄激素血症和卵巢多囊样改变的家族成员中女性发生高胰岛素血症和男性过早脱发的患病率增高。细胞遗传学研究结果显示，PCOS 可能为 X 连锁隐性遗传、常染色体显性遗传或多基因遗传方式。通过全基因组扫描的发现最大量的与 PCOS 相关的遗传基因，如甾体激素合成及相关功能的候选基因、雄激素合成相关调节基因、胰岛素合成相关基因、碳水化合物代谢及能量平衡的候选基因、促性腺激素功能及调节的候选基因、脂肪组织相关的基因以及慢性炎症相关基因。

总之，PCOS 病因学研究无法证实此病是由某个基因位点或某个基因突变所导致，其发病可能与一些基因在特定环境因素的作用下发生作用导致疾病发生有关。

## 二、病理

1. 卵巢变化

双侧卵巢均匀性增大，为正常妇女的 2 ～ 5 倍，呈灰白色，包膜增厚、坚韧，内有多个囊性小卵泡，无成熟卵泡和排卵迹象。

2. 子宫内膜改变

子宫内膜呈单纯或复杂型内膜增生，甚至呈不典型增生。

### 三、临床表现

1. 月经紊乱

PCOS 导致患者无排卵或稀发排卵，约 70% 伴有月经紊乱，主要的临床表现形式为闭经、月经稀发和功血，占月经异常妇女的 70%～80%，占继发性闭经的 30%，占无排卵型功血的 85%。由于 PCOS 患者排卵功能障碍，缺乏周期性孕激素分泌，子宫内膜长期处于单纯高雌激素刺激下，内膜持续增生易发生子宫内膜单纯性增生、异常性增生，甚至子宫内膜非典型增生和子宫内膜癌。

2. 高雄激素相关临床表现

(1) 多毛：毛发的多少和分布因性别和种族的不同而有差异，多毛是雄激素增高的重要表现之一，临床上评定多毛的方法很多，其中世界卫生组织推荐的评定方法是 Ferriman-Gallway 毛发评分标准。我国 PCOS 患者多毛现象多不严重，大规模社区人群流调结果显示，mFG 评分＞5 分可以诊断多毛，过多的性毛主要分布在上唇、下腹和大腿内侧。

(2) 高雄激素性痤疮：PCOS 患者多为成年女性痤疮，伴有皮肤粗糙、毛孔粗大，与青春期痤疮不同，具有症状重、持续时间长、顽固难愈、治疗反应差的特点。

(3) 女性型脱发 (FPA)：PCOS 患者 20 岁左右即开始脱发。主要发生在头顶部，向前可延伸到前头部 (但不侵犯发际)，向后可延伸到后头部 (但不侵犯后枕部)，只是头顶部毛发弥散性稀少、脱落，它既不侵犯发际线，也不会发生光头。

(4) 皮脂溢出：PCOS 产生过量的雄激素，发生高雄激素血症，使皮脂分泌增加，导致患者头面部油脂过多，毛孔增大，鼻唇沟两侧皮肤稍发红、油腻，头皮鳞屑多、头皮痒，胸、背部油脂分泌也增多。

(5) 男性化表现：主要表现为有男性型阴毛分布，一般不出现明显男性化表现，如阴蒂肥大、乳腺萎缩、声音低沉及其他外生殖器发育异常。PCOS 患者如有典型男性化表现应注意鉴别先天性肾上腺皮质增生、肾上腺肿瘤及分泌雄激素的肿瘤等。

3. 卵巢多囊样改变 (PCO)

关于 PCO 的超声诊断标准虽然进行了大量的研究，但仍众说纷纭，加上人种的差异，其诊断标准的统一更加困难。2003 年鹿特丹的 PCO 超声标准是单侧或双侧卵巢内卵泡≥12 个，直径在 2～9 mm，和 (或) 卵巢体积 (长 × 宽 × 厚 /2) ＞10 mL，同时可表现为髓质回声增强。

4. 其他

(1) 肥胖：肥胖占 PCOS 患者的 30%～60%，其发生率因种族和饮食习惯不同而不同。在美国，50% 的 PCOS 妇女存在超重或肥胖，而在其他国家的报道中，肥胖型 PCOS 相对要少得多。PCOS 的肥胖表现为向心性肥胖 (也称腹型肥胖)，甚至非肥胖的 PCOS 患者也表现为血管周围或网膜脂肪分布比例增加。

(2) 不孕：由于排卵功能障碍使 PCOS 患者受孕率降低，且流产率增高，但 PCOS 患者的流产率是否增加或流产是否为超重的结果目前还不清楚。

(3) 阻塞性睡眠窒息：这种问题在 PCOS 患者中常见，且不能单纯用肥胖解释，胰岛素抵抗较年龄、BMI 或循环睾酮水平对睡眠中呼吸困难的预测作用更大。

(4) 抑郁：PCOS 患者抑郁发病率增加，且与高体质指数和胰岛素抵抗有关，患者生活质量和性满意度明显下降。

### 四、诊断

医生可根据临床表现和辅助检查进行诊断。

1. 临床诊断标准

(1) 主要标准：①持续无排卵；②高雄激素；③高雄激素的临床特征；④排除其他病因。

(2) 次要标准：①胰岛素抵抗；② LH/FSH 比率 ≥ 3；③与高雄激素相关的间歇性无排卵；④多毛症。

2. 辅助检查

(1) 基础体温测定呈单相或不典型双相。

(2) B 型超声检查发现双侧卵巢增大，可见多个卵泡。

(3) 诊断性刮宫，年龄大于 35 岁应常规诊刮。

(4) 腹腔镜检查可见卵巢增大、包膜增厚、表面光滑，但无排卵征象。

(5) 内分泌测定 FSH、LH 测定：血清 FSH 偏低而 LH 升高，LH/FSH > 2，LH 无排卵前峰值出现。

### 五、治疗

1. 调整生活方式

对肥胖型多囊卵巢综合征患者，应控制饮食和增加运动以降低体重和缩小腰围，可增加胰岛素敏感性，降低胰岛素、睾酮水平，从而恢复排卵及生育功能。

2. 药物治疗

(1) 调节月经周期：定期合理应用药物，对抗雄激素作用并控制月经周期非常重要。

1) 口服避孕药：为雌孕激素联合周期疗法，孕激素通过负反馈抑制垂体 LH 异常高分泌，减少卵巢产生雄激素，并可直接作用于子宫内膜，抑制子宫内膜过度增生和调节月经周期；雌激素可促进肝脏产生性激素结合球蛋白 (SHBG)，导致游离睾酮减少。常用口服短效避孕药，周期性服用，疗程一般为 3 ~ 6 个月，可重复使用，能有效抑制毛发生长和治疗痤疮。

2) 孕激素后半周期疗法：该疗法可调节月经并保护子宫内膜，对 LH 过高分泌同样有抑制作用，亦可达到恢复排卵效果。

(2) 降低血雄激素水平。

1) 糖皮质激素：适用于多囊卵巢综合征的雄激素过多为肾上腺来源或肾上腺和卵巢混合来源者。常用药物为地塞米松，每晚 0.25 mg 口服，能有效抑制脱氢表雄酮硫酸盐浓度。地塞米松的服用剂量不宜超过每日 0.5 mg，以免过度抑制垂体 - 肾上腺轴功能。

2) 环丙黄体酮：为 17α- 羟黄体酮类衍生物，具有很强的抗雄激素作用，能抑制垂体促性腺激素的分泌，使体内睾酮水平降低。与炔雌醇组成口服避孕药，对降低高雄激素血症和治疗高雄激素体征有效。

3) 螺内酯：是醛固酮受体的竞争性抑制剂，抗雄激素机制是抑制卵巢和肾上腺合成雄激素，增强雄激素分解，并有在毛囊竞争雄激素受体作用。抗雄激素剂量为每日 40 ~ 200 mg，治疗多毛需用药 6～9 个月。如出现月经不规则，螺内酯可与口服避孕药联合应用。

(3) 改善胰岛素抵抗：对肥胖或有胰岛素抵抗患者常用胰岛素增敏剂。二甲双胍 (metformin) 可抑制肝脏合成葡萄糖，增加外周组织对胰岛素的敏感性。通过降低血胰岛素水平达到纠正患者高雄激素状态，改善卵巢排卵功能，提高促排卵治疗的效果。常用剂量为每次口服 500 mg，每日 2～3 次。

(4) 诱发排卵：对有生育要求者应在生活方式调整、抗雄激素和改善胰岛素抵抗等基础治疗后，进行促排卵治疗。氯米芬为一线促排卵药物，氯米芬抵抗患者可给予二线促排卵药物，如促性腺激素等。诱发排卵时易发生卵巢过度刺激综合征，需严密监测，加强预防措施。

3. 手术治疗

(1) 腹腔镜下卵巢打孔术：该手术对 LH 和游离睾酮升高者效果较好。LOD 的促排卵机制为，破坏产生雄激素的卵巢间质，间接调节垂体－卵巢轴，使血清 LH 及睾酮水平下降，增加妊娠机会，并可能降低流产的危险。在腹腔镜下对多囊卵巢应用电针或激光打孔，每侧卵巢打孔 4 个为宜，并且注意打孔深度和避开卵巢门，可获得 90% 排卵率和 70% 妊娠率。LOD 可能出现的问题有治疗无效、盆腔粘连及卵巢功能低下。

(2) 卵巢楔形切除术：将双侧卵巢各楔形切除 1/3 可降低雄激素水平，减轻多毛症状，提高妊娠率。术后卵巢周围粘连发生率较高，临床已不常用。

# 第五节　围绝经期综合征

绝经是指永久性无月经状态，是由卵巢功能停止所致。绝经的判断是回顾性的，停经后 12 个月随诊方可判断绝经，它是每一个妇女必然经历的生理时期。据统计，目前我国妇女的平均绝经年龄，城市妇女为 49.5 岁，农村妇女为 47.5 岁。绝经提示卵巢功能衰退，生殖功能终止。妇女卵巢功能的衰退呈渐进性，一直以来人们常用"更年期"一词来形容这一渐进的变更时期，但由于更年期定义含糊，1994 年 WHO 提出废弃"更年期"一词，推荐采用"围绝经期"一词。围绝经期是女性从性成熟期逐渐进入老年期的过渡阶段，包括绝经前期、绝经过渡期和绝经后期。

绝经过程中，由于卵巢功能衰退、雌激素缺乏常可导致妇女出现一系列的症状和体征，严重影响生活质量。约 1/3 的围绝经期妇女能以神经内分泌的自我调节适应新的生理状态，一般无特殊症状；但 2/3 的妇女会出现一系列性激素减少所引起的自主神经功能失调和精神神经等症状，称为围绝经期综合征。绝经可分为自然绝经和人工绝经。自然绝经是指卵巢内卵泡用尽或剩余的卵泡对促性腺激素丧失了反应，卵泡不再发育和分泌雌激素，不能刺激子宫内膜生长，导致绝经。人工绝经是指手术切除双侧卵巢或用其他方法停止卵巢功能，如放射治疗和化疗等。人工绝经者更易发生围绝经期综合征。

自 20 世纪 50 年代起，许多国家对绝经后激素治疗进行了大量的研究。目前，有些国家已广泛应用激素治疗有症状的围绝经期妇女，和无症状的绝经后妇女，以达到预防疾病、提高生命质量和延长寿命的目的。

## 一、内分泌变化

卵巢衰退是绝经前最早出现的变化,然后表现为下丘脑和垂体功能退化。

围绝经期由于卵巢功能衰退,雌激素分泌减少。在整个绝经过渡期雌激素水平不呈逐渐下降趋势,而只是在卵泡停止生长发育时,雌激素水平才下降。绝经后卵巢不再分泌雌激素,妇女体内低水平的雌激素主要是来自肾上腺皮质以及卵巢的雄烯二酮经周围组织中芳香化酶转化的雌酮,转化的主要部位如肌肉和脂肪,肝、肾、脑等组织也可促使转化。绝经过渡期卵巢尚有排卵功能,但黄体酮分泌减少,绝经后无黄体酮分泌。绝经后雄激素来源于卵巢间质细胞及肾上腺,总体雄激素水平下降。

## 二、临床表现

围绝经期综合征症状一般持续 2～5 年,甚至 10 余年。

### 1. 月经紊乱及闭经

绝经前有 70% 的妇女出现月经紊乱,从月经周期缩短或延长、经量增多或减少,逐渐演变为周期延长、经量减少至闭经,仅少数妇女直接表现为闭经。此期症状的出现取决于卵巢功能状态的波动变化。

### 2. 血管舒缩症状

常见的血管舒缩症状为阵发性潮热、出汗、心悸、眩晕等,这是卵巢功能减退的信号。典型的表现为无诱因、不自主、阵发性的潮热、出汗,多起自胸部,皮肤阵阵发红,继而涌向头颈部,伴烘热感,随之出汗。持续时间为几秒至数分钟不等,后自行消退。该症状可持续 1～2 年,有时长达 5 年或更长。潮热发作严重影响妇女的工作、生活和睡眠,是绝经后期妇女需要激素治疗的主要原因。

### 3. 精神、神经症状

患者的精神、神经症状常表现为兴奋型和抑郁型两类。兴奋型主要表现为情绪烦躁、多疑、挑剔寻衅、易激动、失眠、注意力不集中、多言多语等;抑郁型主要表现为焦虑、内心不安、记忆力减退、缺乏自信、行动迟缓、对外界冷漠等。少数人有精神病症状,不能自控,这种变化不能完全用雌激素水平下降来解释。

### 4. 乳房及泌尿、生殖道的变化

乳房常萎缩、下垂。外阴萎缩,外阴干燥有烧灼样痛,盆底肌肉松弛。阴道变短、干燥、弹性减弱、黏膜变薄,性交疼痛,甚者见点状出血,易发生感染,出现黄色或带血丝白带。宫颈萎缩变平,宫体缩小。尿道缩短,黏膜变薄,尿道括约肌松弛,常有尿失禁。膀胱黏膜变薄,易出现反复发作性膀胱炎。

### 5. 心血管系统的变化

绝经后妇女冠心病的发生率增高,多认为与绝经后雌激素下降导致血胆固醇、低密度脂蛋白、三酰甘油的上升及高密度脂蛋白的下降有关。同时,有些妇女可能会出现心悸、心前区疼痛,但多无器质性病变,称为"假性心绞痛"。

### 6. 骨质疏松

绝经后妇女因骨矿盐丢失、骨小梁减少,而发生骨质疏松。有些最后可引起骨骼压缩,体格变小，甚者发生骨折。骨折常发生于桡骨远端、股骨颈、椎体等部位。

骨质疏松与雌激素分泌减少有关。一方面雌激素可促进甲状腺分泌降钙素，它是一种强有力的骨吸收抑制剂，一旦雌激素水平下降，致使骨吸收增加，即可增加患骨质疏松的危险。另一方面，甲状旁腺激素是刺激骨质吸收的主要激素，绝经后甲状旁腺功能亢进或由于雌激素下降使骨骼对甲状旁腺激素的敏感性增强，也促使骨吸收的加剧。

### 三、诊断

医生根据病史及临床表现易做出诊断。应注意除外相关症状的器质性病变、甲状腺疾病及精神疾病，卵巢功能检查等实验室检查有助于诊断。

1.FSH 及 $E_2$ 测定

围绝经期妇女血 FSH ＞ 10U/L，提示卵巢储备能力下降；闭经，FSH ＞ 40U/L 且 $E_2$ ＜ 10pg/mL，提示卵巢衰竭。

2. 氯米芬 (CC) 兴奋试验

从月经第 5 日开始服用 CC，每日 50 mg，连续 5 日，停药 1 日后测定血 FSH，如 FSH ＞ 12 U/L，提示卵巢储备能力降低。

### 四、治疗

1. 一般治疗

围绝经期综合征可因精神、神经不稳定而加剧症状，故应先进行心理治疗，必要时选用适量的镇静剂以利睡眠 ( 如夜晚口服阿普唑仑 1 mg 或每日口服调节自主神经功能的谷维素 30 ～ 60 mg)。

2. 雌、孕激素治疗

该方法适用于治疗存在因雌激素缺乏所引起的老年性阴道炎、泌尿道感染、精神神经症状及骨质疏松等症状的围绝经期妇女。治疗时以剂量个体化、取最小有效剂量为佳。如长期大剂量单用雌激素，可增加患子宫内膜癌的风险，但小剂量雌激素配伍孕激素，则能降低子宫内膜癌的发生。患有严重肝胆疾病、深静脉血栓性疾病和雌激素依赖性肿瘤的围绝经期妇女应慎用甚至禁用激素治疗。

(1) 常用雌激素制剂在应用雌激素原则上应选择天然制剂。常用药物有戊酸雌二醇每日 1 ～ 2 mg，尼尔雌醇每次 1 ～ 2 mg，每 15 日 1 次或替勃龙片每日 1.25 ～ 2.5 mg 或炔雌醇每日 5 ～ 25 mg。

近年出现经皮给药方式，这种方式可减少肝脏的首过效应，降低血栓的发生。17 倍他 - 雌二醇皮肤贴剂，每日释放 $E_2$ 0.05 ～ 0.1 mg，每周更换 1 ～ 2 次；雌激素、戊酸雌二醇、己烯雌酚均可阴道给药，有针对性地改善泌尿、生殖道症状。

(2) 配伍孕激素保留子宫的妇女必须配伍孕激素，以减少子宫内膜癌的发病危险。最常用的药为醋酸甲羟孕酮，每日口服 2 ～ 6 mg，还可以使用地屈孕酮，每日 10 mg。

配伍方案有以下三种。

1) 周期序贯治疗每月服雌激素 23 ～ 26 日，从第 11 ～ 14 日起加用孕激素，共用 10 ～ 14 日，两者同时停药 1 周，之后再开始下一周期的治疗。

2) 连续序贯治疗即连续每日服雌激素不停，每月周期性加用孕激素 14 日。

3) 连续联合治疗每天同时服雌、孕激素连续不断。

(3) 单纯雌激素治疗适用于子宫已切除妇女。

# 第六章 子宫内膜异位症与子宫腺肌病

## 第一节 子宫内膜异位症

当具有生长功能的子宫内膜组织出现在子宫腔被覆黏膜以外的身体其他部位时，称为子宫内膜异位症。异位子宫内膜可生长在远离子宫的部位，但绝大多数病变出现在盆腔内生殖器官和其邻近器官的腹膜面，故临床常称盆腔子宫内膜异位症。异位子宫内膜绝大多数位于盆腔内的卵巢、宫骶韧带、子宫下部后壁浆膜面，以及覆盖直肠子宫陷凹、乙状结肠的腹膜层和直肠阴道膈，其中以侵犯卵巢者最常见，约占80%。异位子宫内膜也可出现在身体的其他部位，如脐、膀胱、肾、输卵管、肺、胸膜、乳腺、淋巴结，甚至在手、臂、大腿等处，但很少见。子宫内膜异位症的发病率近年明显升高。在妇科剖腹术中，5%～15%的患者被发现患有此病；在因不孕而行腹腔镜检查的患者中，12%～48%有子宫内膜异位症存在。

### 一、病因

此病一般仅见于生育年龄妇女，以25～45岁妇女居多，初潮前一般不会发病，绝经后或切除卵巢后异位内膜组织可逐渐萎缩吸收，妊娠或使用性激素抑制卵巢功能可暂时阻止此病的发展，故子宫内膜异位症的发病与卵巢的周期性变化有关。流行病学调查还发现妇女直系亲属中患此病者的患病率可能性较对照组明显增加，提示此病与遗传有关，可能为多基因遗传。

### 二、病理

子宫内膜异位症的主要病理变化为异位种植的子宫内膜随卵巢激素的变化而发生周期性出血，病灶局部出血和缓慢吸收导致周围纤维组织增生、粘连，出现紫褐色斑点或小泡，最后发展为大小不等的实质性瘢痕结节或形成囊肿。绝大多数子宫内膜异位症发生于盆腔，称为盆腔子宫内膜异位症。根据发生的部位不同，又大致分为卵巢子宫内膜异位症和腹膜子宫内膜异位症。

### 三、临床表现

（一）生理方面

1. 症状

子宫内膜异位症的症状因人而异，且可因病变部位不同而出现不同症状。约20%的患者无明显不适。

(1) 痛经和持续下腹痛：继发性痛经是子宫内膜异位症的典型症状，且多随病变加重而逐年加剧。下腹疼痛多位于下腹部及腰骶部，可放射至阴道、会阴、肛门或大腿，常于月经来潮前1～2天开始，经期第1天最重，以后可逐渐减轻，至月经干净时消失。疼痛的程度与病灶大小并不一定成正比。病变严重者，如较大的卵巢子宫内膜异位囊肿可能疼痛较轻，而散在的盆腔腹膜小结节病灶反可导致剧烈痛经。偶有周期性腹痛出现较晚而与月经不同步者。少数晚期患者诉长期下腹痛，至经期更剧。

(2) 月经失调：15% ～ 30% 的患者有经量增多、经期延长或经前点滴出血。月经失调可能与卵巢无排卵、黄体功能不足或同时合并有子宫腺肌病或子宫肌瘤有关。

(3) 不孕：正常妇女不孕率约为 15%，子宫内膜异位症患者可高达 40%。子宫内膜异位症患者的不孕可能与下列因素有关：盆腔解剖结构异常、黄体期功能不足、未破裂卵泡黄素化综合征、自身免疫反应等。

(4) 性交痛：一般表现为深部性交痛，多见于直肠子宫陷凹有异位病灶或因病变导致子宫后倾固定的患者，且以月经来潮前性交痛更为明显。

(5) 其他特殊症状：肠道子宫内膜异位症患者可出现腹痛、腹泻或便秘，甚至有周期性少量便血。严重的肠道内膜异位症可因直肠或乙状结肠肠腔受压而出现肠梗阻症状。异位内膜侵犯膀胱肌壁可在经期引起尿痛和尿频。异位内膜侵犯和压迫输尿管时，可出现一侧腰痛和血尿，但极罕见。此外，身体其他任何部位有内膜异位种植和生长时，均可在病变部位出现周期性疼痛、出血或块物增大。卵巢子宫内膜异位囊肿破裂时，可引起剧烈腹痛，伴恶心、呕吐和肛门坠胀。

2. 体征

(1) 腹部检查：除巨大的卵巢子宫内膜异位囊肿可在腹部扪及囊块和囊肿破裂时出现腹膜刺激体征外，一般腹部检查均无明显异常。

(2) 盆腔检查：典型的子宫内膜异位症可发现子宫多后倾固定，直肠子宫陷凹、宫骶韧带或子宫后壁下段等部位扪及触痛性结节，在子宫的一侧或双侧附件处扪到与子宫相连的囊性偏实不活动包块，往往有轻压痛。若病变累及直肠阴道隔，可在阴道后穹隆部扪及隆起的小结节或包块，甚至可见到紫蓝色斑点。

( 二 ) 心理社会方面

子宫内膜异位症给患者带来的心理压力主要有两方面：对疼痛的恐惧和对不孕的担忧。周期性、规律性的下腹疼痛和腰骶部疼痛使患者常常在月经来潮前几日就开始提心吊胆，恐惧月经期的来临。不孕的诊断无疑也是心理压力的来源之一，使患者在不孕症的治疗过程再次经受社会和经济压力。

**四、诊断及鉴别诊断**

( 一 ) 诊断

1. 病史

育龄妇女有进行性加重的痛经史和不孕史。

2. 盆腔检查

扪及盆腔内有触痛性结节和 ( 或 ) 子宫旁有不活动的囊性包块。

3. 辅助检查

(1)CA125 值测定：中、重度子宫内膜异位症患者血清 CA125 值可升高。此值可用于评价子宫内膜异位症的治疗效果和判断复发情况。

(2) 影像学检查：B 型超声可确定卵巢子宫内膜异位囊肿的位置、大小和形状。阴道 B 型超声检查有助于子宫内膜异位症的诊断。

(3) 腹腔镜检查：腹腔镜检查可明确诊断患者病情，是目前诊断内膜异位症的最佳方法。特别适用于妇科检查和 B 型超声检查均无阳性发现的腹痛或不孕患者。结合腹腔镜下对可疑病变的活检诊断率可达 100%。

（二）鉴别诊断

需要与卵巢恶性肿瘤、盆腔炎性包块、子宫腺肌病等进行鉴别诊断。

**五、治疗**

可采用药物和（或）手术治疗（保守或根治性）。迄今为止，除根治性手术外，尚无一种理想的根治方法。医生应根据患者年龄、症状、病变部位和范围，以及对生育要求等不同情况全面考虑。原则上症状轻微者可采用期待疗法；有生育要求的轻度患者可先行药物治疗，病变较重者行保守手术；年轻无继续生育要求的重度患者可采用保留卵巢功能手术并以药物治疗；症状和病变均严重的无生育要求的患者可考虑根治性手术。

（一）期待治疗

医生应对患者定期随访，并对症处理病变引起的轻微经期腹痛，应用非类固醇消炎药（吲哚美辛、萘普生、布洛芬）治疗病变引起的腹痛或痛经。此法适用于轻度子宫内膜异位症且无严重患者。期待治疗期间，病情可能会进一步发展，对年轻有生育要求的患者一般不用或在特殊情况下慎用。

（二）药物治疗

药物治疗包括对症治疗和激素抑制治疗。

1. 对症药物治疗

在对症药物治疗者多采用非类固醇消炎药缓解慢性盆腔疼痛及痛经。对症治疗不能阻止病情进展。

2. 激素抑制治疗

其主要原理是通过造成体内低雌激素环境，使患者形成假孕，或假绝经，或药物性卵巢切除状态，导致异位内膜萎缩、退化、坏死从而达到治疗目的。

# 第二节 子宫腺肌病

子宫腺肌病是指子宫内膜腺体和间质侵入子宫肌层的良性病变，它与子宫内膜异位症在病理上有相似之处，但发病机制、临床表现和处理原则并不相同。它多见于 30 ～ 50 岁经产妇，约 15% 的患者同时合并子宫内膜异位症，约 50% 的患者合并子宫肌瘤。

**一、病因**

通过对子宫腺肌病标本进行连续切片检查，发现子宫肌层中的内膜病灶与宫腔面的子宫内膜有些是直接相连的，故一般认为多次妊娠和分娩时子宫壁的创伤和慢性子宫内膜炎可能是导致此病的主要原因。此外，由于子宫内膜基底膜下缺乏黏膜下层，且子宫腺肌病常合并有子宫肌瘤和子宫内膜增生过长，故有人认为基底层子宫内膜侵入肌层可能与高雌激素的刺激有关。

**二、病理变化**

1. 大体观

子宫腺肌病的大体观多呈均匀增大，一般不超过妊娠 12 周大小，病变多位于子宫前后壁，且后壁常见。15%～40%的患者子宫腺肌病与子宫内膜异位症同时存在，易与周围组织形成粘连。切面间子宫肌壁多呈弥散性增厚，少数子宫内膜在肌壁中局限性生长形成腺肌瘤。其剖面可见到由肌细胞形成的漩涡状结构，与周围正常组织并无分界（假包膜），其中可以看到陈旧性出血点。

2. 镜下观

子宫肌层内出现异位内膜小岛是其镜下特征。异位内膜小岛在肌层中的深度至少要在内膜基底层下一个高倍镜视野的宽度，也有以肌层上 1/3 为标准。这种异位的子宫内膜也具有周期性变化，但只对雌激素有反应，而对孕激素没有反应。宫角部子宫腺肌病少见。

### 三、临床表现

（一）生理方面

1. 症状

约 30% 的子宫腺肌病患者无任何临床症状。

(1) 痛经：痛经的特点是继发性痛经伴进行性加重。疼痛程度与异位内膜小岛多少有关。痛经常在月经来潮的前一周就开始，至月经结束。

(2) 月经失调：主要表现为经量增多、经期延长。少数患者可表现为月经前后的阴道点滴出血。

(3) 其他症状：合并子宫肌瘤时，增大的子宫对膀胱刺激和压迫出现尿频，70% 的患者性欲减退。

2. 体征

该病的体征为子宫均匀增大，质地较硬，可有压痛，子宫增大一般为孕 8 周大小，很少超过 12 周大小。少数子宫表面不规则，呈结节样突起，可能为局限型腺肌瘤或伴有子宫肌瘤所致。月经期，由于病灶充血、水肿及出血，子宫可增大，质地变软，有压痛或压痛较平时明显。

（二）心理社会方面

子宫腺肌病给患者带来的心理压力主要有两个方面：对疼痛的恐惧和对月经失调的担忧。周期性、进行性加重的下腹疼痛使患者常常恐惧月经期的来临；同时月经经期延长、经量增多也使患者疑虑不安，患者的性生活也因为疾病受到影响。

### 四、诊断与鉴别诊断

医生可依据典型的进行性痛经和月经量增多史、妇科检查子宫均匀增大或局限性隆起、质硬且有压痛而做出初步诊断。B 型超声检查：可确定子宫腺肌病的具体位置、大小和形状，无完整的包膜，内部结构紊乱。血清 CA125 检查：CA125 值可升高。腹腔镜检查：在腹腔镜下对病变组织活检，可达到确诊的目的。其他检查：盆腔 CT 检查、MRI 检查对异位症有诊断价值，但费用较昂贵。

本病应与子宫肌瘤和子宫内膜异位症鉴别。

### 五、治疗

本病的治疗方法应根据患者年龄、症状和生育要求而定。

（一）药物治疗

目前尚无根治本病的有效药物。孕激素治疗无效。对症状较轻、有生育要求及近绝经期患者可试用 GnRH-α 治疗，也可试用达那唑或米非司酮治疗。

（二）手术治疗

症状严重、无生育要求或药物治疗无效者可行全子宫切除术，是否保留卵巢取决于卵巢有无病变和患者年龄；年轻或有生育要求者可行病灶切除术，但术后易复发。术前可应用 GnRH-α 治疗 3 个月，使病灶缩小以利手术。经腹腔镜骶前神经或骶骨神经切除术可治疗痛经，约 80% 的患者术后疼痛消失或缓解。

# 第七章 性传播疾病

## 第一节 梅毒

梅毒是由苍白（梅毒）螺旋体引起的慢性、系统性性传播疾病，主要是通过性途径传播，或由其他方式接触传播，属于乙类传染病。随着社会的开放和发展，性病在我国发病呈上升趋势，梅毒发病患者数量也大大增加。目前，临床经常可见一二期梅毒，也已发现三期梅毒和先天梅毒。

### 一、病因

梅毒主要通过性交直接传染，部分为间接接触传染，即通过共用衣服、毛巾、牙刷、剃刀、餐具等传播。输血及哺乳亦可传播。梅毒螺旋体可通过患梅毒的孕妇胎盘进入胎儿体内，使胎儿受到感染。梅毒的发病与梅毒螺旋体在体内大量繁殖及其引起宿主免疫反应密切相关，梅毒螺旋体感染后可潜伏在体内，在免疫力下降的时候发病。

梅毒是人类独有的疾病，显性和隐性梅毒患者是传染源，感染梅毒螺旋体的患者的皮损分泌物、血液中含有大量梅毒螺旋体。患者感染后的头两年最具传染性，两年后基本不通过性传播。梅毒螺旋体可通过胎盘传给胎儿，并在感染后两年依然有传染给胎儿的危险。

### 二、对胎儿和新生儿影响

梅毒螺旋体经胎盘传给胎儿可引起流产、死胎、早产或先天梅毒。先天梅毒儿（即胎传梅毒儿）占死胎 30% 左右，即使幸存，病情也较重。早期表现为皮肤大疱、皮疹、鼻炎及鼻塞、肝脾大、淋巴结肿大；晚期先天梅毒多出现在 2 岁以后，表现为楔状齿、鞍鼻、间质性角膜炎、骨膜炎、神经性耳聋等，其病死率及致残率均明显增高。

### 三、临床表现

梅毒的发病是梅毒螺旋体与机体免疫力相互作用的复杂过程。随梅毒螺旋体与机体免疫力的消长，梅毒的临床表现多种多样，症状和体征时隐时现，进展缓慢，病程长。

1. 一期梅毒

一期梅毒主要表现为硬性下疳，大小阴唇内侧或子宫颈可见圆形或椭圆形硬结，表面糜烂，有浆液性分泌物，内有大量梅毒螺旋体，具有很强的传染性。

2. 二期梅毒

二期梅毒主要表现为皮肤梅毒疹。此期梅毒螺旋体侵入血液及淋巴液中引起全身发疹，外阴丘疹形成小圆形糜烂面。二期梅毒晚期，外阴及肛门周围出现扁平疣，其表面湿润有黏液分泌物，内有大量梅毒螺旋体，传染性很强。

3. 三期梅毒

三期梅毒主要表现为永久性皮肤黏膜损害，并可侵犯多种组织器官危及患者生命。病变累及各系统的组织和器官，形成神经系统梅毒、梅毒瘤、马鞍鼻等。

**4. 潜伏期**

梅毒无临床表现，只有血清梅毒检查阳性。两年内为早期潜伏梅毒，两年以上者为晚期潜伏梅毒。

### 四、诊断及鉴别诊断

（一）诊断要点

**1. 后天梅毒**

(1) 病史：有与梅毒患者性交或类似性行为史。

(2) 一期梅毒：主要表现为硬下疳和所属淋巴结肿大。硬下疳为外生殖器、肛门或全身各处出现单一或多个红斑、硬结，边界清楚，呈圆形或椭圆形，直径约 1 cm，不痛不痒，由于局部免疫反应，病灶于一个月左右自然消退，不留瘢痕或有轻微色素沉着。

(3) 二期梅毒：主要表现为皮肤黏膜的梅毒疹并伴有全身症状。在硬下疳出现 6～8 周后，出现头痛、眩晕、低热、肌肉关节酸痛、食欲缺乏及全身淋巴结肿大等症状，并在躯干、四肢及面部出现斑疹、丘疹、脓疱、扁平湿疣等，此起彼伏，持续数周或 2～3 个月，不经治疗，也可消退。

(4) 三期梅毒：发生在感染后 3～10 年，此时除皮肤和黏膜损害外，血管、内脏、骨骼、神经系统等均可受累。在皮肤上表现为结节性梅毒疹和树胶疹，多见于头面部及四肢、躯干，生殖器较少见。此时皮疹为圆形硬结，逐渐软化，破溃后流出树胶样分泌物。树胶肿是三期梅毒的标志。

(5) 渗出物涂片检查：一、二期梅毒均见螺旋体；三期梅毒为阴性。

(6) 梅毒血清反应：一期梅毒阳性率低，在硬下疳出现数周后呈阳性；二期梅毒阳性率达100%；三期梅毒阳性率下降。

(7) 梅毒螺旋体制动试验：三期梅毒阳性反应。

(8) 赖氏蛋白补体结合试验：三期梅毒阳性反应。

**2. 先天梅毒**

(1) 病史：母体有梅毒感染史。

(2) 早期：发生在 2 岁内，主要表现为营养不良，生活力低下，常有低热。出生一周即可出现类似后天一期梅毒皮疹，以脓疱疹为常见，多局限于手掌及足跖。黏膜损害以梅毒性鼻炎为常见，表现为鼻黏膜肿胀、鼻腔阻塞、呼吸及吮吸困难，甚至损害至鼻软骨及鼻骨，形成鞍状骨，骨骼损害以骨软、骨炎及骨膜炎为常见。

(3) 晚期：发生在 2 岁以后，表现为患儿体质虚弱，发育不良，智力较差，皮肤黏膜损害与后天三期梅毒相似，一般不出现心血管或神经梅毒，特殊表现为间质性角膜炎，神经性耳聋及齿损害。

(4) 梅毒螺旋体抗原血清试验：40% 可呈阳性反应。

（二）鉴别诊断

早期梅毒病灶需与外阴溃疡、外阴癌、眼 - 口 - 生殖器综合征、结核性溃疡、生殖器疱疹、药疹、牛皮癣等相鉴别。梅毒性宫颈病变应与宫颈癌、宫颈结核相鉴别，鉴别方法主要依据病史、梅毒血清试验及活体组织检查。

### 五、处理

1. 对所有孕妇均应在首次产前检查时进行梅毒血清学筛查。首先用上述两种血清学方法中的一种进行筛查。若阳性，需立即用另一种方法进行验证。在梅毒高发地区或对高危孕妇，妊娠晚期和分娩时均应再次筛查。妊娠 20 周后出现死胎者均需做梅毒血清学筛查。

2. 治疗原则

首选青霉素治疗，妊娠早期治疗有可能避免胎儿感染；妊娠中晚期治疗可使受感染胎儿在出生前治愈。梅毒患者妊娠时，已接受正规治疗和随诊，则无须再治疗。如果对上次治疗和随诊有疑问或本次检查发现有梅毒活动征象者，应再接受 1 个疗程治疗。妊娠早期和晚期应各进行 1 个疗程的治疗，对妊娠早期以后发现的梅毒，争取完成 2 个疗程治疗，中间间隔两周。

3. 治疗方案根据梅毒分期采用相应的青霉素治疗方案，必要时增加疗程。

(1) 早期梅毒包括一、二期及病期一年以内的潜伏梅毒：苄星青霉素 240 万 U，单次肌内注射，亦有建议一周后重复 1 次。

(2) 晚期梅毒包括三期及晚期潜伏梅毒：苄星青霉素 240 万 U，肌内注射，每周 1 次，连用 3 次。

(3) 神经梅毒：青霉素 300 万 ～ 400 万 U，静脉注射，每 4 小时 1 次，连用 10 ～ 14 日；或普鲁卡因青霉素 240 万 U，肌内注射，每日 1 次，加用丙磺舒 500 mg，口服，每日 4 次，连用 10 ～ 14 日。

青霉素过敏者，首选脱敏和脱敏后青霉素治疗。现有资料不足以推荐头孢菌素治疗孕妇梅毒和预防先天梅毒。四环素和多西环素禁用于孕妇，红霉素和阿奇霉素对孕妇和胎儿感染疗效差，因此也不推荐应用。

(4) 先天梅毒：血清学阳性孕妇所分娩新生儿均应采用非梅毒螺旋体试验进行定量评价。若脐血或新生儿血中 RPR 或 VDRL 滴度高于母血的 4 倍，可诊断先天梅毒。对先天梅毒儿应做脑脊液检查，以排除神经梅毒。对于确诊的先天梅毒儿均应采用以下方案进行治疗，普鲁卡因青霉素 5 万 U/(kg·d)，肌内注射，连用 10 日。脑脊液正常者，苄星青霉素 5 万 U/(kg·d)，肌内注射，共 1 次。

# 第二节 尖锐湿疣

尖锐湿疣是由人乳头瘤病毒 (HPV) 感染所致的以肛门生殖器部位增生性损害为主要表现的性传播疾病。大多发生于 18 ～ 50 岁的中青年人。大约经过半个月至 8 个月，平均为 3 个月的潜伏期后发病。此病较为常见，主要通过性接触传播。

## 一、病因及传播途径

(一) 病原体

尖锐湿疣病原体为人乳头瘤病毒 (Human papilloma vi us，简称 HPV)。HPV 属病毒环双链 DNA 病毒，目前共发现 100 多个型别，其中有 30 多个型别与生殖道感染有关。HPV 根据引起生殖道恶性肿瘤的可能性，分为高危型、中危型及低危型。生殖道尖锐湿疣主要与低危型HPV6、HPV11感染相关。HPV主要感染上皮细胞，其复制需要分化好的鳞状上皮，温暖、潮湿的外阴皮肤黏膜分界处利于它的生长繁育，尤其是易接种于性生活最易受损的部位。如女性的会阴、阴道口后壁。

（二）传播途径

早年性交、多个性伴侣、免疫力低下、吸烟及高性激素水平，是本病发病的高危因素。孕妇免疫功能受抑制，性激素水平高，阴道分泌物增多，外阴湿热，故易患尖锐湿疣。

本病主要经性交直接传播，患者性伴侣中约60%发生HPV感染，偶可通过衣物、器械间接传播。HPV感染的孕妇所生新生儿在通过母亲产道时可受HPV感染。

**二、临床表现**

HPV潜伏期为3周至8个月，平均3个月。患者以年轻妇女居多，多数患者临床症状不明显。病变以性交时容易受损伤的部位多见，如舟状窝附近、大小阴唇、肛门周围、阴道前庭、尿道口，也可累及阴道和宫颈。患者多以外阴赘生物就诊，部分患者有外阴瘙痒、烧灼痛或性交后出血。50%～70%外阴尖锐湿疣的患者伴有阴道、宫颈尖锐湿疣。

典型体征是初起为微小散在的乳头状疣，柔软，其上有细小的指样突起，或为小而尖的丘疹，质稍硬，孤立、散在或呈簇状，粉色或白色。病灶逐渐增大、增多，互相融合成鸡冠状或菜花状，顶端可有角化或感染溃烂。宫颈病变多为扁平状，肉眼难以发现，常需阴道镜及醋酸试验协助发现。

**三、诊断及鉴别诊断**

（一）诊断要点

1. 病史

患者可能有不洁性交史或配偶感染史，在阴道口、肛周、会阴和阴阜可有小丘疹、瘙痒、分泌物增多等。

2. 临床表现

在阴道口、肛周、会阴和阴阜发现形状为蒂状、指状、鸡冠状或半球状，表面为灰白色密集颗粒的增生物，状如菜花。

（二）鉴别诊断

1. 外阴肛周恶性肿瘤

外阴肛周恶性肿瘤的皮损体积大，呈肿块状，多态性浸润，病理检查有核异形变。

2. 扁平湿疣

扁平湿疣好发于肛周及会阴等皱褶潮湿部位，其丘疹密集成片，表面潮湿，刮取液镜检查到大量梅毒螺旋体，梅毒血清试验阳性。

3. 绒毛状小阴唇

绒毛状小阴唇又称假性湿疣，皮损多发于小阴唇内侧，对称分布，大量密集，如针头大小，醋酸白试验阴性。

4. 其他

也有扁平疣、寻常疣、传染性软疣等发生于外阴部，但多伴有身体其他部位的皮损。

#### 四、治疗

**（一）一般治疗**

保持外阴清洁，积极治疗引起白带增多的各种妇科炎症。

**（二）药物治疗**

1. 三氯醋酸

将三氯醋酸涂于湿疣表面及根部，疼痛者可先涂 0.5% 普鲁卡因于疣灶处，然后再涂三氯醋酸。

2. 氟尿嘧啶

将 250 mg 氟尿嘧啶于病变处局部注射，隔天 1 次，直至病灶消退，或制成 5% 的氟尿嘧啶软膏外涂，每日 1 次，7 ～ 14 天为 1 个疗程，一般用 1 ～ 2 个疗程。

3. 福尔马林

10% 福尔马林涂于湿疣根部，并用棉签用力涂擦，使其脱落。

4. 足叶草酯

将 15% ～ 20% 乙醇溶液或 25% 膏制剂，直接涂于患处，2 ～ 4 小时后以肥皂水清洗掉，1 周后重复上药，一般不超过 4 次。

5. 干扰素

干扰素具有抗病毒、调节免疫作用，基因工程干扰素剂量 100 万 U，隔天肌内注射 1 次，连续 3 周为 1 个疗程，亦可采用病灶基底部注射。

6. 爱宝疗

爱宝疗有浓缩液和栓剂。治疗时先用 1 ∶ 5 的稀释液清洗病灶、阴道及宫颈表面的分泌物，然后用浓缩液涂抹并用力擦病灶处，视病变程度每天或隔天上药 1 次，待疣体完全脱落后再继续上药 3 ～ 5 次。

7. 碘苷

0.25% 碘苷霜外用，每日 2 次，共两周为 1 个疗程。

8. 苯扎溴铵（新洁尔灭）

患者先用 1 ∶ 5000 高锰酸钾或 3% 硼酸液坐盆 15 分钟后，用 5% 苯扎溴铵棉签涂病变部位并压迫 1 分钟，每日 1 次，7 日为 1 个疗程。

9. 其他外用药

其他外用药包括 0.5% ～ 5% 肽酊胺，99% 冰醋酸、石炭酸溶液、20% 碘酊、30% 甲醛、0.5% 疣敌、5% 碘溶液、2% 戊二醛液等。

**（三）物理疗法及手术治疗**

1. 冷冻治疗

冷冻治疗是对细小病灶用液氮或 NO 探针冷冻病灶及周围 1 ～ 2 mm 的一种治疗方法。

2. $CO_2$ 激光治疗

患者可选择在月经后 2 ～ 3 天进行 $CO_2$ 激光治疗。外阴、阴道病灶可局部浸润麻醉，宫颈病灶不需麻醉。病灶 1 mm 左右逐个气化，病灶超过 2 mm 沿基底部切割，其深部不超过基底部 1 mm，创面不用缝合。$CO_2$ 激光治疗一次病灶清除率可达 90%。

### 3. 外科切除术

外科切除术包括局部切除和剪除法，多用于其他疗法无效的病例。

### （四）孕期治疗

因孕期的尖锐湿疣产后可缩小，但分娩时新生儿有发生喉乳头瘤的危险，故患者仍需积极治疗。

### 1. 妊娠 36 周以前患尖锐湿疣

病灶小、位于外阴者可选用局部药物治疗，用药前可先行表面麻醉 (1% 丁卡因 ) 以减轻疼痛，药物可用苯甲酸酊涂擦，每周 1 次，共 5 ～ 6 次；0.5% 足叶草毒素酊外用每日 2 次，连用 3 日后停药，4 日为 1 个疗程，使用 1 ～ 4 个疗程；50% 三氯醋酸病灶局部涂擦，或 5% 氟尿嘧啶软膏涂擦均可治愈。若病灶大，有蒂，可行物理及手术治疗，如激光、冷冻、电灼等。巨大尖锐湿疣可直接行手术切除湿疣主体，待愈合后再采用药物局部治疗。医生应同时治疗患病孕妇之配偶或性伴侣。

### 2. 妊娠近足月或足月孕妇患尖锐湿疣

病灶局限于外阴者，仍可行冷冻或手术切除病灶，届时可经阴分娩。若病灶广泛存在于外阴、阴道、宫颈时，经阴道分娩极易发生软产道裂伤引起大出血，或巨大瘤体阻塞产道，均应行剖宫产术。产后部分尖锐湿疣可自然消退。

# 第三节 淋病

淋病是指以淋病奈瑟菌引起的泌尿、生殖器黏膜的化脓性感染为主要表现的性传播疾病。该病可侵犯眼、咽喉、直肠，甚至全身各脏器，引起相应的损害。淋病是我国最常见的性传播疾病，淋病患者数占性病总数的 70% ～ 85%。

### 一、病因

1. 淋病通常经性接触传播，妇女常在数周或数月内为无症状带菌者，常在追踪其性接触者时被发现。男性同性恋者无症状的口咽或直肠感染也很常见。偶尔在异性恋男子的尿道也可发现感染。

2. 青春期儿童的阴道或直肠淋病为常被成年人性施虐所致，也可罕见于通过污物感染。

### 二、诊断要点

（一）病史

患者有不正常性生活史。男性潜伏期为 2 ～ 5 日，女性在 10 日以内。

（二）症状

淋病患者的尿频、尿急、尿痛，外阴红肿热痛。脓性白带，有时有阴道出血。尿道旁腺或前庭大腺红肿，流出脓液。可有发热及下腹痛。上行感染时有子宫或下腹触痛，附件区肿胀或有包块。

（三）妇科检查

妇科检查可见宫颈脓性分泌物，充血、糜烂、触痛。

（四）宫颈棉拭子涂片检查

宫颈棉拭子涂片检查可见革兰阴性双球菌。取宫颈管或尿道口脓性分泌物淋病奈瑟菌培养，为阳性。

### 三、鉴别要点

（一）非淋菌性尿道炎

非淋菌性尿道炎由沙眼衣原体和解脲支原体引起，分泌物涂片或培养检查有多核白细胞，无革兰阴性双球菌。

（二）念珠菌性阴道炎

白带呈豆渣样或凝乳状，分泌物检查可找到真菌的微菌丝或芽孢。

（三）滴虫性阴道炎

白带呈黄绿色、稀薄、泡沫状有臭味，分泌物涂片悬滴检查可见滴虫。

（四）非特异性阴道炎

分泌物涂片或培养可找到一般病原菌，但无淋球菌及滴虫、真菌。

### 四、规范化治疗

（一）治疗原则

淋病一旦确诊，应及早治疗，药量要足，治疗要彻底，性伴侣应同查同治，用物注意隔离、消毒、注意保护眼睛以防并发淋菌性眼炎。

（二）急性无并发症的淋病治疗

治疗急性无并发症的淋病应酌情选用下列一种药物，也可联合用药。

(1) 普鲁卡因青霉素：480 万 U，分两侧臀部肌内注射，加服丙磺舒 1 g，口服。

(2) 氨苄西林：3.5 g，口服，加服丙磺舒 1 g，口服。

(3) 阿莫西林：3 g，口服，加服丙磺舒 1 g，口服。

(4) 大观霉素：2 g，每日 2 次，肌内注射。常用于产生青霉素酶的淋球菌。

(5) 头孢曲松：250 mg，每日 1 次，肌内注射。常用于产生青霉素酶的淋球菌。

(6) 氧氟沙星：400 ～ 600 mg，每日 1 次，口服，或诺氟沙星 800 mg，每日 1 次，口服。孕妇禁用。

(7) 四环素：0.5 g，每日 4 次，口服，连服 7 日。孕妇及哺乳期妇女禁用。

(8) 红霉素：0.5 g，每日 4 次，口服，连服 7 日。用于对青霉素过敏者。

（三）有并发症的淋病治疗

对于有并发症的淋病应酌情选用下列药物进行治疗。

(1) 青霉素：960 万 U，每日 1 次，静脉滴注，至症状缓解后改用氨苄西林或阿莫西林 0.5 g，每日 4 次，口服，连服 10 日。

(2) 头孢曲松：250 mg，每日 1 次，肌内注射，共 10 日。弥散性淋病则给予头孢曲松 1 g，每 12 小时 1 次，静脉滴注，连用 5 日，后改为头孢曲松 250 mg，每日 1 次，肌内注射，共 7 日。

(3) 大观霉素：2 g，每日 2 次，肌内注射，连用 10 日。

(4) 四环素：2 g，每日 1 次，静脉滴注，至症状缓解后改为四环素 0.5 g，每日 4 次，口服，连用 10 日。用于对青霉素过敏者。

(5) 盆腔脓肿形成者可采用手术治疗，脓肿切开引流、附件切除或子宫加附件切除。前庭大腺已形成脓肿，在应用抗生素的同时，应切开引流。

### （四）慢性淋病

单纯药物治疗效果差，应采用综合治疗措施，具体方法同慢性盆腔炎。

### 五、预后评估

淋病奈瑟菌（简称"淋球菌"）近年发病率居我国性传播疾病首位，大多数感染通过性交经黏膜受染，多感染尿道、尿道旁腺、前庭大腺等处，以宫颈管感染最为多见。患者出现脓性分泌物、小便不适，应取分泌物检查排除淋球菌感染；一旦发现淋球菌感染，医生应及时应用足量、足疗程抗生素为患者治疗，以避免形成慢性盆腔炎症。患者入院后取分泌物化验，早期明确诊断，用药 10 日，症状完全消失出院，嘱患者出院 4～7 日，再取宫颈管分泌物涂片培养，应连续检查 3 次，均为阴性，方为治愈。

# 第四节　沙眼衣原体感染

沙眼衣原体感染引起沙眼，可致盲。沙眼衣原体由我国汤非凡、张晓楼等于 1955 年在世界上首次分离出来。急性发病时眼红、眼疼、异物感、黏液脓性分泌物，伴耳前淋巴结肿大。睑结膜乳头增生，上下穹隆结膜布满滤泡。可融合而显得不透明，有时呈胶状，上睑和上穹隆部最严重，下睑结膜少而轻。滤泡可坏死，愈合后留下瘢痕。角膜缘滤泡发生瘢痕化改变，称为 Herbert 小凹。一旦确认病症后，患者应当尽快到正规的医疗机构，接受相关的医疗诊治。

### 一、病因

近年来，沙眼衣原体所引起的泌尿生殖道感染，在很多发达国家已成为 STD 中最常见的一种，其发病率有上升趋势，甚至已超过了淋病，且常与淋病混合感染。

(1) 衣原体的大小介于细菌与病毒之间，其本身不能产生代谢能量，必须依靠宿主细胞提供，在感染的细胞内生长繁殖。衣原体只感染黏膜柱状上皮及移行上皮，而不向深层侵犯。

(2) 感染途径以性传播为主，其次可通过污染的手、眼、衣物或医疗器械等间接传播，新生儿可在分娩过程中受感染。

### 二、主要症状

沙眼衣原体感染的特点是无症状或症状轻微，不易被察觉，使病程迁延，潜伏期 1～3 周。主要有以下几种表现。

### （一）宫颈炎

宫颈炎是沙眼衣原感染最常见的症状，既可有多量白带，也可无症状。

（二）非淋菌性尿道炎

女性非淋菌性尿道炎中，沙眼衣原体感染占 40% ～ 50%。表现为尿急、尿痛、尿频等，无菌尿。

（三）子宫内膜炎

子宫内膜炎患者可有持续性发热、月经过多、不规则出血、下腹痛等症状，但也可无症状。

（四）输卵管炎

输卵管炎患者的症状不如淋菌或厌氧菌感染者明显，可有低热、持续轻微且久治不愈的下腹痛。

（五）异位妊娠和不孕

输卵管黏膜由于炎症、粘连及瘢痕形成以及子宫内膜的炎性改变，均可导致异位妊娠和不孕的发生。

### 三、重要体征

(1) 宫颈炎：宫颈感染后充血、肥大。

(2) 非淋菌性尿道炎：无明显症状。

(3) 子宫内膜炎：可有子宫压痛，但也可无症状。

(4) 输卵管炎：附件增粗、压痛。

(5) 异位妊娠和不孕：输卵管黏膜由于炎症、粘连及瘢痕形成以及子宫内膜的炎性改变，均可导致异位妊娠和不孕的发生。

### 四、辅助检查

(1) 细胞学检查：取宫颈管分泌物做涂片经 Giemsa 染色，光镜下观察包涵体，方法简便，诊断迅速，但阳性率低，阴性不能除外衣原体感染。

(2) 衣原体培养：方法复杂，时间长，费用高，但特异性 100%，是诊断沙眼衣原体感染最可靠的方法。

(3) 酶联免疫吸附法或单克隆抗体免疫荧光试验等均有较高的敏感性和特异性。

### 五、诊断依据

由于缺乏特征性的临床表现，诊断比较困难。对于有可疑病史或症状的患者，应考虑此病的可能，需行实验室检查以确诊。

### 六、处理方法

对于该病的处理方法一般为门诊治疗。四环素、红霉素、氧氟沙星、阿奇霉素等都可有效地治疗沙眼衣原体感染。

(1) 四环素或红霉素，500 mg，每日 4 次口服，共 7 日；磺胺噁唑，500 mg，每日 4 次口服，共 7 日；阿奇霉素，1 g 单次口服，或 0.5 g 每日 2 次口服，共 3 日；氧氟沙星 300 mg，每日 2 次口服，共 7 日。

(2) 对于输卵管炎或有耐药者，可住院治疗，延长疗程或改为肌内注射。

(3) 应强调同时对其配偶进行治疗，以免反复感染；还应注意同时治疗其他并存的 STD。

(4) 治疗完成后应随访，至少 3 周后复查。

# 第五节 艾滋病

## 一、病因

艾滋病 (AIDS) 是由 HIV 引起的一种 STD，自 1981 年被人们认识以来，传播迅速，波及地域广，已成为全世界流行的 STD。我国 1985 年发现第一例 AIDS 患者，此后也以惊人的速度不断增长。

HIV 是一种反转录 RNA 病毒，由皮肤或黏膜破口进入人体血液，主要破坏 CD4+T 淋巴细胞，使所有依赖 CD4+T 淋巴细胞调节的各种免疫反应处于抑制状态，从而使机体丧失抵御各种微生物侵袭的能力，极易遭受各种机会性感染及多种罕见的恶性肿瘤。其临床病死率极高，确诊后 1 年病死率为 50%，3 年为 80%，5 年为 90%。一旦感染将永久成为携带者并为传染源，或迟或早无一幸免于死亡。HIV 存在于精液、血液、眼泪、白带、唾液、胎盘和乳汁中。

## 二、传播途径

### (一) 性接触传播

同性恋和异性恋均可导致 HIV 的传播，避孕套是减少此传播方式的有效措施。

### (二) 经血传播

(1) 应用了被 HIV 污染的血及血液制品。

(2) 静脉注射毒品者相互使用未消毒的针头及注射器。

### (三) 母婴传播

母婴传播也称围生期传播。感染 HIV 的母亲在产前、产时及产后传染胎儿或婴儿。

## 三、主要症状

艾滋病的潜伏期一般为 6 个月至 5 年或更长。由于细胞免疫缺陷的程度不同，可有不同的临床表现。

多数患者在感染初期无症状，或表现类似一过性传染性单核细胞增多症，或可有轻度淋巴结肿大。

### (一) 无症状 HIV 感染

无临床症状，T 细胞功能正常，为 HIV 携带者。

### (二) AIDS 相关综合征 (ARC)

AIDS 相关综合征患者表现为淋巴结持续肿大，出现不同程度的细胞免疫缺陷症状：持续性腹泻，发热，体重下降，全身乏力，食欲下降。临床可表现为严重细胞免疫缺陷所致的机会性感染 (如肺孢子菌肺炎) 和少见的恶性肿瘤 (如 Kaposi 肉瘤等)。AIDS 相关综合征涉及多种病毒、细菌、真菌和寄生虫感染。

## 四、重要体征

(1) 感染初期可有轻度淋巴结肿大。

(2) 无症状 HIV 感染：查体无明显异常。

(3) AIDS 相关综合征：表现为淋巴结持续肿大，根据机会性感染和恶性肿瘤的不同而体征不同。

## 五、辅助检查

(1) 免疫功能缺陷指标：CD4+T 淋巴细胞减少，CD8+T 淋巴细胞小于 1。

(2) 条件致病菌的病原体检查。

(3)HIV 抗体检测：包括筛查试验及确证试验两种。①筛查试验有 ELISA 及明胶颗粒凝集试验。其中 ELISA 是目前国内外检测 HIV 抗体最常用的方法,迅速、准确,特异性和敏感性均好,适合于大规模普查；②确证试验有蛋白质印迹试验、间断免疫荧光试验 (IF)。蛋白质印迹试验敏感性及特异性强,是验证 HIV 抗体最常用的方法。IF 成本低,操作简便,易于在国内推行。

## 六、诊断依据

(1) 流行病学及临床表现。

(2) 实验室检查：应与原发性免疫缺陷疾病、继发性免疫缺陷疾病 ( 因皮质激素、化学治疗、放射治疗或患有恶性肿瘤及严重营养不良引起者 )、血液病、传染性单核细胞增多症、中枢神经系统疾病相鉴别。

## 七、处理方法

(1) 免疫增强剂有一定效果。

(2) 治疗条件致病菌。

(3) 抗 HIV 药物治疗：齐多夫定 (ZDV) 治疗能延长 AIDS 患者的生命,但不能根除病毒。

(4) 抗肿瘤,对症治疗和支持疗法。

# 第八章 女性盆腔功能障碍性疾病

## 第一节 盆腔器官脱垂

盆腔器官脱垂(POP)是由于盆底肌肉和筋膜组织薄弱造成的盆腔器官下降而引发的器官位置及功能异常，主要症状为阴道口组织物脱出，可伴有排尿、排便和性功能障碍，会不同程度地影响患者的生命质量。POP是中老年妇女的常见疾病，近年来新理论和新技术的出现使得POP的诊治水平有了突破性的进展。为了进一步规范和指导临床实践，中华医学会妇产科学分会妇科盆底学组在参考国内外循证医学研究结果及国际治疗建议的基础上，结合我国具体情况，提出如下诊治指南草案供同道参考。

**一、子宫脱垂**

子宫从正常位置沿阴道下降，宫颈外口达坐骨棘水平以下，甚至子宫全部脱出于阴道口以外，称子宫脱垂。

(一)病因

1. 妊娠、分娩，特别是产钳或胎吸困难的阴道分娩，可能会使盆腔筋膜、子宫主、骶韧带和盆底肌肉受到过度牵拉而削弱其支撑力量。若产后过早参加体力劳动，特别是重体力劳动，将影响盆底组织张力的恢复，导致未复旧的子宫有不同程度的下移。

2. 慢性咳嗽、腹腔积液、频繁地举重物或便秘而造成腹腔内压力增加，可导致子宫脱垂。肥胖尤其腹型肥胖，也可因腹压增加导致子宫脱垂。随着年龄的增长，特别是绝经后出现的支持结构的萎缩，在盆底松弛的发生或发展中也具有重要作用。

3. 医源性原因，包括没有充分纠正手术所造成的盆腔支持结构的缺损。

(二)临床表现

1. 症状

轻症患者一般无不适。重症子宫脱垂对子宫韧带有牵拉，并可导致盆腔充血，使患者有不同程度的腰骶部酸痛或下坠感，站立过久或劳累后症状明显，卧床休息则症状减轻。重症子宫脱垂常伴有排便排尿困难、便秘，残余尿增加，部分患者可发生压力性尿失禁，但随着膨出的加重，其压力性尿失禁症状可缓解或消失，取而代之的是排尿困难，甚至需要手助压迫阴道前壁帮助排尿，并易并发尿路感染。外阴肿物脱出后经卧床休息，有的能自行回缩，有的经手也不能还纳。暴露在外的宫颈和阴道黏膜长期与裤子摩擦，可致宫颈和阴道壁发生溃疡而出血，若继发感染则有脓性分泌物。子宫脱垂不管程度多重一般不影响月经，轻症子宫脱垂也不影响受孕、妊娠和分娩。

2. 体征

不能还纳的子宫脱垂常伴有阴道前后壁膨出、阴道黏膜增厚角化、宫颈肥大并延长。

（三）治疗

无症状者无须治疗。有症状者采用保守治疗或手术治疗，治疗方案应个体化。

1. 支持治疗

盆腔器官脱垂患者应加强营养，适当安排休息和工作，避免重体力劳动，保持大便畅通，积极治疗长期腹压增加疾病。

2. 非手术治疗

(1) 子宫托：子宫托是使子宫和阴道壁维持在阴道内不脱出的工具，有喇叭形、环形、球形三种，适用于各度子宫脱垂和阴道前后壁脱垂者。

(2) 其他疗法：盆底肌肉锻炼，增加盆底肌群张力，对轻度脱垂者，可减轻压力性尿失禁症状，但对Ⅲ度脱垂无效。绝经后妇女可适当补充雌激素，增加肌肉筋膜组织张力。

3. 手术治疗目的

手术治疗目的是消除症状，修复盆底支持组织。医生应根据患者年龄、脱垂分度、生育要求、全身健康情况选择手术方式。

(1) 阴道前后壁修补术：适用于Ⅰ度、Ⅱ度阴道前后壁脱垂者。

(2) 阴道前后壁修补、主韧带缩短及宫颈部分切除术：又称 Manchester 手术，适用于年龄较轻、宫颈延长、希望保留子宫的Ⅱ度、Ⅲ度子宫脱垂伴阴道前后壁脱垂患者。

(3) 经阴道子宫全切除及阴道前后壁修补术：适用于Ⅱ度、Ⅲ度子宫脱垂伴阴道前后壁脱垂、年龄较大、不需保留子宫的患者。

(4) 阴道纵隔形成术：又称 LeFort 手术或阴道封闭术，适用于老年体弱不能耐受较大手术、不需保留性交功能者。

(5) 阴道、子宫悬吊术：可采用手术缩短圆韧带，或利用生物材料制成各种吊带，达到悬吊子宫和阴道的目的。

**二、阴道前壁脱垂**

阴道前壁脱垂常伴有膀胱膨出和尿道膨出，以膀胱膨出者居多。阴道前壁脱垂可以单独存在，也常与阴道后壁脱垂并存。检查时先不排尿，可见阴道前壁呈球状向阴道口膨出，阴道黏膜失去了正常的厚度和皱襞，触之柔软，平卧时缩小，用手可将其还纳，根据向下屏气后阴道前壁膨出程度分为轻、中、重。阴道检查时，阴道口松弛常伴有陈旧性会阴撕裂。阴道前壁呈半球形隆起，触之柔软，该处黏膜变薄透亮，皱襞消失。当患者用力屏气时膨出的阴道前壁明显可见。

（一）临床表现

轻者无明显表现。重者自觉下坠、腰酸，并有块状物自阴道脱出，长久站立、剧烈活动后或腹压增加时块状物增大，下坠感更加明显。若有阴道前壁合并膀胱膨出，常导致排尿困难而有尿潴留，甚至继发尿路感染。

（二）诊断

医生应根据病史、临床表现及体征进行诊断。检查时常发现阴道口松弛伴有陈旧性会阴裂伤，阴道前壁呈半球形隆起，触之柔软，该处黏膜变薄透亮，皱襞消失。患者用力屏气时，可见到膨出的阴道前壁，若同时有尿液溢出，表明合并膀胱膨出及尿道膨出，导尿可扪及金属导尿管位于膨出的块状物内。

（三）治疗

无症状者无须治疗。有症状但有其他慢性疾病不宜手术者可置子宫托缓解症状。症状明显的重度患者应行阴道前壁修补术。

（四）预防

大力普及科学接生，提高产科质量。分娩时正确处理产程各个阶段，避免滞产、第二产程延长的发生。及时行会阴后－侧切开缝合术；产后避免过早参加重体力劳动；积极治疗增加腹压的疾病，如慢性咳嗽等。

### 三、阴道后壁脱垂

阴道后壁依靠直肠与阴道两侧的耻骨尾骨肌，及其在直肠与阴道筋膜间交叉的肌纤维及泌尿生殖膈等盆底支持组织所支持，分娩使耻骨尾骨肌纤维以及泌尿生殖膈等盆底组织过度伸展、变薄变弱或撕裂未得到恢复从而失去支托作用，使阴道后壁及直肠中段向前脱出，形成盲袋，并与肛门形成一角度，即为直肠膨出。如损伤发生在后穹隆部可引起子宫直肠陷凹疝，又名肠膨出。肠膨出可单独发生，但多与子宫脱垂和直肠膨出同时存在，一般常发生于子宫完全脱垂时。阴道后壁脱垂轻者无症状，重者有下坠、腰酸及大便困难。轻者不需治疗，重者宜行阴道后壁修补术。

（一）临床表现

轻者多无不适。严重者自觉下坠、腰痛及排便困难，有时需用手指推压膨出的阴道后壁方能排出粪便。

（二）诊断

检查时见阴道后壁呈半球状物膨出，肛诊时指端向前可进入凸向阴道的盲袋内。患者多伴有陈旧性会阴裂伤。

其临床分度与阴道前壁脱垂相似。

（三）治疗

轻者不需治疗，严重者多伴有阴道前壁脱垂，可行阴道前后壁修补术及会阴修补术。

# 第二节　压力性尿失禁

压力性尿失禁是指当腹压突然增加时（如咳嗽、喷嚏、大笑、提取重物或体位改变时），排尿失去控制，尿液不自主地溢出。国内统计有 10% ～ 40% 的妇女有不同程度的尿失禁现象，并随年龄的增长发病率不断升高，近年来发病年龄有年轻化趋势。压力性尿失禁的主要原因为盆底解剖结构及位置的改变，即内括约肌功能缺陷和尿道高度移动性。

### 一、病因

压力性尿失禁分为两型。90% 以上为解剖型压力性尿失禁，由盆底组织松弛引起。盆底组织松弛的原因主要有妊娠与阴道分娩损伤、绝经后雌激素水平降低等。最为广泛接受的压力传导理论认为，压力性尿失禁的病因在于盆底支持结构缺损而使膀胱颈/近端尿道脱出盆底外。因此，咳嗽时腹腔内压力不能被平均地传递到膀胱和近端的尿道，导致增加的膀胱内压力大于尿道内压力而出现漏尿。

不足 10% 的患者为尿道内括约肌障碍型，为先天发育异常所致。

## 二、临床表现

评估患者的溢尿程度和患者白天、晚上的排尿次数、有无尿路感染史，溢尿史，根据患者的症状，压力性尿失禁可分为轻、中、重度。轻度为仅发生在咳嗽和打喷嚏时，中度为发生在日常活动时，重度为站立时即发生尿失禁。

## 三、诊断与鉴别诊断

医生可根据病史、症状和检查可做出初步诊断。确诊压力性尿失禁必须结合尿动力学检查。除此外，还需相关压力试验、指压试验、棉签试验等辅助检查。本病应与急迫性尿失禁相区别。

## 四、治疗

1. 非手术治疗

(1) 盆底肌锻炼：医生可指导患者有意识对提肛肌为主的盆底肌肉进行自主性收缩，以便加强控尿能力。简单方法是缩肛运动，每收缩 5 秒后放松，反复进行 15 分钟，每日 3 次，4～6 周为 1 个疗程。

(2) 药物治疗：多选用肾上腺素 α 受体激动药物，该类药物的不良反应是血压升高，老年患者特别是高血压患者应慎用。常用药物有丙米嗪、麻黄碱等。

(3) 电刺激疗法：通过电流刺激盆底肌肉使其收缩，并反向抑制排尿肌活性。电刺激疗法可用于训练患者的盆底肌。

2. 手术治疗

治疗压力性尿失禁的手术类型较多，较常用的手术有以下几种。

(1) 阴道前壁修补术：阴道前壁修补术是压力性尿失禁首选手术，该手术一年治愈率为 30% 左右。适用于需同时行膀胱膨出修补的轻度压力性尿失禁患者。

(2) 经阴道尿道膀胱颈筋膜缝合术：该手术能增强膀胱颈和尿道后壁张力。

(3) 耻骨后尿道固定悬吊术：该手术能提高膀胱尿道交界部位，增大尿道后角，延长尿道，增大尿道阻力，手术治愈率高。

(4) 经阴道尿道悬吊术：可采用自身筋膜或生物合成材料对中段尿道悬吊，对压力性尿失禁有效。该手术治愈率为 90%，为微创手术，安全性好，年龄大、体弱患者可选用。

# 第三节 生殖道瘘

生殖道瘘是指生殖道与其邻近器官间有异常通道。临床上尿瘘最多见，其次为粪瘘。

## 一、尿瘘

尿瘘是指生殖器官与泌尿系统之间形成的异常通道，表现为漏尿，即患者无法自主排尿，尿液不断外流。根据泌尿生殖瘘发生的部位分为膀胱阴道瘘、膀胱宫颈瘘、尿道阴道瘘、膀胱尿道阴道瘘、膀胱宫颈阴道瘘、输尿管阴道瘘等。临床上以膀胱阴道瘘最为常见。生殖器官瘘管是一种极为痛苦的损伤性疾病，由于尿不能自行控制的患者，外阴部长期浸泡在尿液中，不仅给患者带来肉体上的痛苦，而且患者因害怕与他人接近，不能参加生产劳动，精神上的负担也很大。

（一）病因

常见尿瘘为产伤和盆腔手术损伤所致的膀胱阴道瘘和输尿管阴道瘘。尿道阴道瘘通常是尿道憩室、阴道前壁膨出或压力性尿失禁的手术并发症。

1. 产伤

产伤曾经作为引起尿瘘的主要原因，如今在发达国家已不存在，现仅发生在医疗条件落后的地区。根据发病机制分为以下几类。

（1）坏死型尿瘘：由于骨盆狭窄、胎儿过大或胎位异常所致头盆不称，产程延长，特别是第二产程延长者，阴道前壁、膀胱、尿道被挤压在胎头和耻骨联合之间，导致局部组织缺血坏死形成尿瘘。

（2）创伤型尿瘘：由产科助产手术，尤其是产钳助娩直接损伤。创伤型尿瘘远多于坏死型尿瘘。

2. 妇科手术损伤

经腹手术和经阴道手术损伤均有可能导致尿瘘。通常是由于手术时分离组织粘连，伤及膀胱、输尿管或输尿管末端游离过度，造成膀胱阴道瘘和输尿管阴道瘘。造成尿瘘的主要原因是术后输尿管血供减少引发迟发性缺血性坏死而致。

3. 其他

外伤、放射治疗后、膀胱结核、晚期生殖泌尿道肿瘤、子宫托安放不当、局部药物注射治疗等均能导致尿瘘。

（二）临床表现

1. 症状

尿瘘的主要症状是漏尿及漏尿后的并发症。

（1）漏尿：漏尿是尿瘘的主要临床表现，尿液经漏孔从阴道流出，为无自主排尿。开始漏尿的时间与尿瘘的病因有密切关系。滞产所造成的压迫坏死性尿瘘，一般在分娩后3～7天开始漏尿，亦有数周后发生者。由于接产技术不良或产科器械直接损伤所形成的尿瘘，分娩后立即漏尿。妇科手术损伤，如未及时发现而仅给予简单缝扎，往往术后10天左右，缝线开始脱落时出现漏尿症状。

（2）感染：外阴部、臀部、大腿内侧皮肤，由于长期受尿液的浸渍，发生不同程度的皮炎、皮疹和湿疹，患者感到外阴瘙痒、灼痛、行走不便等。如被搔破，则可引起继发感染，形成疖肿。尿瘘患者有时可有不同程度的泌尿系感染症状，出现尿频、尿急、尿痛等症状，如输尿管瘘伴有局部输尿管狭窄以致肾盂扩张积水者，更易引起感染。

（3）闭经：可能由于精神创伤，10%～15%的尿瘘患者可有继发性闭经或月经稀少。

（4）精神痛苦：由于尿液不分昼夜、季节，不断地自阴道内排出，沾湿衣裤、被褥，晚上不能安睡，白天又不便或不愿外出参加社会活动，影响学习和生产劳动，加以漏尿者有的并发阴道瘢痕狭窄或部分闭锁，丧失性生活及生育力，影响夫妇感情和家庭关系，凡此种种，均给患者带来极大的精神痛苦，以致精神抑郁，继发性闭经。

2. 体征

用窥阴器或手指触诊可发现瘘孔，在患者的外阴部、臀部、大腿内侧可见皮疹，甚至表浅溃疡。

（三）诊断

1. 有难产史、手术操作史及其他可引起尿瘘发生的因素。

2. 如有漏尿症状医生应了解漏尿发生的时间，明确原因。

3. 妇科检查可见尿液从阴道流出，还需进一步探查瘘孔的位置及大小。

4. 必要时需做亚甲蓝试验、靛胭脂试验、膀胱镜、静脉肾盂输尿管造影等辅助检查，确定瘘孔位置、大小，尿道及阴道的局部情况。

（四）治疗

尿瘘治疗的主要手段是手术，由于致瘘原因不同，在个别情况下可先试行非手术疗法，如治疗失败再行手术。此外，对不宜手术者应改用尿收集器进行治疗。

1. 手术治疗

尿瘘均应争取手术治疗。为保证手术修补成功，术前应进行评估，给予个体化处理。确定尿瘘性质、部位、类型，选择适当的手术时机。根据瘘孔类型、性质、部位、大小选择术式，绝大部分膀胱阴道瘘和尿道阴道瘘经阴道手术，输尿管阴道瘘需经腹手术。手术治疗的原则是首选简单术式，不要任意扩大手术范围及手术时间，防止感染。

2. 非手术治疗

非手术治疗适合于分娩或手术1周后出现的膀胱阴道瘘、手术1周后出现的输尿管阴道瘘、针头大小瘘孔、直径2～3 mm的膀胱阴道瘘、结核性膀胱阴道瘘、年老体弱以及不能耐受手术或经有经验的医师反复修补失败的复杂膀胱阴道瘘等。

**二、粪瘘**

粪瘘是指肠道与生殖道之间的异常通道致使粪便由阴道排出。最常见的粪瘘是直肠阴道瘘。

（一）病因

1. 产伤

可因胎头在阴道内停滞过久，直肠受压坏死而形成粪瘘。粗暴的难产手术操作、手术损伤导致Ⅲ度会阴撕裂，修补后直肠未愈合及会阴撕裂后缝合线穿直肠黏膜未发现也可导致直肠阴道瘘。

2. 盆腔手术损伤

行子宫切除术或严重盆腔粘连分离手术时易损伤直肠，瘘孔位置一般在阴道穹窿处。

3. 感染性肠病

感染性肠病如克罗恩病或溃疡性结肠炎是引起直肠阴道瘘的另一重要原因。炎性肠病多数累及小肠，但结肠和直肠也可发生。

**4. 先天畸形**

先天畸形为非损伤性直肠阴道瘘，生殖道发育畸形的手术易发生直肠阴道瘘。

**5. 其他**

长期安放子宫托不取，生殖器恶性肿瘤晚期浸润或放疗，均可导致粪瘘。

**(二) 临床表现**

直肠阴道瘘瘘孔较大时，多量粪便经阴道排出，稀便时更是持续外流，无法控制。若瘘孔小，阴道内可无粪便污染，但出现阴道内阵发性排气现象。

**(三) 诊断**

根据病史、症状及妇科检查不难诊断。阴道检查时，大的粪瘘显而易见，小的粪瘘在阴道后壁可见瘘孔处有鲜红的肉芽组织，用示指行直肠指诊可以触及瘘孔，如瘘孔极小，用一探针从阴道肉芽样处向直肠方向探查，直肠内手指可以触及探针。阴道穹隆处小的瘘孔、小肠和结肠阴道瘘需行钡剂灌肠检查方能确诊，必要时可借助下消化道内镜检查。如果诊断成立，则要立即对其原发病因采取相应的内科或外科处理措施。一旦通过内科手段使疾病得到控制，瘘孔可能会自行愈合。

**(四) 治疗**

粪瘘均需手术治疗。

手术或产伤引起的粪瘘应即时修补。先天性直肠阴道瘘无合并肛门闭锁者应在 15 岁左右月经来潮后进行修补。压迫坏死造成的粪瘘应等待 3～6 个月，等炎症完全消退后再进行手术。

# 第九章 妇科肿瘤

## 第一节 子宫肌瘤

子宫肌瘤，又称子宫平滑肌瘤，是女性生殖器最常见的一种良性肿瘤，由子宫平滑肌组织增生而成，其间有少量纤维结缔组织。多见于 30～50 岁妇女，以 40～50 岁最多见，20 岁以下少见。子宫肌瘤多无症状，少数表现为阴道出血，腹部触及肿物和有压迫症状等。如发生蒂扭转或其他情况时可引起疼痛，以多发性子宫肌瘤常见。

### 一、病因

迄今为止，子宫肌瘤的病因尚不明了。根据好发于生育年龄妇女，绝经后肌瘤停止生长，甚至萎缩、消失等，提示子宫肌瘤的发生可能与女性激素有关。现代医学研究发现：肌瘤组织中的雌激素受体量较正常子宫肌组织多，这提示子宫肌瘤的发生与长期的雌激素含量过高导致内分泌失调有关。如患子宫肌瘤者临床常见于育龄妇女，即 30～50 岁，尤其是在高雌激素环境中，如在妊娠、外源性高雌激素等情况下生长明显，而绝经后肌瘤逐渐缩小。肌瘤患者又常伴卵巢充血、胀大、子宫内膜增长过长，均揭示子宫肌瘤与过多雌激素刺激有关。同时激素代谢受高级神经中枢调控，故神经中枢活动对促进本病也可能起到很重要的作用。另外，细胞遗传学研究显示，部分肌瘤存在细胞遗传学的异常，所以采用细胞遗传学方法治疗可取得不错的效果。

### 二、病理

1. 目检

肌瘤为实质性球形结节，表面光滑，与周围肌组织有明显界限。虽无包膜，但肌瘤周围的子宫肌层受压形成假包膜，其与肌瘤间有一层疏松网隙区域，切开包膜后肿瘤会跃出，手术时容易剥出。血管由外穿入假包膜供给肌瘤营养，肌瘤越大，血管越多越粗；假包膜中的血管呈放射状，壁缺乏外膜，受压后易引起循环障碍，使肌瘤发生各种退行性变。肌瘤呈白色，质硬，切面呈漩涡状结构。肌瘤颜色与硬度因纤维组织多少而变化，含平滑肌多，色略红，质较软，纤维组织多则色较白，质较硬。

2. 镜检

肌瘤由皱纹状排列的平滑肌纤维相互交叉组成。漩涡状，其间掺有不等量的纤维结缔组织。细胞大小均匀，呈卵圆形或杆状，核染色较深。

### 三、肌瘤变性

肌瘤因生长过快，瘤细胞营养不良，失去其典型瘤体结构，称为肌瘤变性。

1. 玻璃样变

玻璃样变又称透明样变，在肌瘤变性中最为常见。肌瘤变性部分失去了旋涡状结构，变为均匀透明状物质。

**2. 囊性变**

玻璃样变继续发展，肌细胞坏死液化，肌瘤失去原有结构，形成大小不同的囊腔，甚至融合成为一个大的囊腔，囊内含有透明、无色液体。

**3. 红色样变**

红色样变多见于妊娠期和产褥期，常伴有发热，为肌瘤的一种特殊类型坏死，发生机制不清。可能是因为瘤内小血管发生病变，组织出血或者溶血，血红蛋白侵入了肌瘤组织。切面呈现暗红色，如半熟的牛肉，有腥臭味，质软，旋涡状结构消失。

**4. 钙化**

因肌瘤蒂部扭转或缺血，导致供血减少或消失，肌瘤纤维组织发生变化，最常见的是浆膜下肌瘤结节，进而形成钙化，也可见于绝经后的女性，因子宫的供血不足，从而导致肌瘤钙化。B 型超声检查示肌瘤内部可有点状较强回声。

以上 4 种为良性肌瘤变性。

**5. 肉瘤样变**

肉瘤样变即肌瘤恶变，发生率为 0.4% ~ 0.8%，多见于绝经后妇女。检查可发现肌瘤明显增大，B 型超声显示血流信号紊乱。切面灰黄色，似生鱼肉状，与周围组织界限不清。

**四、临床表现**

**1. 症状**

子宫肌瘤患者的症状与肌瘤的部位、生长速度及肌瘤有无变性等关系密切，而与肌瘤大小、数目多少关系不大，常见的主要症状有以下几种。

(1) 经量增多及经期延长：多见于大的肌壁间肌瘤及黏膜下肌瘤，肌瘤使宫腔增大，子宫内膜面积增加并影响子宫收缩，此外肌瘤可使肿瘤附近的静脉受挤压，导致子宫内膜静脉丛充血及扩张，从而引起经量增多、经期延长。黏膜下肌瘤伴有坏死感染时，可有不规则阴道流血或血样脓性排液。长期经量增多可继发贫血，出现乏力、心悸等症状。

(2) 下腹包块：肌瘤较小时在腹部摸不到包块，当肌瘤逐渐增大使子宫超过 3 个月妊娠大时可从腹部触及。巨大的黏膜下肌瘤可脱出阴道外，患者可因外阴脱出肿物就诊。

(3) 白带增多：肌壁间肌瘤使宫腔面积增大，内膜腺体分泌增多，并伴有盆腔充血致使白带增多，子宫黏膜下肌瘤一旦感染，可有大量脓样白带。若有溃烂、坏死、出血时，可有血性和脓血性、有恶臭的阴道溢液。

(4) 压迫症状：随着肌瘤的增大，以及生长的部位不同，可以引起相应的压迫症状。如生长于子宫前壁的肌瘤可压迫膀胱引起尿频、尿急；宫颈肌瘤可引起排尿困难、尿潴留；子宫后壁的肌瘤(峡部或后壁)，由于压迫直肠，可引起下腹坠胀不适、便秘等症状；阔韧带肌瘤或宫颈巨型肌瘤向侧方发展，嵌入盆腔压迫输尿管使上泌尿路受阻，形成输尿管扩张甚至发生肾盂积水。

(5) 其他：常见下腹坠胀、腰酸背痛，经期加重，可引起不孕或流产。肌瘤红色样变时有急性下腹痛，伴呕吐、发热及肿瘤压痛。浆膜下肌瘤蒂扭转时可出现急性腹痛，子宫黏膜下肌瘤由宫腔向外排出时也可引起腹痛。

**2. 体征**

子宫肌瘤患者的体征与肌瘤大小、位置、数目及有无变性相关。肌瘤较大时在腹部扪及质硬、不规则、结节块状物。妇科检查时，肌壁间肌瘤子宫呈不规则或均匀性增大，质硬；浆膜下肌瘤可扪及子宫表面有质硬的球状物与子宫有细蒂相连可活动。黏膜下肌瘤位子宫腔内者子宫常均匀增大，脱出于子宫颈外口者，阴道窥器检查可看到子宫颈口处有肿物、粉红色、表面光滑、宫颈四周边缘清楚，若伴有感染时可有坏死、出血及脓性分泌物。

## 五、诊断

医生可根据病史、症状和体征，诊断多无困难，但有时对小的症状不明显或囊性变肿瘤诊断困难，可借助如下检查。

### 1.B 型超声

首选辅助诊断手段。可测出子宫大小及形状，显示肌瘤数目、大小、部位及肌瘤内部结构。

### 2. 子宫输卵管碘油造影 (HSG)

将造影剂经宫颈口注入宫腔内，显示宫颈管、子宫腔及两侧输卵管，有助于黏膜下肌瘤的诊断。

### 3. 其他

宫腔镜检查、腹腔镜检查、CT、MRI 等也可用于子宫肌瘤的辅助诊断。

## 六、鉴别诊断

医生在诊断时应与以下情况相鉴别：妊娠子宫、子宫腺肌病、子宫恶性肿瘤、子宫畸形、子宫肥大症、卵巢肿瘤和盆腔炎性包块等。

## 七、治疗

医生应根据患者的年龄、生育要求、症状、肌瘤大小及数目、生长部位等全面考虑。

### (一) 随访观察

如肌瘤较小，无明显症状，不需特殊治疗，尤其围绝经期患者，可期待雌激素水平低落，肌瘤自然萎缩或消失。患者可每 3 ~ 6 个月随访一次。若发现肌瘤增大或症状加重应考虑进一步治疗。

### (二) 药物治疗

药物治疗原则为抑制体内雌孕激素水平，适用于症状轻、近绝经年龄或全身情况不宜手术的治疗者。

#### 1. 促性腺激素释放激素类似物 (GnRH-α)

促性腺激素释放激素类似物可抑制垂体及卵巢功能，降低雌激素水平，一般连用 3 ~ 6 个月，不宜长期应用。常用药物：亮丙瑞林，每次 3.75 mg，或戈舍瑞林，每次 3.6 mg。二者均需每月皮下注射 1 次。

#### 2. 其他药物

米非司酮，每日 12.5 mg 口服，作为术前用药或提前绝经使用。但不宜长期使用，以防其拮抗糖皮质激素的不良反应。

### (三) 手术治疗

#### 1. 手术适应证

①有明显的症状，如压迫、贫血等；②肌瘤生长迅速，有恶性变的可能；③黏膜下肌瘤有蒂，特别是突出宫颈口者；④肌瘤有蒂扭转或发生感染时 (应先控制感染)；⑤有生育要求，

肌瘤直径 > 3 cm。

2. 手术方法

①子宫肌瘤剔除术：适用于 35 岁以下、要求保留生育功能、肌瘤数目较少的年轻患者；②子宫次全切除术：适用于年龄较大、不需保留生育功能、宫颈无病变者；③子宫全切术：适用于年龄较大、不需保留生育功能、合并宫颈病变的患者。手术可经腹部、阴道或腹腔镜施行，依术者经验、习惯，肌瘤部位、大小、数量而定。

# 第二节 子宫颈癌

子宫颈癌是妇女常见的恶性肿瘤之一，位居三大妇科恶性肿瘤之首，患者以 40 ~ 49 岁多见。本病的发病率有明显地理差异，世界范围内发病率最高的是哥伦比亚卡利，最低为以色列。我国宫颈癌的地理分布特点是高发区连接成片，从内蒙古、山西、陕西经湖北、湖南到江南，形成一个高发地带，山区发病率高于平原。近 40 年来国内外都以普遍应用阴道脱落细胞防癌涂片检查，宫颈癌的发病率、病死率已明显下降。

## 一、病因

关子宫颈癌 ( 即子宫颈癌 ) 的发病原因尚不清楚，国内外大量资料证实，早婚、早育、多产及性生活紊乱的妇女有较高的患病率。目前也有认为包皮垢中的胆固醇经细菌作用后可转变为致癌物质，也是导致宫颈癌的重要诱因。

1. 婚育因素

绝大多数宫颈癌患者为已婚妇女，在未婚女子中少见。根据流行病学调查，患宫颈癌的未产妇仅占 10%；初产年龄早，宫颈癌发病率高。这可能与妇女在分娩过程中宫颈易发生撕裂和损伤，妊娠期免疫功能低下，使宫颈上皮细胞易受外界致病因子的侵袭等因素有关。另外，性生活过早 ( 指 18 岁前即有性生活 ) 的妇女，其宫颈癌的发病率较 18 岁以后开始性生活的要高 4 倍。多次分娩且围生期保护及分娩过程不好，也会增加宫颈癌的发生率。

2. 病原体因素

多种病原体与宫颈癌关系密切，尤其是人类乳头状瘤病毒 (HPV)、单纯疱疹病毒 II 型、人巨细胞病毒 (HCMV) 及 EB 病毒 (EBV)。

3. 性生活

有人认为丈夫包皮过长或包茎者其妻发生宫颈癌的相对危险度较大。患有阴茎癌或前列腺癌或其前妻患宫颈癌，以及男子有多个性对象，其妻子患宫颈癌的机会增多。一些调查和研究显示性混乱在宫颈癌病因中有重要作用。15 岁以前开始性生活或有 6 个以上性伴侣者，其宫颈癌发病危险增加 10 倍，男性的性混乱也使配偶的患病率增加。

4. 宫颈的炎症和创伤

由于子宫颈的生理和解剖上的缘故，容易遭受各种物理、化学和生物等因素刺激，包括创伤、激素和病毒等。宫颈糜烂的存在和分娩的创伤可加重生殖道感染，增加患宫颈癌的危险性。

5. 其他

近年的流行病学调查显示，吸烟者患宫颈癌的危险性增加2倍，吸烟加强了HPV感染因素，吸烟量和宫颈癌的发病危险成正相关。宫颈癌发病率还与经济状况、种族和地理因素等有关。

## 二、宫颈上皮内瘤变与宫颈癌

宫颈上皮内瘤变(CIN)是与宫颈浸润癌密切相关的一组癌前病变，它反映宫颈癌发生发展中的连续过程，常发生于25～35岁妇女。CIN具有两种不同结局：一是病变自然消退，更少发展为浸润癌；二是病变具有癌变潜能，可能发展为浸润癌。

### 1. 发病部位

子宫颈分颈管和宫颈阴道部两部分。颈管部被覆柱状上皮，颈管阴道部被覆上皮为鳞状上皮，两者的交接部位在宫颈外口，称为"原始鳞柱交接部或鳞柱交界"。此交界并非固定不变，当体内雌激素水平增高时柱状上皮外移至宫颈阴道部，当雌激素水平下降时，柱状上皮又退缩至颈管内部。这种随体内雌激素水平变化而移动的鳞柱交接部称为生理性鳞柱交接部。在原始鳞柱交接部和生理性鳞柱交接部间所形成的区域称移行带区，此即CIN好发部位。

### 2. 病理学诊断和分级

宫颈上皮内瘤变分为3级：①轻度不典型增生(CIN Ⅰ)病变局限在上皮层下1/3；②中度不典型增生(CIN Ⅱ)病变局限在上皮层下1/3～2/3；③重度不典型增生和原位癌(CIN Ⅲ)病变累及几乎或全部占据上皮全层。CIN各级别都有发展为浸润癌的趋向，一般说来，级别越高，发展为宫颈浸润癌的机会越多。

### 3. 病因

持续性、高危型人乳头瘤病毒(HPV)感染是宫颈癌的主要病因，以HPV16、HPV18型与宫颈癌的发病关系最密切。几乎所有宫颈癌的病理样本中均能找到HPV，因此HPV是宫颈癌的主要致病因素，这也使宫颈癌成为目前人类所有癌症病变中明确病因的癌症。

HPV感染一般平均6～24个月可发生CIN Ⅰ、CIN Ⅱ、CIN Ⅲ，CIN平均8～12年可发生浸润癌。因此，宫颈癌前病变是个相对时间较长的过程，可以进行充分的干预治疗，宫颈病变的诊治是防治宫颈癌的重要内容。

## 三、病理

子宫颈癌的病变多发生在宫颈外口的原始鳞-柱交接部间所形成的移行带区。后唇较多，颈管次之，前唇又次之。子宫颈癌以鳞状上皮细胞癌为主，占子宫颈癌的90%～95%，腺癌仅占宫颈癌的5%～10%，但这两种癌在外观上并无特殊差别，且均发生在宫颈阴道部或颈管内。

### (一) 目观

在发展为浸润癌前，肉眼观察无特殊异常，或类似一般宫颈糜烂。随着浸润癌的出现，宫颈可表现以下4种类型。

### 1. 外生型或菜花型

外生型或菜花型最多见，是一个外生型的癌症肿块，由息肉样或乳头状隆起，继而发展为向阴道内突出的大小不等的菜花状赘生物，质脆易出血。好发于子宫颈唇部，扩散性小，常伴有坏死、感染、出血现象，对放射线敏感。

### 2. 内生型

内生型又称浸润型，具体表现为癌组织宫颈深部组织浸润、宫颈肥大而硬，但表面仍光滑或仅有浅表溃疡，流血少，但侵犯性大，对放射线敏感性差。

### 3. 溃疡型

不论外生型还是内生型进一步发展后，癌组织坏死脱落，都会形成溃疡，甚至整个子宫颈为一大空洞所替代，此型多发于子宫颈唇及子宫颈管，常可见坏死组织，易合并感染，对放射线尚敏感。

### 4. 颈管型

癌灶发生在子宫颈外口内，隐蔽子宫颈管，侵入宫颈及子宫下段供血层，并转移到盆壁的淋巴结。与内生型不同，该型是由特殊的浸润性生长扩散到宫颈管。

### (二) 镜检

### 1. 不典型增生

不典型增生表现为底层细胞增生，底层细胞不但增生，而且有细胞排列紊乱及细胞核增大、浓染、染色质分布不均等核异质改变。不典型增生是具有可逆性的，也就是说一部分病变可自然消失，但是它还具有进展性，即病灶可发展，甚至癌变。它的可逆性和发展性与病变的范围、程度有关联。轻度不典型增生自然消失的可能性明显大于中、重度。

### 2. 原位癌 (CIS)

原位癌又称上皮内癌。上皮全层极性消失，细胞显著异型，核大，深染，染色质分布不均，有核分裂象。癌变仅局限于子宫颈黏膜上皮层内，没有浸润。异型细胞还可沿着宫颈腺腔开口进入移行带区的宫颈腺体，致使腺体原有的柱状细胞为多层异型鳞状细胞所替代，但腺体基底膜仍保持完整，这种情况被称为宫颈原位癌累及腺体。

1967 年，Richard 提出了子宫颈上皮不典型增生和宫颈原位癌这两种名称，即子宫颈表皮内瘤变 (CIN)，它是宫颈浸润癌的癌前病变。

### 3. 镜下早期浸润癌

镜下早期浸润癌在原位癌基础上，偶然可发现有癌细胞小团已穿破基底膜，似泪滴状侵入基底膜附近的间质中，浸润的深度不超过 5 mm，宽不超过 7 mm，既无癌灶互相融合现象，也无侵犯间质内脉管迹象，临床上无特征。

### 4. 鳞状上皮浸润癌

当癌细胞穿透上皮基底膜，侵犯间质深度超过 5 mm，称为鳞状上皮浸润癌。在间质内可出现树枝状、条索状、弥散状或团块状癌巢。

根据病理切片，癌细胞分化程度可以分为 3 级。

① I 级：分化好，癌巢中有相当数量的角化现象，可见明显的癌珠。

② II 级：中等分化 ( 达宫颈中层细胞的分化程度 )，癌巢中无明显角化现象。

③ III 级：未分化的小细胞 ( 相当子宫颈底层 )，无角仪珠形成。

### 5. 腺癌

腺癌来源于被覆宫颈管表面和颈管内腺体的柱状上皮。镜检时，可见到腺体结构，甚至腺腔内有乳头状突起。腺上皮增生为多层，细胞低矮，异型性明显，可见核分裂象，如癌细胞充满腺腔，以致找不到原有腺体结构时，往往很难将腺癌与分化不良的鳞癌区别。如腺癌与鳞癌并存时称为宫颈腺、鳞癌。腺、鳞癌恶性程度高、转移早、预后差。

### 四、转移途径

宫颈癌的扩散以直接蔓延和淋巴道转移为主。癌组织可直接侵犯宫颈旁、阴道和盆壁组织，向上累及宫体，向下累及阴道，向前累及膀胱，向后累及直肠。如肿瘤压迫输尿管可造成泌尿道梗阻、输尿管和肾盂积水。淋巴道转移首先至闭孔、髂内、髂外淋巴结，然后至髂总、腹主动脉旁、深腹股沟或骶前淋巴结，晚期可转移至锁骨上淋巴结。血行转移一般发生于晚期癌，多转移至肺、肝、骨、肠、脑及脾等。

### 五、临床表现

ⅠA 期的宫颈癌一般无自觉症状，ⅠB 期和以后各期的癌其主要症状有阴道出血，排液和疼痛。

1. 阴道出血

当癌肿侵及间质内血管时开始出现流血。最早表现为性交后或双合诊后有少量出血，称为接触性出血。以后则可能有经间期或绝经后少量断续不规则出血，晚期流血增多，甚至因较大血管被侵蚀而引起致命的大出血。一般外生型癌出血较早，血量也多，内生型癌出血较晚。

2. 阴道排液

阴道排液一般多发生在阴道出血之后，最初量不多，无臭。随着癌组织溃破，可产生浆液性分泌物，晚期癌组织坏死，感染则出现大量脓性或米汤样恶臭白带。

3. 疼痛

疼痛为晚期癌症状，当宫颈旁组织明显浸润，并已累及盆壁、闭孔神经、腰骶神经等，可以出现严重的腰骶部或坐骨神经痛。盆腔病变严重时，可以导致下肢静脉回流受阻引起下肢肿胀和疼痛。

### 六、诊断

根据病史、症状和检查并进行宫颈活组织检查可以确诊。

1. 宫颈刮片细胞学检查

宫颈刮片细胞学检查是宫颈癌筛查的主要方法，应在宫颈转化区取材。

2. 宫颈碘试验

正常宫颈阴道部鳞状上皮含丰富糖原，碘溶液涂染后呈棕色或深褐色，不染色区说明该处上皮缺乏糖原，可能有病变。在碘不染色区取材活检可提高诊断率。

3. 阴道镜检查

宫颈刮片细胞学检查巴氏Ⅲ级或Ⅲ级以上、TBS 分类为鳞状上皮内瘤变，均应在阴道镜观察下选择可疑癌变区行宫颈活组织检查。

4. 宫颈和宫颈管活组织检查

宫颈和宫颈管活组织检查是确诊宫颈癌和癌前病变的最可靠依据。宫颈有明显病灶，可直接在癌灶取材。宫颈无明显癌变可疑区时，可在转化区 3、6、9、12 点 4 处取材行碘试验。阴道镜下取材做病理检查。

5. 宫颈环行电圈挖除术 (LEEP)、冷凝电刀 (CKC) 及多点活检 (PB)

PB 在诊断的全面性、准确性方面均优于 LEEP 及 CKC，但对微小浸润癌或除外浸润癌的诊断，不能以多点活检为依据。

## 七、鉴别诊断

医生应将宫颈癌与有临床类似症状或体征的各种宫颈病变鉴别。①宫颈良性病变：宫颈柱状上皮异位、宫颈息肉、宫颈子宫内膜异位症和宫颈结核性溃疡等；②宫颈良性肿瘤：宫颈黏膜下肌瘤、宫颈管肌瘤、宫颈乳头瘤等；③宫颈恶性肿瘤：原发性恶性黑色素瘤、肉瘤及淋巴瘤、转移性瘤等。

## 八、治疗

治疗方案的制订与患者的年龄、一般情况、病灶的范围、有无并发症状及其性质有关。因此治疗前医生必须对患者行全身检查，并结合各脏器及系统功能检查结果以及临床分期综合考虑后制订治疗方案。手术治疗是早期宫颈癌的主要治疗方法。中晚期子宫颈癌采取放射治疗或放射与手术相结合的综合治疗。中医药从辨证论治出发，调整机体功能，改善机体免疫力，减轻放射治疗、化学药物治疗的毒副作用，提高临床疗效，应贯穿于治疗的始终。

(一) 手术治疗

手术治疗适用于ⅡA以前的早期子宫颈癌患者。患者可以选择性地保留卵巢组织；手术治愈率高，且手术技术不断提高，并发症较少。

1. 手术适应证

(1) 身体情况良好，无严重脏器疾患。

(2) 盆腔有炎症疾患，或伴有诊断不明的肿块。

(3) 患黏液腺癌对放射治疗不敏感者。

2. 手术方法

(1) 子宫颈原位癌的治疗：子宫颈原位癌的手术治疗可采用子宫颈锥形切除术、子宫全切除术和次广泛子宫切除术。

(2) 子宫颈浸润癌手术治疗：子宫颈浸润癌的手术治疗仅适用于ⅠA～ⅡA期。手术范围ⅠA，期可做子宫切除术，ⅠA2～ⅡA期均应采用子宫颈癌根治术。

(二) 放射治疗

子宫颈癌对放射属中度敏感，适用于原位癌和全部子宫颈浸润癌的治疗，尤其适用于Ib期子宫颈灶＞3 cm或Ⅱ～Ⅵ期的患者。放射治疗的优点是疗效高、危险少；缺点是个别患者对放射治疗不敏感，还会引起放射治疗并发症如放射性直肠炎、膀胱炎等。

(三) 手术及放射综合治疗

手术及放射综合治疗适用子宫颈病灶较大者，术前放射治疗，待癌灶缩小后再行手术。

(四) 化学药物治疗

目前，放射治疗和手术治疗仍为子宫颈癌的首选疗法，疗效肯定。抗癌化学药物治疗缓解率低，且不能通过单独使用而达到治愈目的，但是子宫颈癌晚期患者，癌瘤已发生转移，或重要器官已广泛累及时，手术治疗及放射治疗则难以奏效。化学药物治疗还可与手术或放射治疗联合使用，可达到扩大手术适应证，防止转移，促进放射治疗的敏感性，提高疗效的作用。

# 第三节 子宫内膜癌

子宫内膜癌是发生于子宫内膜的一组上皮性恶性肿瘤，好发于围绝经期和绝经后女性。子宫内膜癌是常见的女性生殖系统肿瘤之一，每年有接近 20 万的新发病例，并是导致死亡的第 3 位常见妇科恶性肿瘤（仅次于卵巢癌和宫颈癌）。其发病与生活方式密切相关，发病率在各地区有差异，在北美和欧洲其发生率仅次于乳腺癌、肺癌、结直肠肿瘤，高居女性生殖系统癌症的首位。在我国，随着社会的发展和经济条件的改善，子宫内膜癌的发病率亦逐年升高，目前仅次子宫颈癌，居女性生殖系统恶性肿瘤的第 2 位。

## 一、病因

引起子宫内膜癌的确切病因仍不清楚，目前认为子宫内膜癌可能有两种发病类型。

### 1. 雌激素依赖型

85%～90% 的子宫内膜癌患者属于此型。可能与无孕激素拮抗的雌激素长期作用下，发生子宫内膜增生（单纯或复杂型，伴或不伴非典型增生），继而癌变有关。该类型内膜癌常见于：①排卵功能障碍性疾病（多囊卵巢综合征、无排卵功能失调性子宫出血）；②患有分泌雌激素的卵巢肿瘤（颗粒细胞癌和卵泡膜细胞癌）；③长期服用雌激素而未用孕激素拮抗，或者有长期服用他莫昔芬等药物的病史。该型均为子宫内膜样腺癌，子宫内膜癌细胞分化较好，雌孕激素受体阳性率高，一般诊断时分期较早，预后也较好。患者较年轻，常伴有肥胖、糖尿病、高血压、不孕与不育及绝经延迟。约 20% 子宫内膜癌患者有家族史。

### 2. 非雌激素依赖型

非雌激素依赖型病因占子宫内膜癌的 10%～15%，其发病与雌激素无明确关系，可能与癌基因或抑癌基因突变有关。病理学类型属少见类型，如子宫内膜浆液性乳头状癌、透明细胞癌、腺鳞癌，或分化很差的肉瘤癌或未分化癌等类型，患者多为老年体瘦患者，在癌灶周围可以见萎缩的子宫内膜，肿瘤细胞分化差、恶性度高，雌孕激素受体多为阴性，对孕激素无反应，预后不良。

## 二、转移途径

多数子宫内膜癌生长缓慢，局限于内膜或子宫腔内时间较长，其主要转移途径为直接蔓延、淋巴转移，晚期可有血行转移。

### 1. 直接蔓延

癌灶沿子宫内膜蔓延生长，向上经宫角至输卵管，向下至宫颈管，并继续蔓延至阴道。也可经肌层浸润至子宫浆膜面而延至输卵管、卵巢，并可广泛种植在盆腔腹膜、直肠子宫陷凹及大网膜。

### 2. 淋巴转移

淋巴转移为内膜癌的主要转移途径。当癌肿浸润至深肌层、扩散到宫颈管或癌组织分化不良时，易发生淋巴转移。

### 3. 血行转移

晚期经血行转移到肺、肝、骨等全身各处。

### 三、临床表现

极早期无明显症状，仅在普查或因其他原因检查时偶然发现，一旦出现症状则多表现如下。

1. 阴道出血

阴道出血是本病最突出的症状，由于 50% ～ 70% 的患者发病于绝经之后，故绝经后出血就成为患者重要的主诉之一。表现为不规则阴道流血，量一般不多，大出血者少见。未绝经者表现为月经增多、经期延长或紊乱。

2. 阴道排液

阴道异常分泌常为瘤体渗出或继发感染的结果，可表现为血性液体或浆液性分泌物，有时可有恶臭，但远不如宫颈癌显著。

3. 疼痛

疼痛症状在内膜癌患者中并不多见。若癌肿累及宫颈内口，可引起宫腔积脓，出现下腹胀痛及痉挛性疼痛。晚期浸润周围组织或压迫神经可引起下腹及腰骶部疼痛。

4. 全身症状

晚期患者常伴全身症状如贫血、消瘦、恶病质、发热及全身衰竭等。

5. 盆腔检查

内膜癌阳性体征不多，约半数以上有子宫增大，但这种增大多属轻度，宫体一般稍软而均匀，如检查发现子宫特殊增大或表面有异常突起，则往往是并发肌瘤或肌腺瘤的表现，但必须考虑到癌组织穿出浆膜，在子宫表面形成肿瘤的可能。

### 四、诊断

除根据病史、症状及体征外，分段诊刮是确诊子宫内膜癌最常用的方法。行分段诊刮时，先用小刮匙环刮宫颈管，再进宫腔内刮内膜，取得的刮出物应分瓶标记送病理检查。B 型超声检查、宫腔吸管或宫腔刷采样进行宫腔细胞学检查、宫腔镜检查、子宫内膜活检等是常用的辅助检查方法。

### 五、鉴别诊断

绝经后及绝经过渡期阴道流血为子宫内膜癌最常见的症状，故子宫内膜癌应与引起阴道出血的各种疾病鉴别。

### 六、治疗

治疗原则应根据子宫大小、肌层是否被癌浸润、宫颈管是否累及、癌细胞分化程度及患者全身情况等而定。主要治疗方式为手术、放射治疗及药物治疗，以上治疗方式可单用或综合应用。

### 七、预防保健

(1) 普及防癌知识，坚持定期妇科检查。

(2) 正确掌握使用雌激素的指征。

(3) 绝经过渡期妇女月经紊乱或不规则阴道流血者应先除外内膜癌。

(4) 绝经后妇女出现阴道流血应警惕内膜癌可能。

(5) 重视高危患者，预防和积极治疗高血压、糖尿病及其他系统疾病。

# 第十章 不孕症

凡婚后未避孕、有正常性生活、同居 2 年而未曾受孕者，称不孕症。婚后未避孕而从未妊娠者称原发性不孕；曾有过妊娠而后未避孕连续 2 年不孕者称继发不孕。夫妇一方有先天或后天解剖生理方面的缺陷，无法纠正而不能妊娠者称绝对不孕；夫妇一方因某种因素阻碍受孕，导致暂时不孕，一旦得到纠正仍能受孕者称相对不孕。

## 一、病因病理

（一）西医病因病理

从卵子生成到受精是个极其复杂的生理过程，但必须具备三个条件：①有正常的卵子；②卵子与精子结合；③受精卵着床。若其中任何一个环节发生障碍，均可影响受孕。

1. 排卵障碍

许多因素都可能引起排卵障碍。

(1) 中枢性因素：下丘脑－垂体－卵巢轴功能紊乱，引起月经失调、无排卵性月经等，垂体肿瘤引起卵巢功能失调或精神因素、过度焦虑、过度紧张等，都可影响排卵。

(2) 全身因素：如重度营养不良、过度肥胖，或饮食中缺乏维生素 E、维生素 A 等，都可影响卵巢功能。内分泌代谢方面的疾病，如甲状腺及肾上腺的功能亢进或低下、重度糖尿病等，都可能影响卵巢功能而致不孕。

(3) 卵巢因素：先天性卵巢发育不全、多囊卵巢综合征、肿瘤、炎症以及子宫内膜异位症等，都可能影响卵巢排卵而致不育。

2. 影响卵子运行因素

输卵管炎症、子宫内膜异位引起输卵管粘连扭曲或疤痕挛缩，或先天性输卵管发育不良等，都能影响卵子运行，使其不能与精子相结合而致不孕。

3. 影响受精卵着床因素

子宫发育不良、子宫内膜结核、子宫肌瘤、病原体感染、宫腔粘连等，都能通过影响子宫腔的改变而影响受精卵着床，引起不孕。此外，黄体酮分泌不足亦可使子宫内膜分泌不良，影响受精卵着床而致不孕。

4. 影响精子进入宫腔的因素

先天性无孔处女膜、阴道纵隔、无阴道、后天性阴道损伤后粘连、疤痕粘连等，可影响精子进入宫腔。严重的阴道炎可影响精子的活动力，缩短其生存时间而致不孕。子宫颈因素，如感染、息肉、肿瘤、重度后屈等，均可影响精子进入宫腔，减少受孕机会。另外，雌激素分泌不足可以改变宫颈黏液的性质和量，也可影响精子的活动而减少受孕机会。

5. 免疫因素

精液在阴道内可作为一种抗原，被阴道或宫颈上皮吸收后，女方血液中产生抗体，使精子凝集或使精子失去活动能力，以至造成不孕。通过对生殖活动免疫学的研究，已证实整个受精过程存在着复杂的免疫学现象。有人认为，精子的抗原性来自精囊液，即当精子与精囊液接触时包被上一层有抗原成分的外膜，即所谓"精于包膜形成的精子抗原"，抗体存在于血清、精囊液和男女生殖道内。有人研究，血清的抗体以 IgG、IgM 为主，生殖道内抗体以 IgA、IgG 为主，这些抗原可以诱发机体产生抗精子的抗体，这种抗体在体内存在时，可抑制精子的运动，干扰受精过程。

（二）中医病因病机

中医认为，不孕的原因有先天性生理缺陷和后天性病因两大类。先天性生理缺陷有"螺、纹、鼓、角、脉"五种。

1. 气阴不足

气阴不足见于子宫发育不良或幼稚子宫者。一方面由于阴血不足，不能盈于冲任，致使血海空虚，精血缺乏，无血可下。另一方面，肾气不足，因而天癸不至。精血不充，血海不盈而致闭经或月经稀发，造成不孕。

2. 气血不足

气血不足见于子宫内膜病变，如子宫内膜结核，由于久病气阴耗损，气血不足，致血海空虚，而致闭经或月经稀发。

3. 肾虚

肾虚见于因染色体异常而引起的卵巢原发性闭经者。由于先天肾气不足或幼年多病损伤肾气，肾气不足，失于温煦气化。则天癸不充，发育失常，冲、任二脉失养，血海空虚，致经闭不行而不孕。

4. 肝肾阴亏

肝肾阴亏见于垂体器质性病变所致性机能减退者，多由于气血肝肾俱虚，肝血不足，肾精不充，冲、任二脉失养，胞脉不利，气机失统，导致闭经或月经稀发，而致不孕。

5. 痰湿内阻

痰湿内阻见于下丘脑病变者。临床表现为肥胖、闭经、第二性征发育不全。多由于肾气与肾阳功能失常，失其暖脾助化之职，水谷精微则反聚为痰湿，痰浊内聚，阻遏经脉，壅阻胞宫，以致闭经而不孕。

6. 气滞血瘀

由于精神过分紧张或情志抑郁恼怒等七情所伤，致使肝失疏泄，产生肝郁气滞，气机失畅，致气滞血瘀，发为闭经或月经稀发而影响受孕。

7. 脾虚

因脾为后天之本，气血生化之源，脾胃虚弱，则气血化源不足，因而血海不能充盈而致闭经或月经稀发。

8. 痰结胞脉

痰结胞脉见于多囊卵巢综合征者。由于脾肾阳虚，运化失常，水湿停聚，痰湿内阻，故肥胖、卵巢包膜肥厚及月经稀发，或由气滞、血瘀、寒凝等致痰湿内阻，发为闭经或月经稀发。

9. 毒热蕴结

经期产后，胞脉空虚，房事不节，湿热之邪内侵，邪毒客于胞宫，致脏腑功能失调，阻碍气机，经络受阻而致病。

10. 寒凝气滞

久病及肾，肾阳虚弱，命火不足，或经期产后冒雨涉水，感受寒邪，寒湿内盛，寒邪客于胞宫损伤冲、任二脉，气机阻遏而致病。

11. 肝胆湿热

素体抑郁，或情志过激，忧思恼怒，肝失疏泄，肝木克脾土，脾失健运，湿热蕴结，循经下注。损伤冲、任二脉，致脏腑功能失调，影响受孕。

12. 脾肾两虚

素体虚弱，或劳倦伤脾，化源不足，冲任血少，血海空虚；或因多产、早婚、房事不节，使精血耗伤，肾阳亏损，失于温煦，致冲任气虚，胞脉失养，胞宫因血少不能摄精受孕。

13. 瘀血内阻

素体抑郁，或劳倦伤脾，肝郁脾虚，运化失职，湿热内蕴，气机阻遏，气血运行不畅，致血瘀痰阻，湿痰瘀血结于胞中而致病。

**二、临床表现**

（一）辨病

1. 症状

不同的原因引起者，伴有不同的症状。如排卵功能障碍引起的不孕症者，常伴有月经紊乱、闭经等。生殖器官病变引起的不孕症者，又因病变部位不同而症状不一：如输卵管炎引起的不孕症者，常伴有下腹痛、白带增多等；子宫内膜异位症引起的不孕症者，常伴有痛经、经量过多或经期延长；宫腔粘连引起的不孕症者常伴有周期性下腹痛、闭经或经量少。免疫性不孕症患者可无症状。

2. 体征

因致病原因不同，体征各异。如输卵管炎症引起的不孕者，妇科检查可见有附件增厚、压痛；子宫肌瘤者，可伴有子宫增大；多囊卵巢综合征者常伴有多毛、肥胖或扪及胀大的卵巢等。

3. 实验室检查和特殊检查

通过详细询问病史和体格检查，在初步掌握病情的基础上，可以选择下列检查，以确定病因。

(1) 卵巢功能检查：主要检查有无排卵及黄体功能情况。常用的方法：基础体温 (BBT) 测定；宫颈黏液 (CM) 检查；阴道细胞学检查；子宫内膜活组织检查或诊断性刮宫。刮宫除了解卵巢功能外，还可了解宫腔大小以及有无器质性病变，如黏膜下肌瘤、子宫内膜结核等。

(2) 内分泌学检查：根据病情可做如下检查，垂体促性腺激素 (FSH、LH)、泌乳素 (PRl)、雄激素 (T)、雌激素 (E)、孕激素 (P) 以及肾上腺皮质激素和甲状腺功能检查。其目的是了解下丘脑 – 垂体 – 性腺轴的功能以及其他内分泌腺对性腺的影响。

(3) 输卵管通畅检查：如果有排卵，或有过输卵管炎可以做此项检查。常用的方法有输卵管通气、通水以及子宫输卵管造影。输卵管通液除检查输卵管通畅与否外，还可起治疗作用。造影能明确输卵管阻塞部位，还可了解子宫有无畸形，肿瘤以及子宫内膜结核、输卵管结核等情况。近几年发展起来的还有声学造影及腹腔镜下输卵管通液试验。声学造影是在 B 型超声下将 2% ～ 3% 的过氧化氢注入管腔，经 B 型超声观察有无连续发生的小气泡自宫腔向输卵管进入并自伞端逸出。如有，证明通畅；如没有，则疑为阻塞，可按规定反复试验 2 ～ 3 次，然后下结论，以免被输卵管痉挛引起的假象所掩盖。

(4) B 型超声检查：可以诊断盆腔肿瘤、子宫病变，还可监测卵泡发育及排卵情况，是诊断无排卵滤泡黄素化综合征非常重要的检查方法。

(5) 腹腔镜检查：在有关检查的基础上，如怀疑有器质性病变而又不能确诊时，可做腹腔镜检查，直接观察子宫、输卵管、卵巢有无病变或粘连，并可直接观察输卵管通液试验的情况。

(6) 宫腔镜检查：主要了解宫腔内的病变，如肿瘤、息肉、畸形等。

(7) 性交后试验：主要了解精子对子宫颈黏液的穿透性能力，在夫妇双方无特殊异常的情况下可做此试验。应选在排卵期进行，受试前 2 天禁止性交。亦勿行阴道用药或冲洗，于性交后 2～3 小时检查。一般认为，1 个高倍镜视野下有 10 个或 10 个以上活精子，为有生育能力；少于 5 个为生育能力差；若为死精子或精子活动力弱，说明阴道环境或宫颈黏液对精子不利。需反复试验 3 次，才能确诊。

(8) 其他：测定血清或宫颈黏液抗精子抗体，或抗卵透明带抗体。疑有先天异常者，可做染色体检查。疑有垂体肿瘤者，可测定血清催乳素，做蝶鞍 X 线检查或 CT 检查，以明确诊断。

(二) 辨证

1. 气阴不足

气阴不足的表现为面色苍白，倦怠乏力，阵阵汗出或自汗；气短，水肿便溏，腰酸痛，头晕，目眩耳鸣，烦热口渴思饮，手足心热；舌质红，边齿痕，脉沉细。

2. 气血不足

气血不足的表现为面色㿠白或萎黄，倦怠无力，气短自汗，头痛眩晕；心悸多梦，肢麻水肿，色淡质稀，脉沉细弱。

3. 肾虚

肾虚的表现为腰膝酸软，眩晕耳鸣健忘，偏肾阳虚若畏寒肢冷，腰膝冷痛；偏肾阴虚者手足心热，烦热口渴，盗汗。舌质淡，脉沉细数。

4. 肝肾阴亏

肝肾阴亏的表现为腰膝酸软，腰痛、足跟痛，烦热口渴，手足心热，盗汗，双目干涩，头晕耳鸣。舌质红，边有尖刺，脉沉细数。

5. 痰湿内阻

形体肥胖，苍白浮白，食少乏力，头重身困，胸闷泛恶，心悸气短，带下量多，质黏稠，月经稀发，甚则闭经；舌质胖嫩，边有齿痕，苔白腻，脉缓或涩。

6. 气滞血瘀

气滞血瘀的表现为胸胁胀满，情绪抑郁，急躁易怒，经行不畅，小腹刺痛，经畅痛减；舌有瘀斑或瘀点，舌质暗；脉沉涩。

7. 脾虚

脾虚的表现为全身水肿；腹胀便溏，心悸失眠；食欲缺乏乏力；舌质淡有齿痕，脉沉细或细数。

8. 痰结胞脉

痰结胞脉的表现为形体肥胖，面部肢体水肿，头重身困，胸脘闷胀，腰沉困，月经稀发，附件、盆腔包块；舌苔白腻，脉滑。

### 9. 毒热蕴结

毒热蕴结的表现为面赤身热，黄带多或带血丝，腰痛，口干口黏，小便短赤，尿道涩痛，大便秘结，出血量多，色鲜红；苔黄厚腻，脉弦滑而数。

### 10. 寒凝气滞

寒凝气滞的表现为少腹胀痛或冷痛，喜按，得温痛减，胸胁胀满，烦躁易怒，畏寒肢冷，四肢不温，经色紫暗有块；舌质暗有瘀斑，脉沉细涩。

### 11. 肝胆湿热

肝胆湿热的表现为形体健壮，皮肤粗糙，面生痤疮，头重身困。两胁胀痛，烦躁不宁，口干舌燥，月经稀发或月经量少，闭经；舌苔薄黄，苔黄腻，脉弦数。

### 12. 脾肾阳虚

脾肾阳虚的表现为腹胀便溏，五更泄泻，自汗气短，倦怠乏力，腰背冷痛。畏寒肢冷，性欲减退，淡漠，小便清长，耳聋耳鸣，健忘，脱发，水肿。

### 13. 瘀血内阻

瘀血内阻的表现为小腹疼痛，肛门坠胀，腹痛时拒按；经色紫暗有块；舌质暗，有瘀斑，脉沉涩。

### 三、诊断与鉴别诊断

（一）诊断要点

1. 病史

结婚或同居 2 年以上，性生活正常，希望生育，未采取任何避孕措施而未妊娠。

2. 临床表现

如果是多囊卵巢综合征，可能会有多毛、毛发分布异常、痤疮、出现黑棘皮症。如果是高泌乳素血症，有时会出现泌乳情况。妇科检查可能发现生殖道发育异常、附件肿块、盆腔结节等。

3. 辅助检查

(1) 排卵障碍：通过外周血检查，可能会有 FSH、LH、PRL、$E_2$、T 水平的异常，血胰岛素水平及空腹血糖升高，再加上氯普胺试验、TRH 试验、GnRH 兴奋试验、地塞米松抑制试验，可以帮助诊断造成排卵障碍的病变是在卵巢，还是在下丘脑或垂体。通过测试基础体温可以发现是否有不排卵或黄体功能不全，B 型超声观察更可以明确观察有否排卵。

(2) 输卵管阻塞：子宫输卵管碘油造影不但能检查输卵管是否通畅，还能观察输卵管的阻塞部位和子宫的异常情况。

(3) 生殖器官异常：腹腔镜、宫腔镜检查可以直视到盆腔、子宫以及子宫内膜的异常情况；生殖道微生物培养可以发现衣原体感染。

(4) 免疫因素抗精子抗体的检测有助于诊断免疫性不孕。性交后试验可以协助判断抗精子抗体对怀孕的影响程度。

（二）鉴别诊断

不孕症的诊断一般比较明确，因此无须与其他疾病相鉴别。

### 四、治疗

(一) 西医治疗

1. 一般处理

加强锻炼,增强体质,注意营养,忌烟酒,消除不良的精神因素,进行性生活和受孕知识的教育有利于把握受孕的机会。

2. 针对病发原因进行治疗

(1) 黄体功能不全的治疗:氯米芬,50 mg,每日 1 次,自月经周期第 5 天开始服药,连服 5 天。用于卵泡成熟障碍引起的黄体功能不全者。己烯雌酚:每日 0.25 mg,共 20 ~ 22 天。用于卵泡发育迟缓、雌激素分泌不足的患者。

绒毛膜促性腺激素 (hCG):500 ~ 1000 U,于基础体温上升的第 2 天开始,隔日肌内注射 1 次,共 4 ~ 5 天。若能确定卵泡已成熟,亦可于中期排卵前肌内注射 1 次 (5000 ~ 10 000 U)。

(2) 不排卵的治疗:氯米芬,每天 50 mg,共 5 天,若 1 个周期无效,或有黄体功能不良的变化,可增加剂量到 100 mg,共 5 天,国外报道每天最大量为 200 ~ 250 mg,国内报道量为 150 mg。一般停药后 7 ~ 10 天,基础体温开始上升,如 1 个月无双相体温为无效。本法适用于体内有一定雌激素水平的患者。从月经或撤退性出血第 5 天开始服药。

氯米芬加绒毛膜促性腺激素 (hCG) 治疗:适用于应用氯米芬后促卵泡素与黄体生成素虽有升高,卵泡发育生长并分泌雌激素,但未能排卵者。两药合用,起到类似的黄体生成素峰的作用,一般用氯米芬后 7 ~ 10 天,可促使排卵。视宫颈黏液或 B 型超声探测卵泡发育情况,或测血、尿雌激素水平提示有成熟卵泡时,即可用绒毛膜促性腺激素,每日 5000 U 或 10 000 U,共用 1 ~ 2 次 (也有用 1000 U,每日 1 次,连用 5 天),用绒毛膜促性腺激素后当夜始 1 ~ 3 天内连续同床,争取怀孕。

氯米芬力 Ⅱ 雌激素:对雌激素水平低的患者,可先用小剂量己烯雌酚 0.125 ~ 0.25 mg,每日 1 次,共 20 天,用 1 ~ 3 个周期,能增加下丘脑 - 垂体 - 卵巢系统的敏感性,然后再服氯米芬,即服完己烯雌酚 20 天后即服氯米芬。如因服氯米芬后影响宫颈黏液性质,可于服完氯米芬后或服药最后 1 天加己烯雌酚 0.125 ~ 0.25 mg,共 7 ~ 10 天,以便精子的生存和穿透。一般连用 6 个周期仍无排卵者,可视为无效。

碱毛膜促性腺激素 (hCG):对轻度脑垂体和卵巢功能不足者可单用绒毛膜促性腺激素诱发排卵,于月经周期第 10 天开始,每日肌内注射绒毛膜促性腺激素 1000 ~ 3000 U,共 5 次。

人绝经期促性腺激素 (HMG) 加绒毛膜促性腺激素周期治疗:用于垂体促性腺激素分泌不足,或下丘脑促性腺激素释放激素分泌不足,或用氯米芬诱导排卵无效而卵巢有原始卵泡亦能反应的不孕患者。于月经或撤退性出血后第 3 ~ 5 天,肌内注射人绝经期促性腺激素,每日 1 支 (国外制剂每支含 FSH 和 LH 各 75 U,垂体、卵巢功能极度低落者可由每日 2 支开始。若 1 周内无反应,每日增加 1 支再观察 1 周,最多每日 3 支。若 1 周内已有反应,即卵泡增大,宫颈评分上升,则维持原剂量直到 B 型超声示卵泡直径 20 ~ 25 mm、雌激素水平宫颈评分 28 分 4 天以上。黏液结晶典型、阴道脱落细胞成熟值超过 70,最高 > 90,提示卵泡已成熟,当立即停用人绝经期促性腺激素,24 ~ 48 小时内肌内注射绒毛膜促性腺激素 10 000 ~ 25 000 U,分 2 日注射。以后通过检测 BBT,B 型超声观察卵泡破裂和黄体征象。本法易于过度刺激卵巢而产生过激征象，在治疗中必须对患者严加监护。

促性腺激素释放激素 (LH ～ RH，LRH)：该治疗的主要目的是促进卵泡成熟，排卵。促排卵可采取脉冲式给药，每 90 ～ 120 分钟给药 1 次，每次 2.5 ～ 10 mg，促排卵效果比连续静注好，静脉脉冲比皮下脉冲效果更佳，但这种方法尚值得研究。有报道在氯米芬无效者，加促性腺激素释放激素或用促性腺激素释放激素治疗 1 个疗程后再改用氯米芬都能提高疗效。行 HMG-hCG 治疗时，也可以促性腺激素释放激素代绒毛膜促性腺激素取代排卵的效果。本疗法的优点为连续应用 18 周也不会引起抗体的形成或促排卵效能的消失。

溴隐亭：主要用于垂体肿瘤或高泌乳素血症引起的卵巢排卵障碍。用法：先从小剂量开始，每次 1 ～ 2.5 mg，每日 2 次，1 ～ 2 周后无不良反应，可增加到标准治疗剂量，5.0 ～ 7.5 mg/d，分 2 ～ 3 次服，连续用 3 ～ 6 个月甚至更长时间。本药疗程短，不良反应小，是治疗高泌乳素血症性无排卵的特效药物。

雌激素冲击疗法：适于卵巢有一定雌激素水平的患者。用苯甲酸雌二醇 10 mg，肌内注射，每月经周期的第 10 天注射 1 次，对某些患者可以冲击其周期中枢释放大量 GnRH 而诱发排卵，连续 3 个周期。

雌、孕激素人工周期顺序疗法：于月经周期或撤退性出血第 5 天开始服己烯雌酚，每日 1 mg，连用 20 ～ 22 天。于服药的最后 10 天加黄体酮，每日 10 mg，肌内注射。连续治疗 3 个周期，停药后可出现反跳排卵。或于月经周期第 5 天服炔诺酮，每日 5 mg；炔雌醇每日 0.03 mg，连服 22 天，3 个月为 1 个疗程。用药期间，下丘脑－垂体－卵巢轴系统得到休息。停药后卵巢功能出现反跳现象而激发排卵。

(3) 输卵管阻塞的治疗：输卵管内注射药液，常用庆大霉素 4 ～ 8 万 U 或青霉素 20 ～ 40 万 U，链霉素 1 g，地塞米松 2 mg 或氢化可的松 10 ～ 25 mg、α- 糜蛋白酶 5 mg 或透明质酸酶 1500 U，溶于 20 mL 生理盐水中，方法同输卵管通液法，于月经干净后 3 ～ 5 天开始，隔日 1 次，或每周 2 次，每个周期 3 ～ 5 次为 1 个疗程。2 ～ 3 个疗程后休息 1 个月，之后再重复治疗。此法使药液与病灶直接接触，疗效比较可靠。

物理疗法：可用超短波、短波透热、碘离子透入等疗法，改善局部血液循环，消除水肿，松解粘连，对于输卵管通而不畅者效果良好。

手术治疗：对于保守治疗无效者可以采取手术疗法，做粘连分离术、输卵管造口术、输卵管吻合术和子宫输卵管植入术。术后应及早施行通液治疗，以防术后粘连。

(4) 子宫因素的治疗：子宫发育不良，可用激素治疗。连续给予小剂量激素治疗，药物既可直接作用于子宫肌层，又可使垂体促性腺激素分泌增多，有利于卵泡发育，增加自身分泌雌激素。激素用法：己烯雌酚 0.1 ～ 0.25 mg，自月经周期第 5 天开始服，连服 20 天，共用 3 ～ 6 个周期；并可用甲状腺素 0.04 g，每日 1 次口服；亦可用己烯雌酚 0.05 mg，每日 1 次，连服 20 天，后 5 天加服甲羟孕酮 10 mg，甲状腺素片 0.04 g。每日 1 次，口服。另外，子宫腔内放置小型节育器，有促进子宫增大的作用。

宫腔粘连：可进行扩展宫腔术及分离粘连术，为防止术后粘连可立即放宫内节育器。如月经来潮，则于 2 ～ 3 个月后取出。有人主张将小儿用的 Foley 保留导尿管代替节育器放入宫腔内，在充盈袋中注入 3 mL 生理盐水，保留 7 天取出，手术前 10 天用广谱抗生素。为了刺激子宫内膜的生长，可用雌孕激素周期疗法，6 个月为一疗程。

(5) 宫颈因素的治疗：宫颈管狭窄及粘连者，可于排卵前行扩张子宫颈术。宫颈肿瘤息肉等可手术切除。有宫颈糜烂及颈管炎症者应积极治疗炎症。

宫颈黏液分泌少而黏稠者，可用雌激素类栓剂，或口服己烯雌酚 0.1 ～ 0.2 mg，每日 1 次，于月经周期第 5 天起连服 10 天。子宫过度后屈致宫颈位置异常者，可在性交时垫高臀部，以有利于受孕。

(6) 外阴、阴道因素治疗：对处女膜闭锁、瘢痕粘连、阴道横膈等患者应行手术矫正治疗。若为先天性无阴道并无子宫者，属绝对性不孕。有滴虫霉素感染或其他炎症者，应积极治疗原发病。

(7) 免疫因素治疗：隔绝疗法，性交时用避孕套或禁性交 3 ～ 6 个月，待抗体效价降低或消失后再停止避孕，并于排卵期性交，即有可能受孕。

用免疫抑制剂：低剂量持续疗法，泼尼松每日 15 mg，连用 3 ～ 12 个月。大剂量疗法：泼尼松每日 60 mg，用 1 ～ 2 周；用甲泼尼龙，每日 90 mg，用 3 ～ 5 天。大剂量应用不良反应较多，小剂量应用需疗程长而疗效差，目前国内对免疫性不孕患者尚无理想的治疗方法。

子宫内人工授精：对子宫颈黏液中存在抗精子抗体者，可从男方精子中分离出高活力的精子，行宫内人工授精。

3. 人工授精

人工授精主要用于无自然受精可能，又切盼生育者，如：①男方阳痿、阴茎过短、过小及尿道下裂畸形者；②女方阴道口狭窄、宫颈狭窄、子宫过度屈曲，使精子不易进入宫腔者；③丈夫精液异常者；④女方有抗精子抗体或宫颈黏液过稠，精子不易穿透。人工授精尽量采取丈夫的精液，如丈夫精液无精子或精子明显异常则采用借精者的精液，但事先需办理有关手续。

4. 体外受精及胚胎移植（试管婴儿）

用腹腔镜或在 B 型超声指引下通过腹腔或阴道穿刺卵泡取出成熟的卵子，在体外受精，待受精卵发育至一定阶段再植入母体子宫腔内，使之继续发育为胎儿。胚胎移植的指征是：①输卵管由于炎症、结核、内膜异位引起的阻塞或阙如而致不孕者；②治疗无效的丈夫少精者；③妇女体内存在抗精子抗体及不正常的子宫颈因素所引起的某些原因不明的不孕。胚胎移植具有如下条件：有正常功能的卵巢，有功能而宫腔粘连的子宫，正常无细菌或病毒感染的有生育能力的精液。

胚胎移植有以下几个步骤：①收集卵子；②卵子培养；③体外受精；④胚胎移植。

5. 配子输卵管内移植术

配子输卵管内移植术是改良试管婴儿的技术。与试管婴儿不同点为不需体外受精及培养，而是将精子和卵子（即配子）同时放在输卵管壶腹部，使其受精发育，运送入宫腔种植。该技术要求治疗对象需输卵管通畅。

（二）中医治疗

1. 辨证施治

(1) 气阴不足：治宜行气养阴，患者月经先期量多，持续时间长或经期紊乱者，经后方用：

太子参、覆盆子、生龙骨(先煎)、生牡蛎(先煎)、山药、白芍、茯苓、地黄、枸杞子、女贞子、麦冬、陈皮、五味子。经前方用：太子参、麦冬、阿胶、陈皮、山药、白芍、地黄、枸杞平、川断、旱莲草、菟丝子、五味子。目眩、头痛加白蒺藜、茯苓；面水肿重加泽泻、茯苓，减山药、白芍；小腹痛重，出血量多加云南白药(冲)、益母草、元胡；月经淋漓不断日久，经血有块加生黄芪、大蓟、小蓟、茜草、元胡。

(2)气血不足：治宜补气养血。痛经者，非经期方用：党参、白术、茯苓、当归、川芎、白芍、制香附、丹参、柴胡、木香、乌药、艾叶。月经先期量多，持续时间长，经期紊乱者，经前方用：党参、黄芪、白术、茯苓、炙甘草、熟地、白芍、山药、莲肉、何首乌、炒枣仁、砂壳。经后方用：上方去炒枣仁加木香。月经稀发、量少或闭经者，非经期方用：党参、黄芪、白术、茯苓、当归、川芎、丹参、鸡血藤、炙甘草、茺蔚子、柏子仁。出血过多，小腹痛者加大蓟、小蓟、茜草、益母草、元胡，去炙甘草、白术。血崩不止，小腹疼加人参末(冲)、云南白药(冲)；淋漓不净，舌质红，加地榆、槐花；腹胀加木香，去炙甘草；面浮肢肿加泽泻、茯苓；乳房，胸胁胀痛加旋覆花、香附；关节痛加木瓜；自汗加浮小麦；眩晕加何首乌；心前区闷痛加薤白、半夏，去当归、柏子仁。

(3)肾虚：治宜补肾滋肾。偏肾阳虚者方用毓麟珠(《景岳全书》)代裁：人参、白术、茯苓、熟地、当归、白芍、川芎、菟丝子、杜仲、鹿角霜、川椒、甘草。腰腹冷痛加附片、巴戟天、仙矛、仙灵脾、鹿角胶、紫河车等。偏肾阴虚者，方用养精种玉汤(《傅青主女科》)：当归、白芍、熟地、山萸肉，加女贞子、旱莲草、紫河车；阴虚火旺加丹皮、地骨皮、黄檗、龟甲以清热泻火，滋阴填精。肾阴阳两虚者，月经先期量多，持续时间长，月经紊乱，经期方用：熟地、阿胶珠(烊化)、五味子、茯苓、山药、鹿角霜、杜仲、川断、女贞子、旱莲草、仙鹤草、煅龙骨、煅牡蛎、陈皮。经后方用：熟地、黄精、生鳖甲、白芍、山药、覆盆子、菟丝子、川断、枸杞子、紫河车、陈皮。经前方用：熟地、茯苓、阿胶珠(烊化)、杜仲、山药、菟丝子、川断、枸杞子、紫河车、巴戟天、仙灵脾、补骨脂、木香。月经稀发或量少者，经期方用：熟地、枸杞子、山药、牛膝、丹参、当归、赤芍、菟丝子、益母草、桑寄虫、鸡血藤、陈皮。非经期方用：经期方去牛膝、赤芍、益母草，加川芎、仙灵脾、紫河车。五心烦热加地骨皮；眩晕加制首乌，烦躁易怒加合欢皮；头胀痛加生地、白蒺藜、菊花，去熟地、紫河车、川断；心前区闷痛加郁金，去熟地；自汗加黄芪，去菟丝子；双目干涩，视物模糊加沙苑子，去山药；白带清稀，腰背冷痛加巴戟天、熟附子；性欲减退加仙灵脾、仙茅；气短乏力加党参，去生鳖甲。

(4)肝肾阴亏：治宜滋阴清热。月经先期量多，持续时间长，月经紊乱者。经后方用：地黄、白芍、山药、丹皮、桑寄虫、沙苑子、覆盆子、女贞子、枸杞子、生龟甲、生鳖甲、陈皮。经前方用：上方加菟丝子、杜仲、川断、生龙骨(先煎)、生牡蛎(先煎)，去覆盆子、女贞子、生龟甲、生鳖甲。非经期方用：生熟地、当归、川断、丹参、鸡血藤、赤白芍、菟丝子、覆盆子、枸杞子、紫河车、莪术、香附。头痛加珍珠母、钩藤，去丹皮；目胀加草决明；烦躁易怒加珍珠母、夏枯草；口腔溃疡，牙齿肿痛加元参、川连；月经多有血块加槐花、地榆、云南白药；月经量少加丹参、赤白芍、鸡血藤；气短自汗加党参。

(5)痰湿内阻：治宜燥湿化痰，调理冲任。方用苍附导痰丸加黄芪、续断；月经量多去川芎；心悸加远志；胸闷泛恶加厚朴、蔻仁、竹茹；月经后期或闭经加巴戟天、淫羊霍、鹿角片、益母草、泽兰等。或用启宫丸(《经验方》)半夏、香附、苍术、陈皮、神曲、茯苓、川芎,加海藻、昆布、石菖蒲。

(6)气滞血瘀:治宜疏肝理气,活血化瘀,非经期方用:当归、赤芍、桃仁、丹参、炮姜、三棱、莪术、丹皮、茯苓、橘核、乌药、元胡。月经先期加女贞子、旱莲草、阿胶珠(烊化),去桃仁、赤芍、三棱、莪术;盆腔有包块加水蛭、地鳖虫,去丹皮、炮姜;月经量少、稀发或闭经加川芎、鸡血藤;淋漓不净加地榆、赤石脂、仙鹤草,去川芎、桃仁;黄带多且夹赤带加败酱草、地榆、川楝子,去三棱、乌药;乏力、自汗,易感冒加生黄芪。

(7)脾虚:治宜补脾益气。经后方用:党参、生黄芪、茯苓、白术、炒枣仁、桂圆肉、莲肉、覆盆子、枸杞子、紫河车、山药、木香。经前方用:上方去覆盆子、紫河车,加菟丝子。非经期方用:党参、茯苓、桂圆肉、当归、丹参、鸡血藤、川芎、香附、覆盆子、赤芍、白芍、炒枣仁。口舌生疮加淡竹叶;心悸少寐加夜交藤;四肢不温加桂枝。

(8)痰结胞脉:治宜化痰散结。非经期方用:当归、赤芍、白芍、柴胡、芥穗、冬瓜子、昆布、海藻、夏枯草、橘核、荔核、鸡血藤、全瓜蒌、川芎。月经量少、稀发、闭经加泽兰、香附、鸡血藤,去芥穗、夏枯草、橘核、荔核;附件包块加地鳖虫、莪术;黄带多加椿根皮,去赤芍;黄带夹赤加地榆;痰多加制胆南星,去川芎、夏枯草。

(9)毒热蕴结:治宜清热解毒。经期方用:蒲公英、败酱草、黄芩、柴胡、大蓟、小蓟、茜草、生蒲黄(包)、冬瓜子、益母草、川楝子、延胡索、五灵脂。非经期方用:蒲公英、败酱草、黄芩、柴胡、金银花、连翘、冬瓜子、赤芍、丹皮、土贝母、川楝子、延胡索、茯苓、甘草,出血过多加仙鹤草;经血有块量多,小腹疼加云南白药、生龙骨(先煎)、生牡蛎(先煎);月经淋漓不尽加地榆、槐花;尿道涩痛加木通、甘草梢、扁蓄、瞿麦、车前子;高热加生石膏、野菊花、板蓝根、知母。

(10)寒凝气滞:治宜温经散寒,理气,化瘀。经期方用:吴茱萸、肉桂、小茴香、当归、川芎、赤芍、益母草、牛膝、生蒲黄(包)、柴胡、香附、乌药、延胡索。非经期方用:肉桂、小茴香、当归、川芎、白芍、鸡血藤、柴胡、香附、陈皮。盆腔包块加三棱、莪术、水蛭;囊性包块加白芥子;月经量少,经行不畅,闭经加鸡血藤、泽兰;产后周身痛加青风藤、海风藤、桂枝。

(11)肝胆湿热:治宜清利湿热。经期方用:地黄、龙胆草、茯苓、当归、川芎、黄芩、柴胡、赤芍、丹参、牛膝、益母草、甘草。非经期方用:上方去川芎、牛膝、益母草,加栀子、泽泻、木通、车前子。

(12)脾肾两虚:治宜健脾温肾。月经先期量多,持续时间长,经期紊乱。经期方用:党参、白术、茯苓、鹿角霜、阿胶珠、山药、川断、杜仲、仙鹤草、赤石脂、乌贼骨、炮姜。经后方用:党参、白术、茯苓、鹿角霜、菟丝子、山药、桑寄生、川断、覆盆子、紫河车、木香、砂壳。经前方用:党参、白术、茯苓、菟丝子、川断、山药、桑寄生、枸杞子、补骨脂、紫河车、仙灵脾、巴戟天、陈皮。月经稀发,量少或闭经者之非经期方用:党参、黄芪、白术、菟丝子、覆盆子、肉桂、当归、赤白芍、鸡血藤、牛膝、泽兰、砂壳。

(13)瘀血内阻:治宜活血化瘀。非经期方用:何首乌、桑寄生、当归、白芍、川芎、地鳖虫、丹参、鸡血藤、香附、延胡索、川断。月经量多,色紫暗有块加大蓟、小蓟、仙鹤草、云南白药；盆腔包块，宫骶韧带增粗、结节加三棱、莪术、水蛭；囊性包块加冬葵子、茯苓；白带夹赤加丹皮、地榆。

2. 月经周期针灸疗法

(1) 穴位：关元、中极、气海、子宫、三阴交。

(2) 方法：以 28 天为正常月经周期计算，自月经来潮第 12～14 天，每天针 1 次，连针 3 天；若为提高疗效，可于月经来潮的第 8～12 天，间日针 1 次，自第 12～14 天再每天针 1 次，或给予温灸治疗。穴位可每次选 2～3 个穴，交替针灸，子宫穴可深针 9～12 cm 直刺卵巢所在部位，以达到兴奋卵巢功能的作用。月经延后的患者，可酌情延长针刺时间。3 个月经周期为 1 个疗程。针刺时应注意"得气"。针刺疗法要以基础体温作指导，亦可配合 B 型超声监测卵泡情况，或行内分泌激素效免测定等监测排卵情况，判断治疗效果。

# 第十一章 妊娠诊断

胚胎和胎儿在母体内生长发育的过程称为妊娠。卵子受精是妊娠的开始，胎儿及附属物自母体排出是妊娠的终止。临床上一般以末次月经的第一天作为妊娠的开始。临床上为了掌握妊娠不同阶段的特点，将妊娠全过程分为 3 个时期：12 周以内为早期妊娠，13 ～ 27 周末为中期妊娠，28 ～ 40 周为晚期妊娠。

## 一、早期妊娠的诊断

（一）临床表现

### 1. 停经

有规律月经的生育期女性，月经过期是妊娠最早出现的症状。一旦月经过期 10 日以上，临床应考虑妊娠可能。平素月经不规律的女性，停经史则往往被忽视。需注意少数妊娠在相当于月经来潮的时间可能还会有少量阴道出血，被误认为是月经，这种情况甚至会持续一两个周期，因而造成其没有典型的停经史。停经也需要与各种原因造成的月经紊乱相鉴别。

### 2. 早孕反应

约在停经 6 周时，孕妇可出现头晕、乏力、嗜睡、食欲缺乏、偏食、厌食油腻、恶心、呕吐等一系列症状，其中恶心、呕吐常在晨起时明显，统称为早孕反应。早孕反应的表现、持续时间和严重程度个体差异很大，一般在妊娠 12 周左右自行消失，但也有持续至中孕期者。早孕反应可能与妊娠后激素水平改变导致的胃肠功能紊乱相关。

### 3. 尿频

尿频是由增大的子宫在盆腔内压迫膀胱所致。随着妊娠进展，增大的子宫体进入腹腔，反而解除了对膀胱的压迫，症状随之消失。

### 4. 乳房不适感

孕妇可感觉轻度的乳房胀痛或乳头疼痛，是妊娠后激素分泌变化导致的乳腺增生造成的。

（二）体征

### 1. 妇产科查体

妊娠 6 周后，窥阴器检查可发现阴道黏膜和宫颈充血呈紫蓝色；双合诊检查发现宫颈变软，宫体增大如球形。因子宫颈和子宫下段变软，双合诊检查时感觉宫体和宫颈似乎不相连，称为黑加征。妊娠 8 周时，子宫大小约为非孕时的 2 倍；妊娠 12 周时，约为非孕时的 3 倍，这时往往经腹部在耻骨联合上可扪及宫体。

### 2. 乳房

受妊娠后激素变化的协同作用，孕妇乳房会发生乳腺腺管、腺泡发育，乳房增大，乳头及乳晕着色加深，乳晕周围出现蒙氏结节等变化。

### 3. 胎心

在增大的子宫区内用多普勒超声仪可探及有节律的胎儿心音，一般在 150 ～ 160 bpm，往往妊娠 10 周后在耻骨联合上方探及。

（三）辅助检查

1. 黄体酮试验

目前不建议使用。

2. 妊娠试验

妊娠后胚胎的绒毛滋养层细胞产生大量绒毛膜促性腺激素 (HCG)，该激素存在于孕妇体液中，通过检测血、尿标本中 HCG，可作为早孕的辅助诊断。

3. 超声检查

(1)B 型断层显像法：在增大子宫的轮廓中可见到圆形妊娠环，其内为液性暗区。液性暗区内可见胚芽或胎儿，同时可见胎心搏动或胎动。最早在 5 周时，即可在妊娠环中见到有节律的胚胎原始心管搏动。

(2) 超声多普勒法：用超声多普勒在子宫位置可听到有节律的单一高调胎心率 150 ～ 160 次 / 分，可确诊为早孕。最早可在孕 7 周测出。

(3)A 型示波法：现少采用，主要以出现宫腔分离波、液平段、子宫体增大及胎心搏动 4 项指标诊断妊娠。

4. 基础体温 (BBT) 测定

BBT 具有双相型的妇女，停经后体温升高相持续 18 天不下降者，早孕的可能性很大，体温升高持续 3 周以上，早孕可能性大。

5. 宫颈黏液的检查

早孕时量少质稠，涂片干燥后镜检视野内全为成行排列的椭圆体。

（四）鉴别诊断

结合症状、体征和辅助检查，早期妊娠往往不难诊断。临床应尽量避免单纯采用症状、体征或辅助检查做出错误诊断。例如单纯依赖患者主观感受将假孕状态误诊为妊娠；或仅根据停经史及妊娠试验阳性，错误地将异位妊娠甚至是滋养细胞病变诊断为妊娠。

**二、中、晚期妊娠的诊断**

（一）病史与症状

孕妇有早期妊娠经过，自觉腹部逐渐增大。初孕妇于妊娠 20 周感到胎动，经产妇感觉略早于初产妇。胎动随妊娠进展逐渐增强，至妊娠 32 ～ 34 周达高峰，妊娠 38 周后逐渐减少。正常胎动每小时 3 ～ 5 次。

（二）体征

1. 子宫增大

腹部检查可见增大的子宫，手测子宫底高度或尺测耻上子宫长度可以估计胎儿大小及孕周。子宫底高度因孕妇的脐耻之间距离、胎儿发育情况、羊水量、单胎、多胎等有差异。不同孕周的子宫底增长速度不同。妊娠 20 ～ 24 周时子宫底增长速度较快，平均每周增长 1.6 cm，至 36 ～ 40 周增长速度减慢，平均每周增长 0.25 cm。正常情况下，子宫长度在妊娠 36 周时最长，至妊娠足月时略有下降。

2. 胎动

胎动指胎儿的躯体活动，因冲击子宫壁而使孕妇感觉到。有时在腹部检查可以看到或触到胎动。胎动一般于妊娠 16 ～ 20 周出现，随妊娠进展逐渐加强，至 32 ～ 34 周达高峰，妊娠 38 周后逐渐减少。

3. 胎体

妊娠 20 周之后，经腹壁能触到子宫内的胎体。妊娠 24 周后触诊能分胎头、胎背、胎臀和胎儿肢体。胎头圆而硬，有浮球感；胎背宽而平坦；胎臀宽而软，形状不规则；胎儿肢体小且有不规则活动。随妊娠进展，胎体各部分日益明确，妊娠 28 周后可通过四步触诊法查清胎儿在子宫内的位置。

4. 胎心音

听到胎心音能够确诊为妊娠且为活胎。于妊娠 12 周用多普勒胎心听诊仪能够探测到胎心音；妊娠 18 ～ 20 周用一般听诊器经孕妇腹壁能够听到胎心音。胎心音呈双音，似钟表"滴答"声，速度较快，正常时每分钟 110 ～ 160 次，胎心音应与子宫杂音、腹主动脉音、脐带杂音相鉴别。

5. 其他

乳房增大，乳晕色素沉着更加明显，晚期妊娠还可以有初乳分泌。妊娠中期以后腹中线、会阴部等处可有明显的色素沉着，下腹部以至大腿上 1/3 外侧可见紫红色或粉红色的妊娠纹。

（三）辅助检查

1. B 型超声检查

B 型超声检查不仅可以显示胎儿大小、胎儿数目、胎方位、胎心搏动、胎盘位置、羊水、胎儿有无畸形等，还能测量胎儿双顶径、股骨长等多条径线，了解胎儿生长发育情况。超声多普勒法还可以探测胎心音、脐带血流音及胎盘血流音。

2. 胎儿心电图

目前常用间接法检测胎儿心电图，通常于妊娠 12 周后可以经孕妇腹壁显示。

**三、胎姿势、胎产式、胎先露、胎方位**

妊娠 28 周以前胎儿小，羊水相对较多，胎儿在子宫内活动范围较大，胎儿位置不固定。妊娠 32 周后，胎儿生长迅速，羊水相对减少，胎儿与子宫壁贴近，胎儿的姿势和位置相对恒定，但亦有极少数胎儿的姿势和位置在妊娠晚期发生改变。胎方位甚至在分娩期仍可改变。

（一）胎姿势

胎儿在子宫内的姿势称为胎姿势。正常胎姿势为胎头俯屈，脊柱略向前弯曲，双臂交叉于胸前，双下肢盘曲于腹前。

（二）胎产式

胎体纵轴与母体纵轴的关系称为胎产式。胎体纵轴与母体纵轴平行者，称为纵产式，占足月妊娠分娩总数的 99.75%；胎体纵轴与母体纵轴垂直者，称为横产式，仅占足月分娩总数的 0.25%；胎体纵轴与母体纵轴交叉者，称为斜产式。斜产式属暂时的，在分娩过程中多转为纵产式，偶尔转成横产式。

（三）胎先露

胎先露即最先进入骨盆入口的胎儿部分。纵产式有头先露和臀先露，横产式为肩先露。

1. 头先露

头先露最多见，占胎先露情况的 95.75% ～ 97.55%。因胎头屈伸程度不同分为枕先露、前囟先露，额先露及面先露。其中枕先露最多，占 95.55% ～ 97.55%，面先露占 0.2%，前囟先露及额先露非常少见。

2. 臀先露

臀先露较少见，占胎先露情况的 2% ～ 4%。因入盆的先露部分不同分为混合臀先露、单臀先露、单足先露和双足先露。

3. 肩先露

横产式时最先进入骨盆的是胎儿肩部，被称为肩先露。肩先露极少见，仅占胎先露情况的 0.25%。

4. 复合先露

头先露或臀先露与胎手或胎足同时入盆，称复合先露。

（四）胎方位

胎儿先露部的指示点与母体骨盆的关系称为胎方位。枕先露以枕骨、面先露以颏骨、臀先露以骶骨、肩先露以肩胛骨为指示点。每个指示点与母体骨盆入口左、右、前、后、横而有不同胎方位。头先露、臀先露各有 6 种胎方位，肩先露有 4 种胎方位。如枕先露时，胎头枕骨位于母体骨盆的左前方，应为枕左前位，余类推。

# 第十二章 妊娠病理

## 第一节 妊娠剧吐

约有半数以上妇女在怀孕早期会出现早孕反应，包括头晕、疲乏、嗜睡、食欲缺乏、偏食、厌恶油腻、恶心、呕吐等。症状的严重程度和持续时间因人而异，多数在孕 6 周前后出现，8～10 周达到高峰，孕 12 周左右自行消失。少数孕妇早孕反应严重，频繁恶心呕吐，不能进食，以致发生体液失衡及新陈代谢障碍，甚至危及孕妇生命。

### 一、病因

导致妊娠剧吐的病因至今不明。

(一) 内分泌因素

1. 绒毛膜促性腺激素 (hCG) 水平增高

鉴于早孕反应出现与消失的时间与孕妇血 hCG 值上升与下降的时间相一致，加之葡萄胎、多胎妊娠孕妇血 hCG 值明显升高，剧烈呕吐发生率也高，说明妊娠剧吐可能与 hCG 水平升高有关，但不能解释 hCG 水平下降后，某些孕妇整个孕期仍然持续呕吐，而某些妇女 ( 如绒癌患者) 尽管 hCG 水平显著升高，但并不会出现恶心和呕吐。

2. 甲状腺功能改变

60% 的 HG 患者可伴发短暂的甲状腺功能亢进，患者呕吐的严重程度与游离甲状腺激素显著相关。

(二) 精神、社会因素

精神过度紧张、焦急、忧虑及生活环境和经济状况较差的孕妇易发生妊娠剧吐，提示此病可能与精神、心理等因素有关。

(三) 其他

妊娠剧吐也可能与维生素 $B_1$ 缺乏、过敏反应、幽门螺杆菌感染有关。

### 二、临床表现

妊娠剧吐多见于第一胎孕妇。初为一般早孕反应，但逐日加重，至停经 8 周左右发展为妊娠剧吐，表现为反复呕吐，失眠，全身乏力，随即滴水不进，呕吐频繁，呕出物中有胆汁或咖啡样物质。由于严重呕吐和长期饥饿，引起失水、电解质紊乱以及脂肪代谢的中间产物——酮体积聚，尿中出现酮体，形成代谢性酸中毒。患者明显消瘦，嘴唇燥裂，舌干苔厚，皮肤失去弹性，呼吸呈醋酮味。严重者脉搏增速，体温上升，血容量减少，血细胞比容上升，血压下降，甚至肝、肾功能受损，出现黄疸，血胆红素和转氨酶增高，尿中有蛋白和管型，血液中尿素氮和肌酐增高，眼底视网膜出血，最后患者意识模糊而呈昏睡状态。

### 三、诊断与鉴别诊断

（一）诊断要点

1. 病史

孕妇停经后出现恶心、呕吐等反应，严重时不能进食。

2. 临床表现

妊娠剧吐的临床表现为皮肤干燥，脉搏加快，体温轻度升高，血压下降。严重时出现脱水、电解质紊乱，酸中毒以及体重下降。

3. 辅助检查

尿比重增加，可以出现尿蛋白、尿酮体以及管型。有肝肾功能异常、血红蛋白以及血细胞比容升高。

（二）鉴别诊断

1. 急性胃肠炎

有不良饮食史，伴有腹痛腹泻，大便常规有白细胞，培养有致病菌生长，抗生素治疗有效。

2. 肠梗阻

腹痛腹胀明显，可出现肠型，不排气，腹 X 线片肠管内有液平面。

3. 胆囊疾患

右上腹疼痛明显，有压痛，B 型超声可协助诊断。

4. 急性肝炎

有肝炎接触史，呕吐多较轻，肝炎血清免疫学阳性。

5. 脑膜炎

流行季节发病，神经系统检查有异常，脑脊液检查异常。

6. 葡萄胎

葡萄胎也可以表现为严重的呕吐，通过超声检查发现宫内无妊娠囊以及胚胎，可以见到"雪花状"回声或"蜂窝状"图像。

### 四、治疗

（一）轻度妊娠呕吐

轻度妊娠呕吐一般不需特殊治疗。唯需了解患者对妊娠有无思想顾虑，注意其精神状态，多予精神鼓励，并根据患者的喜好，给予富含碳水化合物、维生素及含适量蛋白质易消化的食物，分次进食，并应避免高脂肪的食品。晨吐较剧者则在床上进早餐，食后继续卧床 30 分钟再起床，可在两餐之间进蛋糕、饼干、馒头及藕粉等点心。另外，由于烹饪时的气味易诱发和加剧呕吐，故患者在未恢复健康之前，尽可能不进厨房，可应用小剂量镇静药如地西泮（安定）、苯巴比妥（鲁米那），溴化钠/溴化钾/溴化铵（三溴合剂）等及维生素 $B_1$、维生素 $B_6$ 及维生素 C 等。

（二）严重呕吐或伴有脱水、酮尿症

严重呕吐或伴有脱水、酮尿症均需住院治疗。治疗原则：①调整精神神经状态，做细致的思想解释工作，开始时严格卧床休息、禁食，应用地西泮镇静药物；②及时纠正脱水、缺盐；③静脉滴注高热量液体，纠正饥饿状态及克服新陈代谢障碍。

在住院 24 小时内应予禁食，静脉滴注生理盐水、10% 葡萄糖液及林格溶液，补液量最少

3000 mL/24 h。每日输入盐最少含氯化钠 9 g( 钠 155 mmol)，氯化钾 6 g( 钾 80 mmol)。在输入液体内同时加入维生素 $B_6$ 100 ~ 200 mg 及维生素 C 1000 ~ 2000 mg，肌内注射维生素 $B_1$ 50 ~ 100 mg。怀疑低盐综合征 ( 少尿，尿液中无钠及钾 ) 时，暂时不宜补钾。为了使患者安静，在第 1 ~ 2 日输液中，可加入止吐药，如三氟拉嗪、异丙嗪等。如每日尿量达 1500 mL、尿含氯化钠 2 ~ 3 g，标志入液量及盐分足够。医生可根据临床表现略估计液体量：轻度脱水者应输入液量等于体重之 4%( 每千克体重 40 mL)，中度脱水为体重之 6%( 每千克体重 60 mL)，重度脱水为体重之 8%( 每千克体重 80 mL)。

如存在代谢性酸中毒、二氧化碳结合力下降、碳酸氢钠浓度低，则可输入乳酸钠溶液或碳酸氢钠溶液。一般先补充应补总量的 1/3 ~ 1/2，待复查二氧化碳结合力后，确定再次补充量。

出现黄疸时应注射盐酸精氨酸 15 ~ 20 g，溶于 5% 葡萄糖液 500 ~ 1000 mL 以降低血氨水平，防止发展成肝性昏迷。贫血较重或营养很差者，也可输血或静脉滴注必需氨基酸 500 mL/d，连续数日，以补充能量。

在治疗期间必须定时化验血清电解质及二氧化碳结合力等，以利观察治疗效果。一般在治疗 2 ~ 3 日后，病情大多迅速好转，尿量增加、症状缓解。待呕吐停止后，即可试进少量流质饮食，以后逐渐增加进食量，调整静脉输液量，而后可渐停静脉补液。患者一般在入院后 5 ~ 10 日内多可明显好转。在此期间，医护人员对患者的关心、安慰及鼓励是很重要的。

少数病例经保守治疗无效时，可试加用肾上腺皮质激素，如将氢化可的松 200 ~ 300 mg 加入 5% 葡萄糖 500 mL 内静脉缓滴。地塞米松较氢化可的松强 30 倍，而钠水潴留极微，每日可用 20 ~ 30 mg，稀释后静脉滴注。但氢化可的松可能引起胎儿畸形，在妊娠 8 ~ 9 周慎用，亦仅限于严重病例。

经上述积极治疗后，若病情不见好转，反而出现下列情况，应从速终止妊娠，给予治疗性流产：①持续黄疸；②持续蛋白尿；③体温升高，持续在 38℃ 以上；④心率每分钟超过 120 次；⑤谵妄或昏睡；⑥视网膜出血；⑦多发性神经炎及神经体征；⑧ Wernicke-Korsakoff 综合征。

### 五、注意事项

1. 妊娠剧吐一般多见于年轻的初孕妇，既往无特殊病史，往往和患者的精神紧张、情绪不稳定有一定的关系。

2. 除了补充液体以外，还要注意补充维生素，特别是 B 族维生素，因为 B 族维生素的缺乏会导致严重的 Wemick's 脑病。

3. 由于妊娠剧吐往往和精神紧张、情绪不稳定有一定的关系，只对患者仅仅用药物治疗是不够的。医务人员还需要与患者进行良好的沟通，并进行相应的心理护理。

4. 由于妊娠剧吐可能在下次妊娠时再次发生，因此在决定终止妊娠时需要和患者及其家属进行沟通，告知下次发生的机会。

# 第二节　自然流产

妊娠不足 28 周、胎儿体重不足 1000 g 而终止者，称为流产。妊娠 12 周前终止者，称为早期流产，妊娠 12 周至不足 28 周终止者，称为晚期流产。流产分为自然流产和人工流产。自然流产占妊娠总数的 10% ～ 15%，其中早期流产占 80% 以上。

## 一、病因

自然流产病因包括胚胎因素、母体因素、免疫功能异常和环境因素。

**1. 胚胎因素**

染色体异常是早期流产最常见的原因。半数以上的早期流产与胚胎染色体异常有关。染色体异常包括数目异常和结构异常。除遗传因素外，感染、药物等因素也可引起胚胎染色体异常。若发生流产，多为空孕囊或已退化的胚胎。少数至妊娠足月可能娩出畸形儿，或有代谢及功能缺陷。

**2. 母体因素**

(1) 全身性疾病：孕妇患全身性疾病 ( 如严重感染、高热等疾病 ) 刺激子宫强烈收缩导致流产；引发胎儿缺氧 ( 如严重贫血或心力衰竭 )、胎儿死亡 ( 如细菌毒素和某些病毒如巨细胞病毒、单纯疱疹病毒经胎盘进入胎儿血循环 ) 或胎盘梗死 ( 如孕妇患慢性肾炎或高血压 ) 均可导致流产。

(2) 生殖器官异常：子宫畸形 ( 如子宫发育不良、双子宫、子宫纵隔等 )，子宫肿瘤 ( 如黏膜下肌瘤等 )，均可影响胚胎着床发育而导致流产。宫颈重度裂伤、宫颈内口松弛可引发胎膜早破而发生晚期自然流产。

(3) 内分泌异常：黄体功能不足、甲状腺功能减退、严重糖尿病血糖未能控制等，均可导致流产。

(4) 强烈应激与不良习惯：妊娠期无论是严重的躯体 ( 如手术、直接撞击腹部、性交过频 ) 还是心理 ( 过度紧张、焦虑、恐惧、忧伤等精神创伤 ) 的不良刺激均可导致流产。孕妇过量吸烟、酗酒，过量饮咖啡、二醋吗啡 ( 海洛因 ) 等毒品，均有导致流产的报道。

**3. 免疫功能异常**

胚胎及胎儿属于同种异体移植物。母体对胚胎及胎儿的免疫耐受是胎儿在母体内得以生存的基础。若孕妇于妊娠期间对胎儿免疫耐受降低可致流产。

**4. 环境因素**

过多接触放射线和砷、铅、甲醛、苯、氯丁二烯、氧化乙烯等化学物质，都有孕 8 周前的早期流产，胚胎多先死亡，随后发生底蜕膜出血并与胚胎绒毛分离、出血，已分离的胚胎组织作为异物有可引起子宫收缩，妊娠物多能完全排出。因这时胎盘绒毛发育不成熟，与子宫蜕膜联系尚不牢固，胚胎绒毛易与底蜕膜分离，出血不多。早期流产时胚胎发育异常，一类是全胚发育异常，即生长结构障碍，包括无胚胎、结节状胚、圆柱状胚和发育阻滞胚；另一类是特殊发育缺陷，以神经管畸形、肢体发育缺陷等最常见。孕 8 ～ 12 周时胎盘绒毛发育茂盛，与底蜕膜联系较牢固,流产的妊娠物往往不易完整排出,部分妊娠物滞留在宫腔内,影响子宫收缩,导致出血量较多。孕12周以后的晚期流产,胎盘已完全形成,流产时先出现腹痛,然后排出胎儿、胎盘。胎儿在宫腔内死亡过久,被血块包围,可因形成血样胎块而引起出血不止,也可因血红蛋白长久被吸收而形成肉样胎块,或胎儿钙化后形成石胎。其他尚可见压缩胎儿、纸样胎儿、浸软胎儿、脐带异常等病理表现。

## 二、临床表现

自然流产的主要临床表现为停经后阴道流血和腹痛。

### 1. 孕12周前的早期流产

开始时绒毛与蜕膜剥离,血窦开放,出现阴道流血,剥离的胚胎和血液刺激子宫收缩,排出胚胎或胎儿,产生阵发性下腹部疼痛。胚胎或胎儿及其附属物完全排出后,子宫收缩,血窦闭合,出血停止。

### 2. 孕12周后的晚期流产

晚期流产的临床过程与早产和足月产相似,胎儿娩出后胎盘娩出,出血不多。

由此可见,早期流产的临床全过程表现为先出现阴道流血,而后出现腹痛。晚期流产的临床全过程表现为先出现腹痛(阵发性子宫收缩),而后出现阴道流血。

## 三、临床类型

按自然流产发展的不同阶段,分为以下临床类型。

### 1. 先兆流产

先兆流产是指妊娠28周前先出现少量阴道流血,常为暗红色或血性白带,无妊娠物排出,随后出现阵发性下腹痛或腰背痛。妇科检查宫颈口未开,胎膜未破,子宫大小与停经周数相符。经休息及治疗后症状消失,可继续妊娠,若阴道流血量增多或下腹痛加剧,可发展为难免流产。

### 2. 难免流产

难免流产是指流产不可避免。在先兆流产基础上,阴道流血量增多,阵发性下腹痛加剧,或出现阴道流液(胎膜破裂)。产科检查宫颈口已扩张,有时可见胚胎组织或胎囊堵塞子宫颈口内,子宫大小与停经周数基本相符或略小。

### 3. 不全流产

不全流产是指难免流产继续发展,部分妊娠物排出宫腔,且部分残留子宫腔内或嵌顿子宫颈口处,或胎儿排出后胎盘滞留宫腔或嵌顿子宫颈口,影响子宫收缩,导致大量出血,甚至发生休克。产科检查见宫颈口已扩张,宫颈口有妊娠物堵塞及持续性血液流出,子宫小于停经周数。

### 4. 完全流产

完全流产是指妊娠物已全部排出,阴道流血逐渐停止,腹痛逐渐消失。产科检查宫颈口已关闭,子宫接近正常大小。

### 5. 其他特殊情况

流产有以下3种特殊情况。

(1) 稽留流产:稽留流产又称过期流产。指胚胎或胎儿已死亡滞留宫腔内未能及时自然排出者。典型表现为早孕反应消失,有先兆流产症状或无任何症状,子宫不再增大反而缩小。若已到中期妊娠,孕妇腹部不见增大,胎动消失。产科检查宫颈口未开,子宫较停经周数小,质地不软，未闻及胎心。

(2) 复发性流产：复发性流产是指连续自然流产 3 次及 3 次以上者。每次流产多发生于同一妊娠月份，其临床经过与一般流产相同。早期流产常见原因为胚胎染色体异常、免疫功能异常、黄体功能不足、甲状腺功能减退症等。晚期流产常见原因为子宫畸形或发育不良、宫颈内口松弛、子宫肌瘤等。宫颈内口松弛常发生于妊娠中期，胎儿长大，羊水增多，宫腔内压力增加，羊膜囊经宫颈内口突出，宫颈管逐渐缩短、扩张。患者常无自觉症状，一旦胎膜破裂，胎儿迅即娩出。

(3) 流产合并感染：在流产过程中，若阴道流血时间长，有组织残留子宫腔内或非法堕胎，有可能引起宫腔感染，常为厌氧菌及需氧菌混合感染，严重感染可扩展至盆腔、腹腔甚至全身，并发盆腔炎、腹膜炎、败血症及感染性休克。

## 四、处理

确诊流产后，医生应根据自然流产的不同类型进行相应处理。

1. 先兆流产

先兆流产患者应卧床休息，禁性生活，必要时医生可给予对胎儿危害小的镇静剂。黄体功能不足者可肌内注射黄体酮注射液 10 ～ 20 mg，每日或隔日 1 次，也可口服维生素 E 保胎治疗；甲状腺功能减退者可口服小剂量甲状腺片。经治疗 2 周，若阴道流血停止，B 型超声检查提示胚胎存活，可继续妊娠。若临床症状加重，B 型超声检查发现胚胎发育不良 (β-hCG 持续不升或下降 )，表明流产不可避免，应终止妊娠。此外，医生应重视心理治疗，使患者情绪稳定，信心增强。

2. 难免流产

患者一旦确诊为难免流产，应尽早使胚胎及胎盘组织完全排出。早期流产应及时行刮宫术，对妊娠物应仔细检查，并送病理检查。晚期流产时，子宫较大，出血较多，可用缩宫素 10 ～ 20 U 加于 5% 葡萄糖注射液 500 mL 中静脉滴注，促进子宫收缩。当胎儿及胎盘排出后检查是否完全，必要时刮宫以清除宫腔内残留的妊娠物，并给予抗生素预防感染。

3. 不全流产

一经确诊为不全流产，患者应尽快行刮宫术或钳刮术，清除宫腔内残留组织。阴道大量出血伴休克者，应同时输血输液，并给予抗生素预防感染。

4. 完全流产

流产症状消失，B 型超声检查证实宫腔内无残留物，若无感染征象，不需特殊处理。

5. 稽留流产

稽留流产处理较困难。胎盘组织机化，与子宫壁紧密粘连，致使刮宫困难。稽留时间过长可能发生凝血功能障碍，导致弥散性血管内凝血 (DIC)，造成严重出血。处理前应检查血常规、出凝血时间、血小板计数、血纤维蛋白原、凝血酶原时间、凝血块收缩试验及血浆鱼精蛋白副凝试验 (3 P 试验 ) 等，并做好输血准备。子宫＜ 12 孕周者，可行刮宫术，术中肌内注射缩宫素，手术应特别小心，避免子宫穿孔。如一次不能刮净，可于 5 ～ 7 日后再次刮宫。子宫＞ 12 孕周者，应静脉滴注缩宫素，促使胎儿、胎盘排出。若出现凝血功能障碍，应尽早使用肝素、纤维蛋白原及输新鲜血、新鲜冷冻血浆等，待凝血功能好转后，再行刮宫。

6. 复发性流产

染色体异常夫妇应于孕前进行遗传咨询，确定是否可以妊娠。女方通过产科检查、子宫输卵管造影及宫腔镜检查明确子宫有无畸形与病变，有子宫颈内口松弛等。宫颈内口松弛者应在妊娠前行宫颈内口修补术，或于孕 14 ~ 18 周行宫颈内口环扎术，术后定期随诊，提前住院，待分娩发动前拆除缝线。若环扎术后有流产征象，治疗失败，应及时拆除缝线，以免造成宫颈撕裂。当原因不明的习惯性流产妇女出现妊娠征兆时，应及时补充维生素 E、肌内注射黄体酮注射液 10 ~ 20 mg，每日 1 次，或肌内注射绒毛膜促性腺激素 (HCG)3000 U，隔日 1 次，用药至孕 12 周时即可停药，应安定患者情绪并嘱卧床休息，禁性生活。有学者对不明原因的复发流产患者行主动免疫治疗，将丈夫的淋巴细胞在女方前臂内侧或臀部做多点皮内注射，妊娠前注射 2 ~ 4 次，妊娠早期加强免疫 1 ~ 3 次，妊娠成功率达 86% 以上。

7. 流产合并感染

对于流产合并感染患者的治疗原则为在控制感染的同时尽快清除宫内残留物。若阴道流血不多，先选用广谱抗生素 2 ~ 3 日，待感染控制后再行刮宫。若阴道流血量多，静脉滴注抗生素及输血的同时，先用卵圆钳将宫腔内残留大块组织夹出，使出血减少，切不可用刮匙全面搔刮宫腔，以免造成感染扩散。术后应继续用广谱抗生素，待感染控制后再行彻底刮宫。若已合并感染性休克者，应积极进行抗休克治疗，病情稳定后再行彻底刮宫。若感染严重或有盆腔脓肿形成，应行手术引流，必要时切除子宫。

# 第三节 早产

早产是指妊娠满 28 周至不满 37 足周 (196 ~ 258 日 ) 间分娩者。此时娩出的新生儿称早产儿，出生体重多小于 2500 g，各器官发育尚不够成熟。据统计，早产儿中约有 15% 于新生儿期死亡，而且，围生儿死亡中与早产儿有关者占 75%，因此防止早产是降低围生儿病死率的重要环节之一。

## 一、病因与发病机制

(一) 病因

发生早产的常见原因有孕妇、胎儿和胎盘方面的因素。

1. 孕妇因素

孕妇如有感染性疾病 ( 尤其是性传播疾病 )、子宫畸形、子宫肌瘤，急、慢性疾病及妊娠并发症时易诱发早产，而且若孕妇有吸烟、酗酒不良行为或精神受到刺激以及承受巨大压力时也可发生早产。

2. 胎儿、胎盘因素

如前置胎盘、胎盘早剥、胎儿畸形、胎儿窘迫、胎膜早破、绒毛膜羊膜炎、羊水过多、多胎等亦可致早产。

（二）发病机制

临床研究证实 24 ～ 28 周的早产 90% 以上与感染有关，30 周前的早产 80% 的是由于感染所致，而 34 ～ 36 周的早产因感染所致者只占到 15%。

宫内感染主要有四条途径。

①由下生殖道上行性感染。

②通过血行传播途径经胎盘扩散。

③由腹腔经输卵管逆向弥散。

④侵入性操作，如羊膜腔穿刺、经皮胎儿血取样、绒毛取样、脐血穿刺等。其中经阴道、宫颈的上行感染为主要途径。病原菌主要是细菌，多数病原菌来源于阴道，主要病原菌为：B族链球菌、大肠埃希菌、尿素原体、类杆菌属、阴道加德纳氏菌、梭形杆菌和人型支原体等，多数是毒力相对较低的条件致病菌，病毒感染少见。

细菌何时从阴道上行到宫腔目前还不十分清楚，但通过妊娠 15 ～ 18 周行羊水穿刺的培养结果发现那些发生早产者在早产前 7 周左右已感染。目前关于感染发生的确切时间还不肯定，但目前较为公认的假说是那些患有细菌性阴道病或其他阴道炎和生殖道炎症的孕妇，在受孕时细菌已经存在于子宫内膜或在妊娠早中期胎膜还没有完全与子宫壁融合时上行到子宫腔，孕妇如果免疫力低下，不能清除细菌，之后就会发生羊膜腔感染而出现早产症状或胎膜早破。有研究发现孕 16 周前细菌性阴道病 (BV) 患者早产发生率增加了 7 倍，妊娠 16 ～ 20 周患 BV 者早产增加 4 倍，而妊娠晚期感染 BV 早产增加 2 倍。妊娠晚期这种上行的机会明显减少，因而 34 周后因感染所致早产明显减少。

动物实验、体外及人体研究均证实了下述的感染导致早产的机制：细菌入侵到绒毛膜蜕膜间隙，其释放的内毒素和外毒素激活蜕膜细胞产生各种细胞因子 (cytokines，CK)，如白介素 1 (interleukine-1，IL-1)，白介素 6(interleukin-6，IL-6)，白介素 8(interleukin-8，IL-8)，肿瘤坏死因子 (tumor necrosis factor，TNF) 等。进而激活前列腺素合成系统 (prostaglandins，PGs)，合成和释放前列腺素引起子宫收缩。PG 致子宫收缩、宫颈软化、宫口扩张，反射性促进垂体缩宫素的释放，维持并促进产程进展。同时可以产生金属蛋白水解酶，水解宫颈附近胎膜的细胞外物质，使组织的张力强度降低，胶原纤维减少，胎膜的脆性增加使胎膜破裂。

另一方面绒毛膜感染使前列腺素降解酶活性降低，从而使前列腺素增多。另一机制是与胎儿相关的。胎儿感染激活胎儿下丘脑－垂体－肾上腺轴，胎儿胎盘释放肾上腺皮质激素释放激素，皮质激素的释放进而增加了前列腺素，诱发分娩发动。

**二、病理生理**

早产的发生主要是前列腺素水平的变化起着重要作用。分娩时，子宫组织内磷脂酶活化，引起花生四烯酸释放和前列腺素合成，使子宫缩宫素受体增加，增强缩宫素的敏感性。而缩宫素一方面直接与子宫肌上受体结合，另一方面作用于蜕膜上受体，刺激前列腺素合成，从而发动分娩。

**三、临床表现及诊断**

早产的主要临床表现是子宫收缩，最初表现为不规律宫缩，常伴有少量阴道流血或血性分泌物，以后发展为规律宫缩，其过程与足月临产相似，胎膜早破较足月临产多，宫颈管先逐渐消退，然后扩张。

认真核实孕周及胎儿大小，确定是否早产范畴，可以根据末次月经日期、早孕反应开始出现的时间及胎动开始的时间；根据早孕期妇科检查时子宫体大小是否与停经月份相符合；目前耻骨联合上子宫长度和腹围推算孕周。

超声检查：胎儿头径、头围、腹围、股骨长度与胎龄及体重密切相关。根据超声测量值可估计孕周与胎儿大小。如双顶径＞ 85 mm，96% 的胎儿体重＞ 2500 g；股骨长度测量的可靠性约 90%，如股骨长＞ 6.8 cm，胎儿体重＞ 2500 g。

妊娠满 28 孕周至不足 37 孕周出现至少 10 分钟一次的规律宫缩，伴有宫颈管缩短，可诊断先兆临产。

妊娠满 28 孕周至不足 37 孕周出现规律宫缩 (20 分钟＞ 4 次、持续＞ 30 秒 )，伴有宫颈管缩短＞ 75%，诊断早产临产。

注意与妊娠晚期出现的生理性子宫收缩相区别。生理性子宫收缩 ( 假宫缩 ) 一般不规律，无痛感，不伴有宫颈管的消退和宫颈口扩张等改变。

**四、预防**

积极预防早产是降低围产儿病死率的重要措施之一。

( 一 ) 定期产前检查，指导孕期卫生，积极治疗泌尿道、生殖道感染，孕晚期节制性生活，以免胎膜早破。对早产高危孕妇，应定期行风险评估，及时处理。

( 二 ) 加强对高危妊娠的管理，积极治疗妊娠并发症及预防并发症的发生，减少治疗性早产率，提高治疗性早产的新生儿生存率。

( 三 ) 已明确宫颈功能不全者，应于妊娠 14 ～ 18 周行宫颈环扎术。

( 四 ) 对怀疑宫颈功能不全，尤其是孕中、晚期宫颈缩短者，可选用以下方法进行治疗。

1. 黄体酮阴道制剂，100 ～ 200 mg 每晚置阴道内，从妊娠 20 周用至 34 周，可明显减少34 周前的早产率。

2. 宫颈环扎术，曾有 2 次或 2 次以上晚期流产或早产史患者。可在孕 14 ～ 18 周行预防性宫颈环扎术。如孕中期以后超声检查提示宫颈短于 25 mm 者，也可行应激性宫颈环扎术。如宫颈功能不全在孕中期后宫口已开张，甚至宫颈外口已见羊膜囊脱出，采用紧急宫颈环扎术作为补救，仍有部分患者可延长孕周。

3. 子宫托，近年有报道，用子宫托可代替环扎术处理孕中期以后宫颈缩短的宫颈功能不全患者。

各种预防措施主要针对单胎妊娠，对多胎妊娠尚缺乏充足的循证医学依据。

**五、治疗**

治疗原则：若胎膜未破，胎儿存活，无胎儿宫内窘迫，无严重妊娠并发症及并发症，应抑制宫缩，延长孕周；若胎膜已破，早产不可避免，应设法提高早产儿存活率。

1. 一般治疗

患者应卧床休息，取左侧卧位，以增加子宫胎盘血液灌注量，增加胎盘对氧、营养及代谢物质的交换，并减少自发性宫缩频率。

2. 药物治疗

(1) 抑制宫缩

①β-肾上腺素能受体激动剂-利托君：150 mg 利托君加 500 mL 生理盐水静滴，于 48 小时内使用完毕。静脉滴注时，应保持左侧姿势，以减少低血压危险。开始时，应控制滴速在 0.1 mg/min，并逐渐增加至有效剂量，通常保持在 0.15 ~ 0.35 mg/min，待宫缩停止后，至少持续输注 12 小时。

口服盐酸利托君片 10 mg(1 片)。口服剂量为每 2 小时 10 mg，此后每 4 ~ 6 小时 10 ~ 20 mg，每日总剂量不超过 120 mg。

②硫酸镁：镁离子可与钙离子竞争进入肌质网并可直接作用于肌细胞，使肌细胞膜的电位差降低而不产生肌肉收缩，其抑制作用与剂量有关。血清镁浓度为 2 ~ 4 mmol/L (4 ~ 8 mEq/L) 时，可完全抑制子宫肌的自然收缩和缩宫素引起的宫缩。首次剂量为 4 g 加入 5% 葡萄糖液 100 ~ 250 mL，静脉滴注，在 30 ~ 60 分钟内滴完，后将 5 ~ 10 g 硫酸镁加入 5% 葡萄糖液 500 mL，以 1 ~ 2 g/h 的速度静脉滴注，直至宫缩停止或在产程已明显进展治疗无效时停用。滴注过程中密切注意镁中毒症状，监护孕妇呼吸、膝反射及尿量。如出现呕吐、潮热等不良反应，适当调节滴速。若宫缩一度消失后再现，可重复应用。有严重心肌损害、传导阻滞、肾功能损害者禁用。此外，应避免与其他呼吸抑制药物同用。

③抗拮抗剂：硝苯地平，剂量为 10 mg，每日 3 次口服。舌下含服作用较快，可减弱宫缩的振幅及肌张力，但可致外周血管扩张、房室传导减慢及随后的反射性心动过速、头痛、皮肤潮热以及降低子宫胎盘血流量。

④前列腺素合成酶抑制剂：前列腺素有刺激子宫收缩和导致子宫颈软化的作用，吲哚美辛可通过抑制前列腺素合成酶而抑制前列腺素的合成。常用剂量 25 mg 口服，每 6 小时 1 次；或 50 mg 肛栓每 12 小时 1 次，直至宫缩停止。吲哚美辛对母体的不良反应极小，妊娠< 34 周时，胎儿对药物的不良反应不敏感，尤其短期用药不至于促使胎儿动脉导管提前关闭。

(2) 控制感染：感染是早产的重要诱因，应用抗生素治疗早产，抗生素的应用特别是对阴道分泌物培养 B 族溶血性链球菌阳性者、泌尿系感染者，有很好的效果。

(3) 预防新生儿呼吸窘迫综合征：妊娠不足 34 孕周者，应用地塞米松促进胎儿肺成熟，地塞米松针 10 mg，肌内注射，24 小时发挥作用。

3. 分娩处理

大部分早产儿可经阴道分娩，临产后慎用镇静类等抑制呼吸中枢的药物，停用抑制宫缩的药物；产程中吸氧；第二产程可会阴侧切，预防颅内出血；胎位异常者，可以放宽剖宫产指征。

# 第四节 妊娠期高血压疾病

妊娠期高血压疾病是妊娠期特有的疾病。在我国其发病率为 9.4% ~ 10.4%，国外为 7% ~ 12%。本病命名强调生育年龄妇女发生高血压、蛋白尿症状与妊娠之间的因果关系。多数病例在妊娠期出现一过性高血压、蛋白尿症状，分娩后即随之消失。该病严重影响母婴健康，是造成孕产妇和围生儿患病率及病死率的主要原因。

## 一、高危因素与病因

### （一）高危因素

流行病学调查发现与妊娠期高血压疾病发病风险增加密切相关有如下高危因素：初产妇、孕妇年龄过小或大于 35 岁、多胎妊娠、妊娠期高血压病史及家族史、慢性高血压、慢性肾炎、抗磷脂抗体综合征、糖尿病、肥胖、营养不良、低社会经济状况。

### （二）病因

妊娠期高血压疾病至今病因不明，多数学者认为当前可较合理解释的原因有如下几种。

1. 异常滋养层细胞侵入子宫肌层

研究认为，子痫前期患者胎盘有不完整的滋养层细胞侵入子宫动脉，蜕膜血管与血管内滋养母细胞并存，子宫螺旋动脉发生广泛改变，包括血管内皮损伤、组成血管壁的原生质不足、肌内膜细胞增生及脂类，首先在肌内膜细胞，其次在巨噬细胞中积聚，最终发展为动脉粥样硬化而引发妊娠期高血压疾病的一系列症状。

2. 免疫机制妊娠

免疫机制妊娠被认为是成功的自然同种异体移植。胎儿在妊娠期内不受排斥是因胎盘的免疫屏障作用、母体内免疫抑制细胞及免疫抑制物的作用。研究发现子痫前期呈间接免疫，子痫前期孕妇组织相容性抗原 HLA-DR4 明显高于正常孕妇。HLA-DR4 在妊娠期高血压疾病发病中的作用可能为以下几种。

①直接作为免疫基因，通过免疫基因产物，如抗原影响巨噬细胞呈递抗原。

②与疾病致病基因连锁不平衡。

③使母胎间抗原呈递及识别功能降低，导致封闭抗体产生不足，最终导致妊娠期高血压疾病的发生。

3. 血管内皮细胞受损炎性介质

如肿瘤坏死因子、白细胞介素 -6、极低密度脂蛋白等可能促成氧化应激，导致类脂过氧化物持续生成，产生大量毒性因子，引起血管内皮损伤，干扰前列腺素平衡而使血压升高，导致一系列病理变化。研究认为这些炎性介质、毒性因子可能来源于胎盘及蜕膜。因此，胎盘血管内皮损伤可能先于全身其他脏器。

4. 遗传因素

妊娠期高血压疾病的家族多发性提示遗传因素与该病发生有关。研究发现血管紧张素原基因变异 T235 的妇女妊娠期高血压疾病的发生率较高。也有人发现妇女纯合子基因突变有异常滋养细胞浸润。遗传性血栓形成可能发生于子痫前期。单基因假设能够解释子痫前期的发生，但多基因遗传也不能排除。

5. 营养缺乏

已发现多种营养如低清蛋白血症、钙、镁、锌、硒等缺乏与子痫前期发生发展有关。研究发现妊娠期高血压疾病患者细胞内钙离子升高、血清钙下降，导致血管平滑肌细胞收缩，血压上升。

**6. 胰岛素抵抗**

近年研究发现妊娠期高血压疾病患者存在胰岛素抵抗，高胰岛素血症可导致一氧化氮(NO)合成下降及脂质代谢紊乱，影响前列腺素 E2 的合成，增加外周血管的阻力，升高血压。因此认为胰岛素抵抗与妊娠期高血压疾病的发生密切相关，但尚需进一步研究。

## 二、病理生理变化

本病基本病理生理变化是全身小血管痉挛，内皮损伤及局部缺血，全身各系统各脏器灌流减少。由于小动脉痉挛，造成管腔狭窄、血管外周阻力增大、内皮细胞损伤、通透性增加、体液和蛋白质渗漏，表现为血压上升、蛋白尿、水肿和血液浓缩等。全身各组织器官因缺血、缺氧而受到不同程度损害，严重者脑、心、肝、肾及胎盘等的病理变化可导致抽搐、昏迷、脑水肿、脑出血，以及心、肾衰竭、肺水肿、肝细胞坏死及被膜下出血，胎盘绒毛退行性变、出血和梗死。

## 三、临床表现与分类

妊娠期首次出现血压 > 140/90 mmHg，并于产后 12 周恢复正常；尿蛋白 (-)；少数患者可伴有上腹部不适或血小板减少，产后方可确诊。

妊娠 20 周以后出现血压 > 140/90 mmHg；尿蛋白 > 0.3 g/24 h 或随机尿蛋白 (+)；可伴有上腹不适、头痛等症状血压 > 160/110 mmHg；尿蛋白 > 2.0 g/24 h 或随机尿蛋白 (++)；血清肌酐 > 106 mmol/L，血小板低于 $100×10^9$/L；血 LDH 升高；血清 ALT 或 AST 升高；持续性头痛或其他脑神经或视觉障碍；持续性上腹不适子痫前期孕妇抽搐不能用其他原因解释。

高血压孕妇妊娠 20 周以前无尿蛋白，若出现尿蛋白 > 0.3 g/24 h；高血压孕妇妊娠 20 周后突然尿蛋白增加或血压进一步升高或血小板 < $100×10^9$/L 妊娠前或妊娠 20 周前舒张压 > 90 mmHg( 除外滋养细胞疾病 )，妊娠期无明显加重；或妊娠 20 周后首次诊断高血压并持续到产后 12 周后，需要注意以下几方面。

(1) 通常正常妊娠、贫血及低蛋白血症均可发生水肿，妊娠期高血压疾病之水肿无特异性，因此不能作为其诊断标准及分类依据。

(2) 血压较基础血压升高 30/15 mmHg，但低于 140/90 mmHg 时，不作为诊断依据，但必须严密观察。

(3) 重度子痫前期是妊娠 20 周后出现高血压、蛋白尿，且伴随以下至少一种临床症状或体征者。

子痫前可有不断加重的重度子痫前期，但子痫也可发生于血压升高不显著、无蛋白尿或水肿者。通常产前子痫较多，约 25% 子痫发生于产后 48 小时。

子痫抽搐进展迅速，前驱症状短暂，表现为抽搐、面部充血、口吐白沫、深昏迷；随之深部肌肉僵硬，很快发展成典型的全身阵挛性惊厥、有节律的肌肉收缩和紧张，持续 1 ～ 1.5 分钟，期间患者无呼吸动作，此后抽搐停止，呼吸恢复，但患者仍昏迷，最后意识恢复，但有困顿、易激惹、烦躁等症状。

## 四、处理原则

妊娠期高血压疾病的治疗目的和原则是争取母体可以完全恢复健康，胎儿生后能够存活，以对母儿影响最小的方式终止妊娠。对于妊娠期高血压患者可住院也可在家治疗，应保证休息，加强孕期检查，密切观察病情变化，以防发展为重症。子痫前期患者应住院治疗、积极处理，防止发生子痫及并发症。治疗原则为解痉、降压、镇静，合理扩容及利尿，适时终止妊娠。

常用的治疗药物如下。

①解痉药物，以硫酸镁为首选药物。硫酸镁有预防和控制子痫发作的作用，适用于子痫前期和子痫的治疗。

②镇静药物，适用于对硫酸镁有禁忌或疗效不明显时，但分娩时应慎用，以免药物通过胎盘而对胎儿产生影响，主要用药有地西泮和冬眠合剂。

③降压药物，仅适用于血压过高，特别是舒张压高的患者，舒张压＞110 mmHg 或平均动脉压＞140 mmHg 者，可应用降压药物。选用的药物以不影响心排血量、肾血流量及子宫胎盘灌注量为宜，常用药物有肼屈嗪、硝苯地平、尼莫地平等。

④扩容药物，扩容应在解痉的基础上进行，扩容治疗时，应严密观察脉搏、呼吸、血压及尿量，防止肺水肿和心力衰竭的发生。常用的扩容剂有：清蛋白、全血、平衡液和低分子右旋糖酐。

⑤利尿药物，仅用于全身性水肿、急性心力衰竭、肺水肿、脑水肿、血容量过高且伴有潜在肺水肿者。用药过程中应严密监测患者的水和电解质平衡情况，以及药物的毒副反应。常用药物有呋塞米、甘露醇。

# 第五节 过期妊娠

平时月经周期规则，妊娠达到或超过 42 周（＞294 天）尚未分娩者，称为过期妊娠。其发生率占妊娠总数的 3%～15%。过期妊娠使胎儿窘迫、胎粪吸入综合征、过熟综合征、新生儿窒息、围生儿死亡、巨大儿，以及难产等不良结局发生率增高，其发生率随妊娠期延长而增加。

## 一、病因

过期妊娠可能与下列因素有关。

1. 雌、孕激素比例失调

内源性前列腺素和雌二醇分泌不足使黄体酮水平增高，导致孕激素优势，抑制前列腺素和缩宫素的作用，延迟分娩发动，导致过期妊娠的发生。

2. 头盆不称

部分过期妊娠胎儿较大，导致头盆不称和胎位异常，使胎先露部不能紧贴子宫下段及宫颈内口，反射性子宫收缩减少，从而发生过期妊娠。

3. 胎儿畸形

如无脑儿，由于无下丘脑，垂体－肾上腺轴发育不良或阙如，促肾上腺皮质激素产生不足，胎儿肾上腺皮质萎缩，使雌激素的前身物质 16α- 羟基硫酸脱氢表雄酮不足，从而雌激素分泌减少；小而不规则的胎儿不能紧贴子宫下段及宫颈内口诱发宫缩，导致过期妊娠。

4. 遗传因素

某家族、某个体常反复发生过期妊娠，提示过期妊娠可能与遗传因素有关。胎盘硫酸酯酶缺乏症是一种罕见的伴性隐性遗传病，可导致过期妊娠。其发生机制是因胎盘缺乏硫酸酯酶，胎儿肾上腺与肝脏产生的 16α- 羟基硫酸脱氢表雄酮不能脱去硫酸根转变为雌二醇及雌三醇，从而使血雌二醇及雌三醇明显减少，降低子宫对缩宫素的敏感性，使分娩难以启动。

## 二、发病机制

(1) 头盆不称时，由于胎先露部对宫颈内口及子宫下段的刺激不强，容易发生过期妊娠。

(2) 无脑儿畸胎不合并羊水过多时，由于胎儿无下丘脑，使垂体－肾上腺轴发育不良，由胎儿肾上腺皮质产生的肾上腺皮质激素及雌三醇的前身物质 16α- 羟基硫酸脱氢表雄酮减少及小而不规则的胎儿，不足以刺激宫颈内口及子宫下段引起宫缩，孕周可长达 45 周。

(3) 缺乏胎盘硫酸酯酶，是一种罕见的伴性隐性遗传病，均见于怀男胎病例，胎儿胎盘单位无法将活性较弱的脱氢表雄酮转变为雌二醇及雌三醇，致使发生过期妊娠。若给孕妇注射硫酸脱氢表雄酮后，血浆雌激素值不见升高，即可确诊。

(4) 内源性前列腺素和雌二醇分泌不足而黄体酮水平增高。过期妊娠系雌孕激素比例失调导致孕激素优势，抑制前列腺素和缩宫素，使子宫不收缩，延迟分娩发动。

## 三、对母儿影响

( 一 ) 对围生儿影响

过期妊娠除了会导致围生儿致病和死产率高外，还会导致胎儿窘迫、新生儿窒息、抽搐、胎粪吸入综合征、过熟儿综合征、低 Apgar 评分等发生率增高，新生儿重症监护病房的住院率增加，巨大儿、阴道助产、剖宫产和肩难产的风险高。

( 二 ) 对母体影响

因产程异常、产后出血、严重的会阴裂伤、感染、产后出血和及手术产率增高，产妇焦虑增加。

## 四、诊断及鉴别诊断

( 一 ) 诊断要点

1. 正确计算预产期。月经周期正常者，按末次月经推算预产期；月经周期不正常或叙述病情不清者，可根据基础体温、早孕反应时间、早期妇科检查子宫大小、胎动时间、B 型超声孕早期的胎囊大小和孕 14 ～ 20 周时的胎头双顶径，对估计预产期都有帮助。此外，子宫符合足月妊娠大小，宫颈已成熟，羊水逐渐减少，孕妇体重不再增加或稍减轻应视为过期。

2. 胎盘功能检查

(1) 胎动计数：12 小时胎动计数小于 10 次或逐日下降＞ 50% 而不能恢复，或突然下降50%，均为胎盘功能不足，胎儿有缺氧存在。

(2) 胎心率监护：每周做激惹试验检测胎心率，有反应提示胎儿情况良好，阴性者需做宫缩激惹试验，若出现中度以上的加速或减慢，尤其是反复出现的晚期减缓，提示胎儿缺氧。

(3) 羊水性状检查：量少、混浊、色黄绿，甚至胎粪状提示胎盘功能减退。

( 二 ) 鉴别诊断

月经规律者诊断明确，月经不准确或末次月经记不清楚者，需要核实预产期。

## 五、处理

一旦确定为妊娠过期，即根据胎儿胎盘功能及宫颈成熟度决定处理方案。

（一）产前处理

已确诊过期妊娠，若有下列情况之一应立即终止妊娠。

1. 宫颈条件成熟。

2. 胎儿≥4 000 g 或 IUGR。

3. 12 小时内胎动累计数＜10 次或 NST 为无反应型，CST 阳性或可疑时。

4. 持续低 E/C 比值。

5. 羊水过少（羊水暗区＜3 cm) 或羊水粪染。

6. 并发中度或重度妊高征。

终止妊娠的方法应酌情而定。宫颈条件成熟者应人工破膜，破膜时羊水多而清，可在严密监护下经阴道分娩；宫颈条件未成熟者可用促宫颈成熟药物，也可用缩宫素、前列腺素制剂引产；出现胎盘功能不良或胎儿窘迫征象，不论宫颈条件成熟与否，均应行剖宫产尽快结束分娩。

（二）产时处理

过期妊娠时，胎儿虽有足够储备力，足以保证产前监护试验正常，但临产后宫缩应激力的显著增加超过其储备力，出现隐性胎儿窘迫甚至死亡，对此应有足够认识。医生应适时应用胎儿监护仪，及时发现问题，采取应急措施，适时选择刮宫产结束分娩挽救胎儿。

剖宫产指征有以下几方面。

1. 引产失败。

2. 产程长，胎先露部下降不满意。

3. 产程中出现胎儿窘迫征象。

4. 头盆不称。

5. 巨大儿。

6. 臀先露伴骨盆轻度狭窄。

7. 高龄初产妇。

8. 破膜后羊水少、黏稠、粪染。

产程中为避免胎儿缺氧，应给产妇吸氧，静脉滴注葡萄糖液，进行胎心监护，对可疑畸胎者行 B 型超声检查，并做好抢救胎儿的一切准备。过期妊娠时，常伴有胎儿窘迫、羊水粪染，分娩时应做相应准备。要求在胎肩娩出前用负压吸球或吸痰管吸净胎儿鼻咽部分泌物，对于分娩后胎粪超过声带者应用喉镜直视下吸出气管内容物，并做详细记录。过期妊娠患儿发病率和病死率均高，应及时发现和处理新生儿窒息、脱水、低血容量及代谢性酸中毒等并发症。

# 第六节 异位妊娠

受精卵在子宫体腔以外着床称为异位妊娠，习称宫外孕。异位妊娠依受精卵在子宫体腔外种植部位不同而分为：输卵管妊娠、卵巢妊娠、腹腔妊娠、阔韧带妊娠和宫颈妊娠。

异位妊娠是妇产科常见的急腹症，发病率约 1%，是孕产妇的主要死亡原因之一，以输卵管妊娠最常见。输卵管妊娠占异位妊娠95%左右，其中壶腹部妊娠最多见，约占78%，其次为峡部、伞部，间质部妊娠较少见。

## 一、输卵管妊娠

本疾病是指卵子在输卵管壶腹部受精，受精卵因某些原因在输卵管被阻，而在输卵管的某一部分着床、发育，发生输卵管妊娠。输卵管妊娠以壶腹部妊娠为最多，占50%～70%；其次为峡部，占30%～40%；伞部、间质部最少见，占1%～2%。在输卵管妊娠流产或破裂后，则临床现象明显。在输卵管妊娠未破裂前，一般没有明显的症状，有的患者有早期妊娠反应，即食欲缺乏，恶心呕吐，偏食等，有的患者有一侧阵发性下腹部隐痛，双合诊子宫无明显胀大或稍胀大，其一侧有包块，压痛，疑为输卵管妊娠而进一步做有关辅助检查而确诊，由于上述特点无明显停经史，无不孕史，少量阴道流血被误认为宫内节育器的不良反应，因而误诊率高，误诊更增加本病的危险性。

（一）病因

确切病因尚未明了，可能与以下因素有关。

1. 输卵管异常

慢性输卵管炎可导致管腔皱褶粘连、管腔部分阻塞；阑尾炎、盆腔结核、腹膜炎及子宫内膜异位症可导致输卵管周围粘连、输卵管扭曲和僵直，导致输卵管狭窄、部分阻塞或者蠕动异常；盆腔肿瘤的牵拉和压迫使输卵管变得细长、迂曲或管腔部分阻塞、狭窄；输卵管粘连分离术、再通术及伞端造口术后的重度粘连或手术部位瘢痕狭窄、输卵管绝育术后瘘管形成或再通，均可延迟或者阻止受精卵进入宫腔，从而着床在输卵管而发生输卵管妊娠。此外，输卵管发育不良时，输卵管细长且迂曲，肌层发育差，黏膜纤毛缺乏，可影响受精卵的正常运行；输卵管憩室或副伞等先天畸形亦可导致输卵管妊娠。

2. 受精卵游走

卵子在一侧输卵管受精，经宫腔进入对侧输卵管后种植（受精卵内游走），或游走于腹腔内，被对侧输卵管拾捡（受精卵外游走），由于游走时间较长，受精卵发育增大，故种植对侧输卵管而成输卵管妊娠。

3. 避孕失败

宫内节育器（IUD）避孕失败而受孕时发生输卵管妊娠的概率增大。使用低剂量孕激素避孕药时，可使输卵管蠕动异常，如排卵未被抑制，可发生输卵管妊娠；使用含有大量雌激素的紧急避孕药避孕失败而受孕者，发生输卵管妊娠的概率会增大。

4. 其他

(1) 吸烟：可能是发生宫外孕的一个独立的危险因素。尼古丁能通过引起输卵管纤毛的逆蠕动而打乱输卵管的正常活动，推迟卵细胞进入子宫或胚泡的形成和种植。此外，吸烟还可增加盆腔炎的危险性，导致输卵管的解剖结构异常，从而增加吸烟者发生宫外孕的危险性。

(2) 接受辅助生育技术治疗：不孕也可以发生输卵管妊娠。内分泌异常、精神紧张也可导致输卵管蠕动异常或痉挛而发生输卵管妊娠。

（二）临床表现

在输卵管妊娠流产或破裂后，则临床现象明显。

1. 症状

(1) 腹痛：患者多因突发性腹痛来就诊，其发生率在 90% 以上，开始常为患侧下腹剧烈疼痛，如撕裂感，随即可能波及全腹，疼痛的程度与性质和内出血的量及速度有关，如为破裂，内出血量多且迅速，刺激腹膜而产生剧烈疼痛，且可波及全腹，如为输卵管流产，则出血较少，较缓慢，腹痛往往限于下腹或一侧，疼痛程度亦较轻，有少数病例出血量多，血流至上腹部，刺激膈肌，产生上腹部及肩部疼痛，常被误诊为上腹急腹症，如反复破裂或流产，可以反复引起内出血，一次大量或多次小量内出血又未及时治疗者，血凝集于盆腔最低处（子宫直肠窝），而引起肛门处严重坠痛。

(2) 闭经：输卵管妊娠往往有闭经，闭经时间长短，大多与输卵管妊娠部位有关，妊娠在峡部或壶腹部者闭经日期，常在 6 周左右即出现腹痛症状，很少超过 2 ～ 3 个月，对于月经一向规则的妇女，月经过期数日，出现内出血现象，应考虑是否为输卵管妊娠，输卵管间质部妊娠，由于周围肌层组织较厚，常在妊娠 3 ～ 4 个月发生破裂，故有较长的闭经，询问病史时，应详细询问月经的量、质、持续天数并与既往月经比较，不要将点滴阴道流血误认为是一次月经，少数输卵管妊娠的绒毛组织所产生的绒毛膜促性腺激素，不足以使子宫内膜达到闭经的反应，而无闭经现象。

(3) 阴道不规则流血：输卵管妊娠中绝后，引起内分泌变化，随之子宫内膜发生退行性变化及坏死，蜕膜呈碎片状或完整排出，引起子宫出血，出血常是不规则点滴状，深褐色，需在病灶除去（手术或药物）后，才能完全停止，有少数病例的阴道流血较多，流血除来源于子宫内膜剥脱外，有人认为系来自输卵管。

(4) 昏厥与休克：患者在腹痛同时，常有头昏、眼花、出冷汗、心悸，甚至昏厥，昏厥和休克的程度与出血的速度及量有关。

(5) 不孕史：输卵管妊娠患者常有原发或继发性不孕史，上海报告的 2822 病例中，有不孕史者占 66.28%。

2. 体征

(1) 全身检查：体温一般正常，休克时可能略低，当内出血吸收时，体温可稍高，而一般不超过 38℃，内出血时血压下降，脉搏变快，变弱，面色苍白。

(2) 腹部检查：腹部有压痛，明显的反跳痛，以病侧最为显著，腹肌强直较一般腹膜炎为轻，显示内出血所产生的血性腹膜刺激与一般感染性腹膜炎不同，腹腔内出血量多时可出现移动性浊音体征，出血缓慢者或就诊较晚者形成血肿，可在腹部摸到半实质感，有压痛的包块。

(3) 阴道检查：阴道内常有少量出血，来自子宫腔，阴道后穹窿常常饱满，触痛，子宫颈有明显的抬举痛，即将子宫颈向上或向左右轻轻触动时，患者即感剧烈疼痛，在内出血多者，检查时常觉子宫有飘浮感，子宫正常大或稍大、稍软，子宫之一侧可触及胀大的输卵管，就诊时间较迟者，可在子宫直肠窝处触到半实质包块，时间越长，则血包机化变硬。

患者的血红蛋白与红细胞值的高低与内出血多少及检查的时间有关，当急性内出血开始时，血红蛋白测定往往正常，因当时血液浓缩，1 ～ 2 天后血液稀释，血红蛋白即下降，或继续出血，血红蛋白继续下降，所以在严密观察患者时，可重复测定血红蛋白，以作比较，白细胞数常常高达 $10 \times 10^9$/L。

（三）诊断

输卵管妊娠发生破裂或流产后，临床症状典型，诊断并不困难。早期异位妊娠患者尚未破裂流产前，无明显的症状、体征，诊断比较困难。对生育年龄有异位妊娠高危因素的妇女停经后，无论是否避孕、绝育，都应高度警惕异位妊娠的发生，早期诊断，可以避免过多的出血，及过多的输卵管损伤，保留生育功能。医生可及时、正确地应用各种辅助诊断方法，尽早地明确诊断。

1. 绒毛膜促性腺激素测定

异位妊娠最常见症状为停经、腹痛、阴道出血，具备上述任何两者均应行绒毛膜促性腺激素定性或定量测定。绒毛膜促性腺激素测定是早期诊断异位妊娠的重要方法，也是保守治疗疗效监测的重要依据。

2. 超声检查

B 型超声检查对诊断异位妊娠有重要意义。超声见到宫内胎囊是可靠的妊娠象征，可以排除宫外孕，但必须注意与假胎囊鉴别。宫外孕时子宫内膜有蜕膜反应，亦可有积血，在 10% ～ 20% 的患者中可有假胎囊样改变。真正的胎囊一般偏中央种植，埋于一侧的子宫内膜中，外围有绒毛膜和蜕膜层，即有"双环征"。而假胎囊常位子宫腔中央，即两侧子宫内膜间仅围有薄壁蜕膜，内无胎芽，且无"双环征"。还需注意的是宫内胎囊的出现与孕周有关，临床上必须结合孕周考虑。在孕 5、6 和 7 周时存活的宫内胎囊的发现率分别为 76%、96% 和 98%。在孕 7 周常规阴道超声筛选时，若未发现胎囊，应注意除外宫外孕及宫内孕流产。宫外孕显像取决于异位包块的大小、有无破裂、流产及腹腔内出血。未破裂型宫外孕患者附件区可见完整的妊娠囊，内有胎芽，月份稍大者有时可见胎心搏动。腹部 B 型超声检查发现胎心者占 10%，阴道超声占 17% ～ 21%，阴道彩超也仅约 20%。多数患者附件区呈囊性或混合性包块，需仔细辨别卵巢，以与卵巢囊肿、巧克力囊肿或肠襻鉴别。囊性包块伴有血绒毛膜促性腺激素上升提示正生长的妊娠囊，混合性包块常提示输卵管积血和输卵管不全流产。子宫直肠陷窝中有时可见游离液体，这是非特异性的，并不一定代表有血，出血多时两髂窝及腰部可见液性暗区。

超声检查结合血绒毛膜促性腺激素测定是诊断异位妊娠最常用的方法。若绒毛膜促性腺激素值大于 6000 ～ 6500 mU/mL，腹部 B 型超声宫内无胎囊，宫外孕的可能性为 95%。Stovall 等用阴道超声观察，若为正常宫内孕，当血绒毛膜促性腺激素值大于 1000 mU/mL 时多数宫内胎囊可见，当血绒毛膜促性腺激素值大于 2000 mU/mL 时，均可见宫内胎囊。多数作者认为当血绒毛膜促性腺激素值大于 2500 mU/mL 时宫内仍未见胎囊，则为异常妊娠，包括宫外孕和宫内孕流产。

3. 后穹隆穿刺

后穹隆穿刺是一种传统的诊断腹腔内出血简易、快速的方法。由于腹腔内出血最易积聚在子宫直肠陷凹，穿刺前将患者臀部放低片刻，用 18 号长针自阴道后穹隆迅速刺入子宫直肠陷凹，抽出暗红色不凝血为阳性结果，说明有血腹症存在。不凝血系异位妊娠流产或破裂出血刺激腹膜产生一种促使纤维蛋白溶解的激活因子——纤溶酶原活化物，使血中的纤溶酶原转化为纤溶酶，因而已经凝固的纤维蛋白重新裂解为流动的分解产物。此外，纤溶酶活性很大，同时能水解很多血浆蛋白和凝血因子，以致血液不再凝固。

后穹隆穿刺阳性提示腹腔内存在游离的血液，异位妊娠占血腹症中的85%，其他原因还有黄体破裂出血或内脏破裂引起的出血。输卵管妊娠流产或破裂型有临床症状时，后穹隆穿刺的阳性率达90%以上。如抽出脓液或浆液性液体，则可排除输卵管妊娠。后穹隆穿刺如未抽出血液，不能凭此否定输卵管妊娠，因在无内出血、内出血量少、血肿位置高、与周围组织粘连或穿刺位置不对，均可造成假阴性。早期未破裂型异位妊娠可不做后穹隆穿刺。陈旧性异位妊娠时，后穹隆穿刺抽出陈旧性血液即可与其他盆腔包块鉴别。

4. 腹腔穿刺

内出血量多，腹部疑有移动性浊音时，可做腹腔穿刺。经腹腔穿刺的优点是简便、快捷、不易引起感染，缺点是少量的腹腔内出血不易抽出。

5. 黄体酮测定

异位妊娠患者血中黄体酮水平低已被公认。医生已将其作为早期诊断异位妊娠的一项指标，但不能确定是原发于黄体功能不足，还是继发于异位滋养细胞产生的绒毛膜促性腺激素或其他激素量不足所致。孕早期所有的异位妊娠及不能存活的宫内妊娠患者血清水平均低于15.85 nmol/L (5 ng/mL)，当血清黄体酮水平高于79.25 nmol/L (25 ng/mL)时，97%的患者为能存活的宫内妊娠。对黄体酮水平低于15.85 nmol/L (5 ng/mL)的患者进行刮宫，无干扰正常妊娠的顾虑。在发达国家黄体酮测定已被列为妊娠后的常规检查，经此筛选，明显提高了异位妊娠的早期诊断率。

6. 诊断性刮宫

诊断性刮宫是帮助诊断早期未破裂型异位妊娠的一个很重要的方法，常能起决定性作用。当孕龄大于38日，血绒毛膜促性腺激素值大于2500 mU/mL，血清黄体酮小于15.85 nmol/L (5 ng/mL)和阴道超声子宫内胎囊可见时，可行诊断性刮宫。诊断性刮宫可达到两个目的：①若有绒毛，基本可排除宫外孕，宫内孕合并宫外孕的可能性仅为三万分之一 ( 应用促排卵药物怀孕者除外 )；②若无绒毛，诊刮后24小时血绒毛膜促性腺激素继续升高，可以推断为宫外孕。刮出物虽无绒毛，但血绒毛膜促性腺激素自行下降，一部分患者可能为宫内妊娠流产，胚胎组织已排出，也可能为宫外孕患者自然流产、自行退化、吸收中。大部分患者无须处理，但需随诊血绒毛膜促性腺激素至正常范围。如血绒毛膜促性腺激素先下降又持平或升高者，说明滋养细胞仍活跃，应及时处理。刮出物置盐水中肉眼观察有无绒毛的误差率为11.3%，需依靠最后的组织学诊断。

7. 腹腔镜

腹腔镜可以用于诊断和治疗宫外孕。医生可以直视盆腔器官做出明确诊断。在极早期受累的部位尚无形态学变化前或盆腔粘连等影响时观察，腹腔镜的假阳性率及假阴性率为2%～5%。虽然腹腔镜的诊断价值最高，但毕竟是一创伤性的检查，不能列为常规的检查方法，在部分诊断比较困难的病例或异位包块较大等，估计药物治疗困难，决定同时行腹腔镜下手术时应用。

( 四 ) 治疗

1. 手术治疗

异位妊娠一旦因流产或破裂出现内出血时，应立即进行手术治疗，严重内出血并发休克的患者，应在积极纠正休克，补充血容量的同时，进行手术抢救。进入腹腔后，医生应迅速钳夹出血部位，暂时控制出血，并加快输液速度，待血压上升后继续手术。手术途径有经腹腔镜或开腹手术两种。腹腔镜手术创伤小，术后粘连少，患者恢复快，尤其对术前可疑异位妊娠的患者，腹腔镜还有诊断意义。绝大多数异位妊娠患者经腹腔镜手术是最好的手术途径，即使是严重内出血的患者，也不是手术禁忌，主要取决于术者对腹腔镜操作的经验。对于子宫残角妊娠等，腹腔镜下缝合等操作困难时，应立即开腹手术。

手术方式一般采用全输卵管切除术。有绝育要求者可同时结扎对侧输卵管。对有生育要求的年轻妇女，如对侧输卵管已切除或有明显病变，可行保守性手术，以保留输卵管及其功能。医生应根据患者的全身情况、孕卵着床部位及输卵管病变程度选择术式，如伞端妊娠时行孕卵压出术，壶腹部及峡部妊娠行切开或造口术取出孕卵，峡部妊娠还可行病灶切除及断端吻合术，采用显微外科技术可提高妊娠率。

在多数情况下可行自体输血，自体输血是抢救严重内出血伴休克的有效措施之一，尤其在缺乏血源的情况下。自体输回腹腔血液必须符合以下条件：妊娠不足 12 周，胎膜未破，出血时间小于 24 小时，血液未受污染，镜下红细胞破坏率低于 30%。每回收 100 mL 血液加用 3.8% 枸橼酸钠 10 mL 抗凝，最好用 20 µm 微孔过滤器或用输血漏斗垫 6 ～ 8 层纱布过滤，立即输回体内，一般无严重反应，偶见血小板、纤维蛋白和白细胞形成的微栓进入体内，引起成人呼吸窘迫综合征或急性肾衰竭，输血开始时静脉推注地塞米松可预防其发生。为防止枸橼酸中毒，凡自体输血 500 mL 以上者，应给予 10% 葡萄糖酸钙 10 ～ 20 mL。

2. 非手术治疗

异位妊娠的早期诊断为非手术治疗创造了条件和时机。非手术治疗包括期待疗法和药物治疗。

(1) 期待疗法：一些早期异位妊娠患者可以通过输卵管妊娠流产或退化自然吸收消退，不用治疗，临床上存在着过度治疗的情况。期待疗法的适应证为以下几种。

①无临床症状。

②异位妊娠包块直径小于 3 cm。

③血 - 绒毛膜促性腺激素值小于 1000 mU/mL 并持续下降。

④腹腔内无游离液体。观察期间，应密切注意临床表现、生命体征，连续测定血 - 绒毛膜促性腺激素、血细胞比容、超声波检查。血 - 绒毛膜促性腺激素是监测滋养细胞消退的一个很好指标，如连续 2 次血 - 绒毛膜促性腺激素不降低或升高，不宜观察等待，可用药物或手术治疗。临床上适合期待疗法的患者占 15% ～ 20%。

(2) 药物治疗：近年来药物治疗异位妊娠有了很大的进步，药物治疗途径有经全身 ( 静脉滴注、肌内注射或口服 ) 也有经腹腔镜、超声波引导下的局部治疗。药物包括甲氨蝶呤 (MTX)、前列腺素 (PG)、米非司酮 (RU-486)、氯化钾、高渗葡萄糖及中药天花粉等。甲氨蝶呤为最常用、最有效的药物。甲氨蝶呤为一种抗代谢类药物，在细胞周期中抑制二氢叶酸还原酶，干扰嘌呤核苷酸的合成，从而抑制 DNA 的合成及细胞复制。妊娠期滋养细胞增生活跃，对甲氨蝶呤的抑制作用较正常细胞敏感，对用甲氨蝶呤治疗妊娠滋养细胞疾病的患者的长期随访中表明化学药物治疗后生殖道畸形、自然流产或继发肿瘤并无增加。

药物治疗异位妊娠的适应证为：①患者无明显腹痛；②异位妊娠包块直径小于 5 cm；③血 - 绒毛膜促性腺激素值小于 2000 U/L；④患者生命体征平稳，无活跃腹腔内出血的体征。

甲氨蝶呤治疗异位妊娠现多采取单次肌内注射方法，剂量为甲氨蝶呤 50 mg/m$^2$ 体表面积。

用药后 4 ～ 7 日 β- 绒毛膜促性腺激素下降小于 15% 或继续升高，第 7 日给予第二次甲氨蝶呤肌内注射 (50 mg/m²)。β- 绒毛膜促性腺激素降至正常所需要的时间与用药前 β- 绒毛膜促性腺激素水平有关，β- 绒毛膜促性腺激素水平越高，所需要的时间越长。药物治疗安全、成功的关键在于早期诊断和严格选择患者。

## 二、其他部位妊娠

### （一）卵巢妊娠

卵巢妊娠是一种罕见的宫外孕。异位妊娠以输卵管妊娠最常见，约占 95%，如果异位妊娠发生在卵巢，则很少见了。卵巢妊娠的主要症状为停经、腹痛及阴道流血。破裂后可引起腹腔内大量出血，甚至休克。患者有停经史，卵巢妊娠和正常妊娠一样，月经停止来潮。由于卵巢妊娠极少见，常常容易被误诊为输卵管妊娠、卵巢囊肿、黄体破裂、急性阑尾炎等而贻误治疗，给患者带来严重后果。所以医生要详细了解病史，为患者做认真仔细的检查及 B 型超声等影像学检查。同时要求医生能够进行去粗取精，去伪存真的判断，减少误诊。

### （二）腹腔妊娠

腹腔妊娠是指位于输卵管、卵巢及阔韧带以外的腹腔内妊娠，其发生率约为 1 ∶ 15 000 次正常妊娠，腹腔妊娠分原发性和继发性两种。原发性腹腔妊娠指受精卵直接种植于腹膜、肠系膜、大网膜等处，极少见。促使受精卵原发种植于腹膜的因素可能为腹膜上存在子宫内膜异位灶。继发性腹腔妊娠往往发生于输卵管妊娠流产或破裂后，偶可继发于卵巢妊娠或子宫内妊娠而子宫存在缺陷破裂后。胚胎落入腹腔，部分绒毛组织仍附着于原着床部位；并继续向外生长，附着于盆腔腹膜及邻近脏器表面。腹腔妊娠由于胎盘附着异常，血液供应不足，胎儿不易存活至足月。

### （三）宫颈妊娠

受精卵着床和发育在宫颈管内者称宫颈妊娠，发病率约为 1 ∶ 18 000 次正常妊娠，多见于经产妇，有停经及早孕反应。主要症状为无痛性阴道流血或血性分泌物，流血量一般由少到多。检查发现宫颈显著膨大呈桶状，变软变蓝。确诊后可行搔刮宫颈管术或行吸宫颈管手术，术前应做好输血准备。为减少刮宫时出血并避免切除子宫，近年采用术前给予甲氨蝶呤治疗。甲氨蝶呤每日肌内注射 20 mg 共 5 日，或甲氨蝶呤 50 mg 直接注入妊娠囊内。经甲氨蝶呤治疗后胚胎死亡，其周围绒毛组织坏死，刮宫时出血量明显减少。

### （四）子宫残角妊娠

子宫残角妊娠是指受精卵于子宫残角内着床并生长发育，多见于经产妇。确诊后应及早手术，切除残角子宫，若为活胎，应先行剖宫产，然后切除残角子宫。

## 三、预防和健康教育

(1) 注意经期、产期和产褥期的卫生，防止生殖系统的感染。如果已经发病应及时去医院就诊。

(2) 不吸烟、不喝酒，注意孕前检查，积极医治妇科疾病，正确掌握受孕时机，可减少宫外孕发病率。

(3) 人工流产与宫外孕有关，人流次数越多，宫外孕的危险越大。因此平时要注意避孕，避免多次人工流产。

(4) 有下面一些情况的妇女容易发生宫外孕，应提高警惕。如有附件炎、盆腔炎、盆腔子宫内膜异位症病史的妇女；有输卵管手术史的妇女；有不孕症的妇女；有"宫外孕"史的妇女。

# 第七节 胎盘早剥

胎盘早剥是指妊娠 20 周后或分娩期，正常位置的胎盘在胎儿娩出前，部分或全部从子宫壁剥离。胎盘早剥也是引起妊娠晚期阴道流血的常见原因，但病情较前置胎盘更为严重，具有起病急、发展快的特点，若处理不及时常危及母儿生命。

## 一、病因

目前胎盘早剥的病因及发病机制尚不清楚，可能与下列因素有关。

(1) 血管病变如孕妇患有妊娠期高血压、慢性高血压等疾病，底蜕膜血管病变导致胎盘后血肿，致使胎盘提前剥离。

(2) 机械性因素如腹部外伤或分娩时由于脐带过短受到胎儿下降的牵拉，造成胎盘提前剥离。

(3) 子宫腔内压力骤降如羊水过多者行人工破膜时可使宫腔内压力突然降低，子宫急剧收缩，使胎盘和子宫壁之间发生错位而剥离。

(4) 子宫静脉压突然升高妊娠晚期孕妇由于长时间仰卧位，子宫压迫下腔静脉，回心血量减少，致使子宫静脉淤血，静脉压骤增，最终导致胎盘早剥。

(5) 其他如高龄初孕妇、吸烟、子宫肌瘤等也是引发胎盘早剥的高危因素。

胎盘早剥的主要病理变化是底蜕膜出血并形成胎盘后血肿。根据病理表现不同，胎盘早剥分为显性剥离、隐性剥离及混合性剥离三种。

(1) 显性剥离又称外出血，当底蜕膜出血增多时，血液冲开胎盘边缘，沿胎膜与子宫壁之间经子宫颈管向外流出。

(2) 隐性剥离又称内出血，当底蜕膜出血时，血液未冲开胎盘边缘或因胎先露固定于骨盆入口，均使胎盘后血液不能外流，而积聚在胎盘与子宫壁之间。

(3) 混合性剥离又称混合性出血，当内出血过多时，胎盘后血肿越积越大，最终血液仍可冲开胎盘边缘与胎膜，经子宫颈管流出，形成混合性出血。偶有血液渗入羊膜腔形成血性羊水。

隐性剥离时，不断增多的内出血使胎盘后血肿压力增加，最终血液浸入子宫肌层，引起肌纤维发生分离、断裂、变性等；血液进一步渗透至子宫浆膜层，子宫表面呈现紫蓝色瘀斑，称为子宫胎盘卒中。子宫胎盘卒中严重影响子宫收缩，可导致产后致命性出血。

严重患者的胎盘剥离处释放大量组织凝血活酶，进入母体血液循环，激活凝血系统，诱发DIC，可致肾等重要脏器毛细血管内血栓形成，造成严重缺血与功能障碍，最终患者可因并发DIC 或急性肾功能衰竭而死亡。

## 二、病理生理

胎盘早剥的主要病理变化是底蜕膜出血，形成血肿，使胎盘自附着处剥离。若剥离面小，出血量少且很快凝固，临床一般无明显症状；如剥离面大，继续出血，可形成胎盘后血肿。若胎盘边缘仍附着于子宫壁，或胎膜与子宫壁未分离，血液不向外流而积聚在胎盘与子宫壁之间，为隐性出血或内出血；当胎盘后血肿使胎盘剥离面不断扩大，血液冲开胎盘边缘及胎膜，沿胎膜与子宫壁之间经宫颈管向外流出，此时为显性出血或外出血。当内出血过多时，血液也可冲开胎盘边缘与胎膜，向宫颈口外流出，形成混合性出血。

当血液穿破羊膜流入羊水中时，可形成血性羊水。内出血严重时，血肿积聚在胎盘及子宫壁之间，由于胎盘后血肿的压力加大，使血液向子宫肌层内浸润，引起肌纤维分离、断裂、变性，此时子宫表面出现紫蓝色瘀斑，尤其在胎盘附着处更明显，称为子宫胎盘卒中。

胎盘早剥时羊水可经剥离面进入开放的血管，从而引起羊水栓塞等症状。严重的胎盘早剥可能发生凝血功能障碍，主要是由于从剥离处的胎盘绒毛和蜕膜中释放大量的组织凝血活酶，进入母体血循环，激活凝血系统而发生弥散性血管内凝血 (DIC)。子宫胎盘卒中影响子宫肌层收缩，可导致产后出血，尤其合并 DIC 时，更容易出现难以纠正的产后出血和急性肾衰竭。

### 三、临床表现及分类

根据病情严重程度，分为 3 度。

Ⅰ度：多见于分娩期，胎盘剥离面积小，以外出血为主，可伴有轻度腹痛或腹痛不明显，贫血体征不显著。主要症状为阴道流血，出血量一般较多，色暗红，若发生于分娩期则产程进展较快。腹部检查：子宫软，宫缩有间歇，子宫大小与妊娠周数相符，胎位清楚，胎心率多正常，若出血量多则胎心率可有改变，压痛不明显或仅有轻度局部 (胎盘早剥处) 压痛。产后检查胎盘，可见胎盘母体面上有凝血块及压迹。有时症状与体征均不明显，只在产后检查胎盘时，胎盘母体面有凝血块及压迹，才发现胎盘早剥。

Ⅱ度：胎盘剥离面占胎盘面积的 1/3 左右，主要症状为突然发生的持续性腹痛和 (或) 腰酸、腰痛，其程度因剥离面大小及胎盘后积血多少而不同，积血越多疼痛越剧烈。腹部检查：子宫比妊娠周数大，且随胎盘后血肿的不断增大，宫底随之升高，胎盘附着处压痛明显，宫缩有间歇，胎儿存活。

Ⅲ度：胎盘剥离面超过胎盘的 1/2，主要症状为突然发生的持续性腹痛和 (或) 腰酸、腰痛，其程度因剥离面大小及胎盘后积血多少而不同，积血越多疼痛越剧烈。腹部检查：触诊子宫硬如板状，宫缩间歇期不能很好放松，因此胎位触不清楚，胎心消失，胎儿死亡。根据是否有凝血功能障碍，分为Ⅲa(无疑血功能障碍) 和Ⅲb(有凝血功能障碍)。

### 四、辅助检查

#### 1.B 型超声检查

典型的声像图显示胎盘与子宫壁之间出现液性低回声区，界限不太清楚，胎盘异常增厚或胎盘边缘"圆形"裂开，同时见胎儿的宫内状况 (有无胎动和胎心搏动)，并可排除前置胎盘。值得一提的是，超声的阴性结果不能除外胎盘早剥。

#### 2. 实验室检查

实验室检查包括全血细胞计数及凝血功能检查了解患者贫血程度及凝血功能。血常规检查了解患者贫血程度；同时进行血尿素氮、尿酸及二氧化碳结合力等检查了解肾功能情况。

胎盘早剥可能并发 DIC，应做 DIC 的筛选试验，包括血小板计数、凝血酶原时间、纤维蛋白原测定以及纤溶确诊试验 (FDP 免疫试验、凝血酶时间及优球蛋白溶解时间等)。

急症患者可行血小板计数、全血凝块观察与溶解试验，作为简便的凝血功能监测，以便及早诊断是否并发凝血功能障碍。取 2～5 mL 血液放入小试管内，将试管倾斜，若血液在 7 分钟内不凝固，或凝固不稳定，于 1 小时内又溶化，提示血凝异常。若血液在 6 分钟凝固，其体内的血纤维蛋白原含量通常在 1.5 g/L 以上；血液凝固时间超过 6 分钟，且血凝块不稳定，其体内的血纤维蛋白原含量通常在 1～1.5 g/L；血液超过 30 分钟仍不凝，其体内的血纤维蛋白原含量通常少于 1 g/L。

### 五、诊断与鉴别诊断

根据病史、临床症状及体征，结合实验室检查结果做出临床诊断，Ⅰ度胎盘早剥临床不典型，注意与前置胎盘鉴别，应仔细观察与分析，并借 B 型超声检查来确定，子宫后壁的胎盘早剥，腹部体征不明显，不易与前置胎盘区别。

Ⅱ度和Ⅲ度胎盘早剥的症状与体征比较典型，诊断多无困难。主要需与先兆子宫破裂相鉴别。先兆子宫破裂多有头盆不称、分娩梗阻或剖宫产史，检查可发现子宫病理缩复环，导尿有肉眼血尿等；而胎盘早剥常是重度妊高征患者，检查子宫呈板样硬，往往发生在分娩过程中，出现强烈宫缩、下腹疼痛拒按、烦躁不安、少量阴道流血、有胎儿窘迫征象等。

### 六、处理

胎盘早剥处理不及时，严重危及母儿生命，应及时诊断，积极处理。

1. 纠正休克

采取头低足高位、保暖、给氧；迅速建立多条静脉通路，输血输液补足血容量，改善血液循环。最好输新鲜血，既补充血容量，又补充凝血因子。使血细胞比容尽快提高到 0.30 以上，每小时尿量 > 30 mL。休克抢救成功与否，取决于补液量和补液速度。

2. 及时终止妊娠

一旦确诊Ⅱ型或Ⅲ型胎盘早剥，应及时终止妊娠。医生可根据孕妇病情轻重、胎儿宫内状况、产程进展、胎产式等，决定终止妊娠方式。

(1) 阴道分娩适用于外出血为主，Ⅰ度患者一般情况良好，宫口已扩张，估计短时间内能结束分娩者。

①人工破膜使羊水缓慢流出，缩小宫腔容积。

②用腹带裹紧腹部压迫胎盘，使其不再继续剥离，必要时静脉滴注缩宫素缩短第二产程。

③产程中应密切观察心率、血压、宫底高度、阴道流血量以及胎儿宫内状况，一旦发现病情加重或出现胎儿窘迫征象，应及时剖宫产结束分娩。

(2) 剖宫产适用于以下几种情况的分娩者。

①Ⅰ度胎盘早剥，特别是初产妇，不能在短时间内结束分娩者。

②Ⅱ度胎盘早剥，出现胎儿窘迫征象，需抢救胎儿者。

③Ⅲ度胎盘早剥，产妇病情恶化，胎儿已死，不能立即分娩者。

④破膜后产程无进展者。剖宫产取出胎儿与胎盘后，立即注射宫缩剂并按摩子宫。发现有子宫胎盘卒中，配以按摩子宫和热盐水纱垫湿热敷子宫，多数子宫收缩转佳。若发生难以控制的大量出血，可在输新鲜血、新鲜冰冻血浆及血小板的同时，行子宫次全切除术。

# 第八节　前置胎盘

妊娠 28 周后，胎盘附着于子宫下段，甚至胎盘下缘达到或覆盖宫颈内口，其位置低于胎先露部，称为前置胎盘。前置胎盘是妊娠晚期严重并发症，也是妊娠晚期阴道流血最常见的原因。国外报道其发病率为 0.5%，国内报道为 0.24% ～ 1.57%。

## 一、病因

目前尚不清楚前置胎盘的病因，高龄初产妇（年龄＞ 35 岁）、经产妇及多产妇、吸烟或吸毒妇女为高危人群。其病因可能与下述因素有关。

### 1. 子宫内膜病变或损伤

多次刮宫、分娩、子宫手术史等是前置胎盘的高危因素。上述情况可损伤子宫内膜，引起子宫内膜炎或萎缩性病变，再次受孕时子宫蜕膜血管形成不良、胎盘血供不足，刺激胎盘面积增大延伸到子宫下段。前次剖宫产手术瘢痕可妨碍胎盘在妊娠晚期向上迁移，增加前置胎盘的可能性。据统计发生前置胎盘的孕妇，85% ～ 95% 为经产妇。

### 2. 胎盘异常

双胎妊娠时胎盘面积过大，前置胎盘发生率较单胎妊娠高 1 倍；胎盘位置正常而副胎盘位于子宫下段接近宫颈内口；膜状胎盘大而薄，扩展到子宫下段，均可发生前置胎盘。

### 3. 受精卵滋养层发育迟缓

受精卵到达子宫腔后，滋养层尚未发育到可以着床的阶段，继续向下游走到达子宫下段，并在该处着床而发育成前置胎盘。

## 二、分类

根据胎盘边缘与宫颈内口的关系，将前置胎盘分为 3 种类型。

（一）完全性胎盘或称中央性前置胎盘

完全性胎盘的表现为宫颈内口全部被胎盘组织所覆盖。

（二）部分性前置胎盘

部分性前置胎盘的表现为宫颈内口的一部分被胎盘组织所覆盖。

（三）边缘性前置胎盘

边缘性前置胎盘的表现为胎盘边缘附着于子宫下段甚至达宫颈内口但不超过宫颈内口。

## 三、临床表现

### 1. 症状

前置胎盘的典型症状为妊娠晚期或临产时，发生无诱因、无痛性反复阴道流血。妊娠晚期子宫下段逐渐伸展，牵拉宫颈内口，宫颈管缩短；临产后规律宫缩使宫颈管消失成为软产道一部分。宫颈口扩张，附着于子宫下段及宫颈内口的胎盘前置部分不能相应伸展而与其附着处分离，血窦破裂出血。前置胎盘出血前无明显诱因，初次出血量一般不多，剥离处血液凝固后，出血停止；也有初次即发生致命性大出血而导致休克。由于子宫下段不断伸展，前置胎盘出血常反复发生，出血量也越来越多。阴道流血发生孕周迟早、反复发生次数、出血量多少与前置胎盘类型有关。完全性前置胎盘初次出血时间多在妊娠28周左右，称为"警戒性出血"；边缘性前置胎盘出血多发生在妊娠晚期或临产后，出血量较少；部分性前置胎盘的初次出血时间、出血量及反复出血次数，介于两者之间。

**2. 体征**

患者一般情况与出血量有关，大量出血呈现面色苍白、脉搏增快微弱、血压下降等休克表现。腹部检查：子宫软，无压痛，大小与妊娠周数相符。由于子宫下段由胎盘占据，影响胎先露部入盆，故胎先露高浮，常并发胎位异常。反复出血或一次出血量过多可使胎儿宫内缺氧，严重者胎死宫内。当前置胎盘附着于子宫前壁时，可在耻骨联合上方闻及胎盘杂音。临产时检查见宫缩为阵发性，间歇期子宫完全松弛。

**四、诊断及鉴别诊断**

（一）诊断要点

**1. 病史**

在妊娠中晚期，反复出现无痛性阴道出血。

**2. 临床表现**

胎头高浮，臀位的发生率比较高。严重出血者的胎心率可变快、减慢，甚至消失，耻骨联合上缘及两侧有时可听到吹风样杂音，速率与孕妇脉搏一致。

**3. 辅助检查**

B型超声检查发胎盘位置比较低甚至达到或覆盖宫颈内口。

（二）鉴别诊断

**1. 胎盘早剥**

阴道出血伴腹痛及宫底升高，胎心变化或消失，贫血貌与阴道出血不成比例。

**2. 胎盘边缘血窦破裂**

胎盘边缘血窦破裂多为发生于36周后的无痛性阴道出血。其特点为胎盘位置正常，产后可见胎盘边缘的血窦破裂，边缘粗糙，血块不大但较硬，常有裂隙。胎膜破口距胎盘边缘大于7 cm。

**3. 宫颈病变**

如息肉、糜烂及肿瘤为宫颈病变的具体表现。B型超声提示胎盘位置正常，阴道检查可见宫颈病变，必要时可用病理协助诊断。

**五、对母儿的影响**

（一）对母体的影响

**1. 失血**

妊娠晚期由于子宫下段逐渐伸展，附着于子宫下段或子宫内口的胎盘组织不能相应伸展，两者发生错位而剥离，以至该处宫壁血窦破裂而出血。产后由于子宫下段肌层菲薄、收缩力差，附着于此处的胎盘剥离后血窦一时不易缩紧闭合，故出血量多且难以制止，有时需切除子宫才能挽救产妇的生命。

**2. 植入性胎盘**

子宫下段的蜕膜较薄，胎盘绒毛穿透底蜕膜深入子宫下段肌层，而形成植入性胎盘。此种情况产前无出血，胎儿娩出后，胎盘不剥离，亦不引起出血。如果胎盘部分植入，可因胎盘剥离不全而发生难以控制的大出血。

3. 产褥感染

由于前置胎盘的胎盘剥离面位置低，接近子宫颈外口，细菌易从阴道上行入侵。患者因反复出血而贫血，机体抵抗力大大降低，而且阴道内血液又有助于细菌的滋生，故产褥期间易于发生感染。

4. 羊水栓塞

前置胎盘是羊水栓塞的诱因之一。

（二）对胎儿的影响

前置胎盘的出血多发生于妊娠晚期，而且往往反复出血。完全性的前置胎盘和部分性的前置胎盘出血量、次数较多，甚至大量出血，期待疗法效果不佳，为保证孕妇安全必须紧急终止妊娠，故早产发生率高。孕晚期由于孕妇反复阴道出血或突然大出血，孕妇失血过多可致胎儿宫内缺氧甚至死亡。因此前置胎盘可使围生儿的病死率增高。由于胎盘附着处的子宫肌层薄弱，使胎盘功能受影响，导致胎儿生长发育受限，新生儿存活力降低。

## 六、处理

处理原则是抑制宫缩、制止出血、纠正贫血、预防感染、促胎儿成熟。处理方案应根据阴道流血量多少、有无休克、妊娠周数、产次、胎位、胎儿是否存活、是否临产等情况做出决定。

（一）期待疗法

期待疗法的目的是在保证孕妇安全的前提下延长胎龄，促使胎儿达到或更接近足月，从而提高围生儿的存活率。适用于妊娠 37 周以前或胎儿体重估计小于 2300 g，阴道出血不多，患者一般情况好，胎儿存活者。

患者应住院观察，绝对卧床休息，强调左侧卧位，尽量不予干扰，以减少出血机会。定时间断吸氧，每日 3 次，每次 1 小时，提高胎儿血氧供应。等待胎儿生长，尽量维持妊娠达 36 周。在等待过程中，应严密注意出血情况，并配血备用，可给予镇静药及补血药，必要时可给予宫缩抑制剂，如 β- 肾上腺素受体激动剂（利托君、沙丁胺醇等）、硫酸镁等。

估计孕妇近日需终止妊娠者，若胎龄小于 34 周，应促胎肺成熟。地塞米松 5 ～ 10 mg，每日 2 次，连用 2 ～ 3 日，有利于减少产后新生儿呼吸窘迫综合征的发生。在期待治疗过程中，应进行辅助检查，以确定诊断。若诊断为部分性或完全性前置胎盘，必须继续住院。在住院观察期间，还应根据预产期及 B 型超声测量双顶径估计胎儿成熟情况。若在观察期间发生大量阴道流血或反复流血，则必须终止妊娠。

（二）终止妊娠

1. 剖宫产术

剖宫产可以迅速结束分娩，于短时间内娩出胎儿，对母儿均较安全，是目前处理前置胎盘的主要手段。完全性前置胎盘必须以剖宫产结束分娩，部分性或初产妇边缘性前置胎盘，近年也倾向行剖宫产。适时果断行剖宫产术，能立即结束分娩，达到迅速止血的目的。减少对胎儿的创伤，减少围生儿发病率，并可在直视下处理产后出血，是处理前置胎盘最安全、有效的方法，也是处理前置胎盘严重出血的急救手段。

医生在术前应积极纠正休克，输液、输血补充血容量，这些措施不但抢救患者，而且也改善胎儿在宫内的缺氧状态。

剖宫产多选择子宫下段切口，原则上应避开胎盘，手术应根据胎盘附着位置确定。术前行B型超声检查确定胎盘附着位置。若胎盘附着于后壁，做下段横切口；胎盘附着于侧壁，可选择偏向对侧的子宫下段横切口；胎盘附着于前壁，则根据胎盘边缘所在，选择子宫体部纵切口、子宫下段纵切口娩出胎儿。若胎盘大而薄，覆盖整个子宫前壁，则可直接从下段切入，迅速撕开胎盘，取出胎儿。由于子宫下段的收缩力差，胎儿娩出后，胎盘未即娩出，需及时做徒手剥离，同时子宫肌壁内注射麦角新碱 0.2 ～ 0.4 mg 增强子宫下段收缩，配以按摩子宫，可减少产后出血量。

2. 阴道分娩

仅适用于边缘性前置胎盘、枕先露、流血不多、估计在短时间内可结束分娩者。决定阴道分娩后，行人工破膜，破膜后胎头下降压迫胎盘达到止血，并可促进子宫收缩，加速分娩。若破膜后先露下降不理想，仍有出血，或分娩进展不顺利，应立即改行剖宫产术。

( 三 ) 紧急情况转送时的处理

若患者阴道大量流血，而当地无条件处理，可静脉输液或输血，并在消毒下进行阴道填塞，以暂时压迫止血，并迅速护送转院治疗。不论剖宫产术后或阴道分娩后，均应注意纠正贫血及预防感染。

# 第九节　羊水过多

凡在妊娠任何时期内羊水量超过 2000 mL 者，均称为羊水过多。羊水的外观和性状与正常无异样，多数孕妇羊水增多缓慢，在较长时间内形成，往往症状轻微，称为慢性羊水过多；少数孕妇可在数日内羊水急剧增加，压迫症状严重，称为急性羊水过多。其发生率为 0.5% ～ 1%，妊娠合并糖尿病者可达 20%。

## 一、病因

正常妊娠时羊水量伴随着妊娠周数的增加而增多，最后 2 ～ 4 周开始逐渐减少，妊娠足月时羊水量约为 800 mL。目前对于羊水过多的确切原因并不是很清楚，但临床常见以下几种情况。

1. 胎儿畸形

胎儿畸形以神经管缺陷性疾病最常见，约占 50%。其中以无脑儿、脑膨出及脊柱裂胎儿居多，因为脑脊膜裸露，脉络膜组织增生，渗出液增加，导致羊水过多。无脑儿和严重脑积水儿，由于缺乏中枢吞咽功能，无吞咽反射及缺乏抗利尿激素致尿量增多使羊水过多；另外，食管和小肠闭锁时不能吞咽羊水，而致羊水积累也可导致羊水过多。

2. 多胎妊娠

多胎妊娠并发羊水过多为单胎妊娠的 10 倍，尤以单卵双胎妊娠居多，且常发生在其中体重较大的胎儿。因为单卵双胎之间由于存在着血液循环之间的沟通，其中优势胎儿容易形成循环血量偏多，从而尿量增加，致使羊水量增加。

3. 孕妇和胎儿的各种疾病

糖尿病孕妇的胎儿血糖也增高，胎儿多尿而排入羊水中。ABO 或 Rh 血型不合的孕妇，由于母儿血型不合时胎盘水肿、绒毛水肿影响液体交换。妊娠期高血压疾病、妊娠合并急性肝炎以及妊娠合并贫血等疾病，均可导致羊水过多。

4. 胎盘脐带病变

如胎盘绒毛血管瘤、脐带帆状附着等有时也可引起羊水过多。

5. 特发性羊水过多

其原因不清楚，约占羊水过多病因的 30%，但未发现孕妇、胎儿或胎盘有任何异常。

## 二、临床表现

慢性羊水过多，发病缓慢，孕妇比较适应，症状较轻，但子宫高度膨胀时，亦有压迫症状。急性羊水过多患者，常产生严重的压迫症状。

主要症状为以下几个方面。

(1) 腹部胀痛、消化不良。

(2) 膈肌上升、心脏移位，影响心肺功能，出现呼吸急促、心悸、脉速，不能平卧。

(3) 因腹腔压力高、静脉回流受阻，出现外阴及下肢水肿、静脉曲张。因子宫张力过高，容易发生早产，合并妊高征多。胎膜破裂时，大量羊水迅速流出，子宫骤然缩小，易引起胎盘早剥。脐带可能随羊水冲出而脱垂。产后因宫缩乏力而致产后大出血。腹部检查：腹壁紧张，皮肤发亮，腹部膨大显著大于妊娠月份，宫底高度及腹围大于正常妊娠。触诊有液体震动感，胎位异常，多扪不清，胎心遥远或听不清，胎头浮沉感明显。

## 三、诊断及鉴别诊断

(一) 诊断要点

1. 临床表现

(1) 病史：妊娠中期后子宫增长较快，多胎妊娠，糖尿病。

(2) 症状：①急性羊水过多，多发生于妊娠 20～24 周，子宫迅速增大，出现压迫症状如不能平卧、呼吸困难、水肿明显致尿少等；②慢性羊水过多，多发生于妊娠 28～32 周，子宫逐渐增大，症状轻。

(3) 体检：子宫大小超过停经月份。子宫张力高，胎位不清，胎心遥远。

2. 辅助检查

(1) B 型超声：羊水暗区垂直深度为 7 cm( 也有学者认为为 8 cm 方可诊断 ) 或羊水指数 (AFI)5=20 cm 为羊水过多。B 型超声还可了解胎儿发育及畸形情况。

(2) 甲胎蛋白：如胎儿有开放的神经管畸形，羊水中甲胎蛋白含量可较正常高 4～10 倍。孕 20 周前诊断价值较高。

(3) 糖尿病筛查，父母血型检查。

(二) 鉴别诊断

诊断羊水过多时需与双胎妊娠、葡萄胎、巨大儿、胎儿水肿等相鉴别。

1. 双胎妊娠

宫高、腹围明显大于妊娠月份，产科检查时可触及两个胎头，可于不同部位闻及两个频率不同的胎心音，B 型超声可见两个胎头光环及两个胎心搏动。

2. 葡萄胎

停经后有不规则阴道出血史，有时阴道可排出葡萄串样组织，早孕反应较剧烈。体检时子宫明显大于妊娠月份，但宫体较软，不能触及胎体，不能闻及胎心音。B 型超声可见增大的宫腔内充满弥散分布的光点和小囊样无回声区，呈落雪状图像，无胎儿结构及胎心搏动征，血 β-hCG 明显高于同期妊娠。

3. 巨大儿

孕妇常合并有糖尿病史及巨大儿分娩史。产科检查发现宫高、腹围大于正常妊娠月份，先露高浮。B 型超声提示胎头双顶径大于 10 cm，胎儿腹围及股骨长径均大于同期胎儿。

### 四、治疗

羊水过多的治疗取决于胎儿有无畸形、孕周及孕妇自觉症状的严重程度。

(一) 胎儿无畸形

1. 根据羊水过多程度及孕周决定处理方法

对急性羊水过多、症状严重，难以耐受子宫张力、孕周超过 28 周，不足 37 周者，应住院治疗。可经腹行羊膜腔穿刺，放出部分羊水，暂时缓解症状，使子宫动脉灌注增加，尽量延长孕周。放水前先行 B 型超声检查，确定胎盘位置，定位穿刺点，以免损伤胎盘及胎儿。可选择软管，如中心静脉穿刺管，进行穿刺。放水时速度不宜过快，每小时不超过 500 mL，每次放水量不宜过多，一般不超过 1500 mL，以缓解症状为准。如果羊水继续增长，可考虑重复穿刺放水，但反复多次操作，会增加宫内感染的风险。穿刺过程中，应严格无菌操作，预防感染的发生。同时要监测宫缩情况，警惕胎盘早剥及防止早产发生。同时注意观察胎心变化。症状较轻者可不必做羊膜腔穿刺放羊水，动态观察羊水情况，继续妊娠。

2. 前列腺素合成酶抑制剂的应用

前列腺素合成酶抑制剂有抗利尿的作用，常用药物是吲哚美辛。妊娠中晚期羊水主要来源于胎儿尿液，抑制胎儿排尿可使羊水减少。吲哚美辛能降低胎儿肾功能，减少胎尿的排出，促进羊水经由肺部重吸收，从而起到治疗羊水过多的作用。一般 25 mg，每日 2 次，口服。用药后一周胎尿减少最明显，羊水相应减少，羊水完全正常可能需 3 周左右，但吲哚美辛可引起胎儿动脉导管收缩，导致动脉导管提前闭合，故临床应用受到明显限制。由于其引起动脉导管收缩多发生于妊娠 32 周以后，如需应用需特别谨慎，而且应尽量在妊娠 32 周以前用药。用药期间每周行 B 型超声监测羊水量的消长及了解胎儿心脏情况，一旦发现羊水量明显减少或胎儿动脉导管狭窄，则立即停药。

3. 病因治疗

若发生糖尿病，患者需积极治疗，控制血糖。若存在双胎输血综合征，医生则需根据胎儿有无畸形，孕妇症状的严重程度，及疾病分期，进行不同处理，甚至需进行宫内治疗。

(二) 胎儿畸形

确认合并胎儿畸形时，处理原则应及时终止妊娠。应用人工破膜加催产素静脉滴注引产。

人工破膜时，应采用高位破膜，使羊水缓慢流出，以免羊水大量涌出导致宫腔压力骤降引起胎盘早剥及腹腔压力骤降引起低血容量性休克。一旦胎膜因羊水压力羊水流出过快，术者可用手堵住宫颈口或阴道口，抬高患者臀部，尽量控制羊水流出速度。注意观察患者血压、脉搏的变化以及其自觉症状。腹部可加压，如放置沙袋，防治休克发生。人工破膜时羊水流出，应注意保持胎儿纵产式，避免发生横产式，若破膜 12 小时尚子宫缩，应给予抗生素预防感染，24 小时后仍未临产，可予静脉滴注催产素引产。产后需预防产后出血。同时检查新生儿有无畸形、感染、贫血等情况。

# 第十节 羊水过少

妊娠晚期羊水量少于 300 mL，称羊水过少 (oligohydramnios)。羊水过少可发生于妊娠各期，但以妊娠晚期多见。羊水过少严重影响围生儿的预后，应引起高度重视。

## 一、病因

羊水过少主要与羊水产生减少或羊水吸收、外漏增加有关。常见原因可能与胎儿畸形 ( 肾阙如、肾发育不全等 )、胎盘功能减退 ( 过期妊娠、妊娠期高血压疾病、胎儿生长受限 )、羊膜病变、胎膜早破、母体因素等有关。

## 二、临床表现

羊水过少在临床上症状多不明显，可在胎动时感觉腹痛，轻微刺激即可引起宫缩；临产时阵痛剧烈，多表现为不协调性宫缩。产科检查可见宫高、腹围均小于妊娠周数，胎儿发育偏小，胎动减少等，临产后行阴道检查可见前羊水囊不明显，人工破膜时羊水量极少。

## 三、诊断

( 一 ) 病史

1. 现病史

孕妇可能存在引起胎盘功能减退的妊娠期高血压病、过期妊娠等产科并发症，但一般无因羊水过少引起的特殊不适。有的孕妇诉腹痛，特别是胎动时明显。临产后往往宫缩不协调，产程进展缓慢。

2. 过去史

可能有导致羊水过少的疾病，如胎儿发育迟缓等。

3. 生育史

既往有不良生育史，如不明原因的流产、死胎、死产及新生儿畸形。

( 二 ) 体格检查

子宫可较相同孕龄者小，比较敏感，易出现不规则宫缩。扣诊时胎体清楚，无羊水漂浮感。人工破膜时发现几乎无羊水流出。

( 三 ) 辅助检查

1. B 型超声检查

(1)AFD 法：测最大羊水池与子宫轮廓相垂直径线小于或等于 2 cm 为羊水过少，小于或等于 1 cm 为严重羊水过少。

(2)AFI 法：测子宫 4 个象限的最大羊水池径线之和 8 cm 作为诊断的临界值，5 cm 为诊断羊水过少的绝对值。B 型超声下可见胎儿与子宫壁之间几乎无液性暗区，胎儿肢体有挤压卷曲等征象。B 型超声可以发现合并存在的胎儿肾脏畸形。

2. 胎盘功能检查

通过超声的生物物理评分、胎心监护、尿雌三醇以及胎盘泌乳素的检查，常发现在羊水过少时会同时合并胎盘功能减退。

### 四、诊断及鉴别诊断

( 一 ) 诊断要点

1. 孕妇常于胎动时感腹痛，腹部较同期孕妇小。

2. 产前检查示腹围及子宫底高度的均小于期妊娠，胎儿活动受限，自然回转不易，故臀先露多见。触诊腹部时有胎体被宫壁紧裹的感觉，羊水振波感不明显，子宫敏感，易激惹。

3. 分娩过程中常出现宫缩乏力而阵缩显著，宫口扩张缓慢，易发生第一产程延长。

4. 胎膜破裂时羊水极少，产时或手术时直接测量羊水少于 300 mL，黏稠，多呈现黄绿色。

5. 若胎儿有手指或肢体离断现象，应考虑羊水过少发生于妊娠早期；若胎儿皮肤干燥如羊皮状，应考虑羊水过少发生于妊娠晚期。

6. B 型超声检查示测定羊水暗区厚度，若其暗区在 2 cm 或胎儿周围左右上下四个羊水暗区之和 < 8 cm，表示羊水少。羊水与胎体交界面不清，胎儿肢体明显聚集。

7. 人工破膜观察羊水量及其性质。在缺乏胎儿监护条件下及时进行人工破膜，测量流出的羊水量，观察羊水性质，是一种比较简便的方法。如羊水过少，所测得的羊水量最多在 300 mL 以内甚至仅有数毫升。

( 二 ) 鉴别诊断

1. 胎儿宫内发育迟缓

患者腹围及宫底均小于孕月。B 型超声检查测量胎儿双顶径、股骨长度、头围、腹围、羊水最大深度即可做出诊断，但往往羊水过少者同时存在胎儿宫内发育迟缓。

2. 早产

早产指孕满 28 周、不足 37 周而妊娠终止者，宫底高度虽小，但符合孕周，与羊水过少不同点为子宫内羊水振波感明显，胎体无"实感"，B 型超声测双顶径符合孕周，破膜时羊水量多，新生儿体重在 1000 ~ 2500 g 之间是早产儿特征。

### 五、治疗

根据胎儿有无畸形和孕周大小选择治疗方案。

1. 羊水过少合并胎儿畸形

确诊胎儿畸形应尽早终止妊娠。可选用 B 型超声引导下经腹羊膜腔穿刺注入依沙吖啶引产。

2. 羊水过少合并正常胎儿

羊水过少合并正常胎儿的患者医生应寻找与去除病因，增加补液量，改善胎盘功能，抗感染，嘱孕妇自行计数胎动，进行胎儿生物物理评分，用 B 型超声动态监测羊水量及脐动脉收缩期最高血流速度与舒张期最低血流速度(S/D)的比值，胎儿电子监护，严密监测胎儿宫内情况。

(1) 终止妊娠：对妊娠已足月、胎儿可宫外存活者，应及时终止妊娠。合并胎盘功能不良、胎儿窘迫，或破膜时羊水少且胎粪严重污染者，估计短时间不能结束分娩的，应采用剖宫产术终止妊娠，以降低围产儿病死率。对胎儿贮备功能尚好，无明显宫内缺氧，人工破膜羊水清亮者，可以阴道试产。若选择阴道试产，需密切观察产程进展，连续监测胎心变化。

(2) 增加羊水量期待治疗：对妊娠未足月，胎肺不成熟者，可行增加羊水量期待治疗，延长妊娠期。可采用羊膜腔灌注液体法，以降低胎心变异减速发生率、羊水粪染率及剖宫产率。与此同时，应选用宫缩抑制剂预防早产。

# 第十三章 正常分娩

妊娠满 28 周 (196 日) 及 28 周以上，胎儿及其附属物自临产开始到由母体娩出的全过程，称为分娩。妊娠满 28 周至不满 37 足周 (196 ～ 258 日) 期间分娩，称为早产；妊娠满 37 周至不满 42 足周 (259 ～ 293 日) 期间分娩，称为足月产；妊娠满 42 周 (294 日) 及以上分娩，称为过期产。

# 第一节 影响分娩的因素

影响分娩的四因素为产力、产道、胎儿及精神心理因素。若各因素均正常并能相互适应，胎儿能顺利经阴道自然娩出，则为正常分娩。正常分娩依靠产力将胎儿及其附属物排出体外，但同时必须有足够大的骨产道和软产道相应扩张让胎儿通过。而产力又受胎儿大小、胎位及产道的影响。此外，分娩还受精神心理因素的干预。

## 一、产力

将胎儿及其附属物从宫腔内逼出的力量称为产力。产力包括子宫收缩力 (简称宫缩)、腹壁肌及膈肌收缩力 (统称腹压) 和肛提肌收缩力。

### (一) 子宫收缩力

子宫收缩力是临产后的主要产力，贯穿分娩全过程。临产后的宫缩使宫颈管逐渐缩短直至消失、宫口扩张、胎先露下降和胎儿、胎盘娩出。正常子宫收缩力的特点有以下几方面。

1. 节律性

宫缩的节律性是临产的重要标志。正常宫缩是宫体肌不随意、有规律的阵发性收缩并伴有疼痛，故有"阵痛"之称。每次阵缩由弱渐强 (进行期)，维持一定时间 (极期)，一般持续约 30 秒，随后由强渐弱 (退行期)，直至消失进入间歇期，一般 5 ～ 6 分钟，此时子宫肌肉松弛。当宫口开全 (10 cm) 后，间歇期仅 1 ～ 2 分钟，宫缩持续时间长达约 60 秒，阵缩如此反复出现，直至分娩全程结束。宫缩强度也随产程进展逐渐增加，宫腔压力由临产初期 25 ～ 30 mmHg，至第一产程末增至 40 ～ 60 mmHg，第二产程宫缩极期时可高达 100 ～ 150 mmHg，而间歇期宫腔压力仅为 6 ～ 12 mmHg。阵痛强度随宫腔压力上升而加重。宫缩时，子宫肌壁血管及胎盘受压，致使子宫血流量减少，胎盘绒毛间隙的血流量减少；宫缩间歇时，子宫血流量又恢复到原来水平，胎盘绒毛间隙的血流重新充盈，宫缩的节律性对胎儿血流灌注有利。

2. 对称性

正常宫缩源于两侧宫角部 (受起搏点控制)，以微波形式向宫底中线集中，左右对称，再以 2 cm/s 速度向子宫下段扩散，约需 15 秒均匀协调地扩展至整个子宫，此为子宫收缩力的对称性。

3. 极性

宫缩以宫底部最强最持久，向下依次减弱，宫底部收缩力的强度几乎是子宫下段的 2 倍，此为子宫收缩力的极性。

4. 缩复作用

宫体部平滑肌为收缩段。子宫收缩时肌纤维缩短变宽，间歇期肌纤维不能恢复到原长度，经反复收缩，肌纤维越来越短，使宫腔内容积逐渐缩小，迫使胎先露部下降及宫颈管逐渐缩短直至消失，此为子宫肌纤维的缩复作用。

（二）腹壁肌及膈肌收缩力

腹壁肌及膈肌收缩力是第二产程胎儿娩出时的重要辅助力量。当宫口开全后，胎先露部已降至阴道。每次宫缩时，前羊膜囊或胎先露部压迫盆底组织及直肠，反射性地引起排便动作。产妇表现为主动屏气，腹壁肌及膈肌收缩使腹内压增高，促使胎儿娩出。腹压是宫口开全后所必需的辅助力量，尤其在第二产程末配合有效的宫缩将顺利娩出胎儿。过早运用腹压易致产妇疲劳和宫颈水肿，使得产程延长。腹壁肌及膈肌收缩力在第三产程亦可迫使已剥离的胎盘尽早娩出，减少产后出血的发生。

（三）肛提肌收缩力

肛提肌收缩力可协助胎先露部在盆腔进行内旋转。当胎头枕部露于耻骨弓下时，能协助胎头仰伸及娩出；胎儿娩出后，当胎盘降至阴道时，能协助胎盘娩出。

## 二、产道

产道是胎儿娩出的通道，分为骨产道与软产道两部分。

（一）骨产道

骨产道指真骨盆。在分娩过程中几乎无变化，但其原有的大小、形状与分娩顺利与否关系密切。共分为 3 个平面，每个平面又由多条径线组成。

1. 骨盆入口平面

骨盆入口平面为骨盆腔上口，呈横椭圆形。其前方为耻骨联合上缘，两侧为髂耻缘，后方为骶岬上缘。有 4 条径线。

(1) 入口前后径：入口前后径又称真结合径。耻骨联合上缘中点至骶岬上缘正中间的距离，正常值平均 11 cm，其长短与胎先露衔接关系密切。

(2) 入口横径：左右髂耻缘间的最大距离，正常值平均 13 cm。

(3) 入口斜径：入口斜径为左右各一。左骶髂关节至右髂耻隆突间的距离为左斜径；右骶髂关节至左髂耻隆突间的距离为右斜径，正常值平均 12.75 cm。

2. 中骨盆平面

中骨盆平面为骨盆最小平面，是骨盆腔最狭窄部分，呈前后径长的纵椭圆形。其前方为耻骨联合下缘，两侧为坐骨棘，后方为骶骨下端，有 2 条径线。

(1) 中骨盆前后径：耻骨联合下缘中点通过两侧坐骨棘连线中点至骶骨下端间的距离，正常值平均 11.5 cm。

(2) 中骨盆横径：中骨盆横径又称坐骨棘间径。指两坐骨棘间的距离，正常值平均 10 cm，其长短与胎先露内旋转关系密切。

3. 骨盆出口平面

骨盆出口平面为骨盆腔下口，由两个不在同一平面的三角形组成，其共同的底边称为坐骨结节间径。

前三角平面顶端为耻骨联合下缘，两侧为左右耻骨降支；后三角平面顶端为骶尾关节，两侧为左右骶结节韧带，有 4 条径线。

(1) 出口前后径：耻骨联合下缘至骶尾关节间的距离，正常值平均 11.5 cm。

(2) 出口横径：出口横径又称坐骨结节间径，指两坐骨结节末端内缘的距离，正常值平均 9 cm，此径线与分娩关系密切。

(3) 出口前矢状径：耻骨联合下缘中点至坐骨结节间径中点间的距离，正常值平均 6 cm。

(4) 出口后矢状径：骶尾关节至坐骨结节间径中点间的距离，正常值平均 8.5 cm。若出口横径稍短，但出口横径与出口后矢状径之和 > 15 cm 时，正常大小的胎头可通过后三角区经阴道娩出。

4. 骨盆轴与骨盆倾斜度

(1) 骨盆轴：连接骨盆各平面中点的假想曲线，称为骨盆轴。此轴上段向下向后，中段向下，下段向下向前。分娩时，胎儿沿此轴完成一系列分娩机制，助产时也应按骨盆轴方向协助胎儿娩出。

(2) 骨盆倾斜度：骨盆倾斜度指妇女站立时，骨盆入口平面与地平面所形成的角度，一般为 60°。若骨盆倾斜度过大，势必影响胎头衔接和娩出。

(二) 软产道

软产道是由子宫下段、宫颈、阴道及骨盆底软组织构成的弯曲通道。

1. 子宫下段的形成

子宫下段由非妊娠时长约 1 cm 的子宫峡部伸展形成。子宫峡部于妊娠 12 周后逐渐扩展成为宫腔一部分，至妊娠晚期被逐渐拉长形成子宫下段。临产后的规律宫缩使子宫下段进一步拉长达 7 ~ 10 cm，肌壁变薄成为软产道的一部分。由于子宫肌纤维的缩复作用，子宫上段肌壁越来越厚，而下段肌壁被牵拉越来越薄，由于子宫上下段的肌壁厚薄不同，在两者间的子宫内面形成一环状隆起，称为生理缩复环。正常情况下，此环不易自腹部见到。

2. 宫颈的变化

(1) 宫颈管消失：临产前的宫颈管长 2 ~ 3 cm，初产妇较经产妇稍长。临产后规律宫缩牵拉宫颈内口的子宫肌纤维及周围韧带，加之胎先露部支撑使前羊膜囊呈楔状，致使宫颈内口水平的肌纤维向上牵拉，使宫颈管形成如漏斗状，此时宫颈外口变化不大，随后宫颈管逐渐短缩直至消失。初产妇多是宫颈管先短缩消失，继之宫口扩张；经产妇多是宫颈管短缩消失与宫口扩张同时进行。

(2) 宫口扩张：临产前，初产妇的宫颈外口仅容一指尖，经产妇能容一指。临产后，子宫收缩及缩复向上牵拉使得宫口扩张。由于子宫下段的蜕膜发育不良，胎膜容易与该处蜕膜分离而向宫颈管突出形成前羊膜囊，加之胎先露部衔接使前羊水滞留于前羊膜囊，协同扩张宫口。胎膜多在宫口近开全时自然破裂，破膜后，胎先露部直接压迫宫颈，扩张宫口的作用更明显。随着产程不断进展，当宫口开全 (10 cm) 时，妊娠足月胎头方能通过。

3. 骨盆底组织、阴道及会阴的变化

前羊膜囊及下降的胎先露部先扩张阴道上部，破膜后胎先露部下降直接压迫骨盆底，使软产道下段形成一个向前弯的长筒，前壁短后壁长，阴道外口开向前上方，阴道黏膜皱襞展平进一步使腔道加宽。肛提肌向下及向两侧扩展，肌束分开，肌纤维拉长，使 5 cm 厚的会阴体变为 2～4 mm，以利胎儿通过。阴道及骨盆底的结缔组织和肌纤维于妊娠期增生肥大，血管变粗，血运丰富，组织变软，具有更好的伸展性。分娩时，会阴体虽能承受一定压力，但如果保护不当，也易造成会阴裂伤。

### 三、胎儿

胎儿能否顺利通过产道，还取决于胎儿大小、胎位及有无造成分娩困难的胎儿畸形。

(一) 胎儿大小

胎儿大小是决定分娩难易的重要因素之一。胎儿过大致胎头径线大时，尽管骨盆大小正常，也可因相对性头盆不称造成难产。

1. 胎头颅骨

胎头颅骨由两块顶骨、额骨、颞骨及一块枕骨构成。颅骨间膜状缝隙为颅缝，两顶骨之间为矢状缝，顶骨与额骨之间为冠状缝，枕骨与顶骨之间为人字缝，颞骨与顶骨之间为颞缝，两额骨之间为额缝。两颅缝交界处较大空隙为囟门，位于胎头前方菱形为前囟 (大囟门)，位于胎头后方三角形为后囟 (小囟门)。颅缝与囟门均有软组织覆盖，使骨板有一定活动余地，胎头也有一定可塑性。在分娩过程中，通过颅骨轻度移位重叠使头颅变形，缩小体积，有利于胎头娩出。过熟儿胎头偏大，颅骨较硬，胎头不易变形，有时可致难产。

2. 胎头径线

胎头径线主要有：①双顶径 (BPD)：为两侧顶骨隆突间的距离，是胎头最大横径，临床常用 B 型超声检测此值判断胎儿大小，妊娠足月时平均约 9.3 cm；②枕额径：为鼻根上方至枕骨隆突间的距离，胎头以此径衔接，妊娠足月时平均约 11.3 cm；③枕下前囟径：又称小斜径，为前囟中央至枕骨隆突下方相连处之间的距离，胎头俯屈后以此径通过产道，妊娠足月时平均约 9.5 cm；④枕颏径：又称大斜径，为颏骨下方中央至后囟顶部间的距离，妊娠足月时平均约 13.3 cm。

(二) 胎位

产道为一纵行管道。若为纵产式 (头先露或臀先露)，胎体纵轴与骨盆轴相一致，容易通过产道。头先露是胎头先通过产道，较臀先露容易娩出，矢状缝和囟门是确定胎位的重要标志。头先露时，由于分娩过程中颅骨重叠，使胎头变形、周径变小，有利于胎头娩出。臀先露时，较胎头周径小且软的胎臀先娩出，阴道扩张不充分，当胎头娩出时头颅又无变形机会，致使胎头娩出困难。肩先露时，胎体纵轴与骨盆轴垂直，分娩更困难，妊娠足月活胎不能通过产道，对母儿威胁极大。

(三) 胎儿畸形

若有些胎儿畸形造成某一部位发育异常，如脑积水 (hydrocephalus)、联体儿 (conjoined twins) 等，由于胎头或胎体过大，故很难通过产道。

#### 四、精神心理因素

虽然分娩是生理现象，但对于产妇确实是一种持久而强烈的应激源。分娩既可产生生理上的应激，也可产生精神心理上的应激。产妇一系列的精神心理因素，能够影响机体内部的平衡、适应力和健康。必须关注产妇精神心理因素对分娩的影响。相当数量的初产妇是通过各种渠道了解有关分娩的负面信息，害怕和恐惧分娩过程，怕痛、怕出血、怕发生难产、怕自己不能坚持、怕胎儿性别不理想、怕胎儿畸形、怕有生命危险，致使临产后情绪紧张，常常处于焦虑、不安和恐惧的精神心理状态，常表现为听不进医护人员的解释，不配合相关的分娩动作。现已证实，产妇的这种情绪改变会使机体产生一系列变化，如心率加快、呼吸急促、肺内气体交换不足，致使子宫缺氧收缩乏力、宫口扩张缓慢、胎先露部下降受阻、产程延长、孕妇体力消耗过多，同时也促使其神经内分泌发生变化，交感神经兴奋，释放儿茶酚胺，血压升高，导致胎儿缺血缺氧，出现胎儿窘迫。

待产室陌生、孤独嘈杂的环境，加之逐渐变频变强的阵痛，均能加剧产妇自身的紧张与恐惧，因此，在分娩过程中，产科医护人员应耐心安慰产妇，告知分娩是生理过程，尽可能消除产妇焦虑和恐惧心情，使其保持良好的精神状态，鼓励孕妇进食及正常排便，保持体力，教会孕妇掌握分娩时必要的呼吸技术和躯体放松技术。开展家庭式产房，允许家人或有经验的人员陪伴分娩 (Doula 制度 )，通过精神上的鼓励、心理上的安慰、体力上的支持使产妇顺利度过分娩全过程。研究表明，陪伴分娩能缩短产程，减少产科干预，降低剖宫产率，减少围产期母儿病率等。

## 第二节　枕先露的分娩机制

分娩机制是指胎儿先露部通过产道时，随骨盆各平面的不同形态，被动地进行一系列适应性转动，以其最小径线通过产道的过程。临床上枕左前位最多见，因此，以枕左前位为例说明分娩机制。

#### 一、衔接

胎头双顶径进入骨盆入口平面，胎头颅骨最低点接近或达到坐骨棘水平，称为衔接。经产妇多在分娩开始后胎头衔接；初产妇部分在预产期前 1 ～ 2 周内胎头衔接，若已临产而胎头仍未衔接，应警惕存在头盆不称。

#### 二、下降

胎头沿骨盆轴前进的动作称为下降。下降贯穿于整个分娩过程。促使胎头下降的因素有以下几个方面。

1. 宫缩时宫底直接压迫胎臀。
2. 宫缩时通过羊水传导压力经胎轴传至胎头。
3. 腹壁肌收缩使腹压增加。
4. 胎体伸直伸长。

下降动作呈间断性，宫缩时胎头下降，间歇时胎头稍回缩。观察胎头下降程度是判断产程进展的重要标志。因宫口扩张较慢和阴道、盆底软组织阻力较大，初产妇胎头下降速度较经产妇慢。

### 三、俯屈

胎头以枕额径进入骨盆腔降至骨盆底时，半俯屈的胎头枕部遇肛提肌阻力进一步俯屈，使下颏接近胸部，以胎头最小的枕下前囟径取代较长的枕额径，变胎头衔接时的枕额周径（平均34.8 cm）为枕下前囟周径（平均32.6 cm），以适应产道。

### 四、内旋转

胎头围绕骨盆纵轴旋转，使其矢状缝与中骨盆及骨盆出口前后径相一致的动作称为内旋转。胎头于第一产程末完成内旋转动作，以适应中骨盆和骨盆出口前后径大于横径的特点，有利于胎头下降。

### 五、仰伸

胎头下降达阴道外口时，宫缩和腹压继续迫使胎头下降，而肛提肌收缩力又将胎头向前推进，两者合力使胎头沿骨盆轴向下向前转向前，胎头枕骨下部达耻骨联合下缘时，以耻骨弓为支点，使胎头逐渐仰伸。当胎头仰伸时，胎儿双肩径沿左斜径进入骨盆入口。

### 六、复位及外旋转

胎头娩出后，胎头枕部顺时针旋转45°，使胎头与胎肩恢复正常关系，称为复位。此时在骨盆内胎儿前（右）肩向前向中线旋转45°，使双肩径与骨盆出口前后径相一致，胎头枕部随之在外继续顺时针转45°，以保持胎头与胎肩的垂直关系，称外旋转。

### 七、胎肩及胎儿娩出

胎头完成外旋转后，胎儿前肩在耻骨弓下先娩出，随即后肩从会阴前缘娩出，胎体和胎儿下肢随之取侧位顺利娩出。

# 第三节 先兆临产及临床诊断

### 一、先兆临产

1. 假临产

假临产又称"假阵缩"。在妊娠晚期，子宫出现不规律收缩，即所谓的 Braxtion-Hicks 收缩。随着妊娠的进展，这种不规律收缩的频率增多，而且逐渐被产妇感知。假阵缩的特点是，宫缩间隔时间不规律；强度不大，产妇只感到下腹部有轻微胀痛；持续时间也不恒定，一般不超过30秒，假阵缩不伴有宫颈缩短和宫口扩张，并可被镇静药缓解。假阵缩是正常的生理现象，有助子宫颈的成熟，并为分娩发动做准备。但过频的假阵缩可以干扰孕妇休息，使孕妇在临产前疲惫不堪。这种现象在精神紧张的初产妇中比较多见。

2. 胎儿下降感

胎儿下降感又称轻松感。多数孕妇自觉上腹部较前舒适，进食量较前增多，呼吸较前轻快，系胎先露部进入骨盆入口，使宫底位置下降而致。

3. 见红

在接近分娩时，部分产妇可见阴道有少量的血性分泌物排出，称为见红，有时还可以同时排出黏液栓。这是由于在接近分娩时，子宫下段形成，宫颈已成熟，在宫颈内口附近的胎膜与子宫壁分离，毛细血管破裂所致。如有宫颈黏液栓排出则是宫颈开始扩张的信号。见红是分娩即将开始的可靠征象，大多数产妇在见红后 24 ～ 48 小时内产程发动。见红的出血量很少，如超过月经量应考虑有无妊娠晚期出血，如前置胎盘等。

**二、临产**

临产开始的标志为有规律且逐渐增强的子宫收缩，持续 30 秒或 30 秒以上，间歇 5 ～ 6 分钟，同时伴随进行性宫颈管消失、宫口扩张和胎先露部下降，用镇静药物不能被抑制。

1. 宫底下降

胀大的子宫开始下降，减轻了对横膈膜的压迫，孕妇会感到呼吸困难缓解，胃的压迫感消失，食欲增加。

2. 腹坠腰酸

胎头下降使骨盆受到的压力增加，腹坠腰酸的感觉会越来越明显。

3. 大、小便次数增多

胎儿下降，压迫膀胱和直肠，使小便之后仍感有尿意，大便之后也不觉舒畅痛快。

4. 自子宫颈口及阴道排出的分泌物增多

5. 胎动减少

胎动此时不那么明显，孕妇不要为此感到不安，这是由于胎位已相对固定的缘故。但如持续 12 小时仍然感觉不到胎动，应马上接受医生诊断。

6. 体重增加停止

有时甚至有体重减轻现象，这标志着胎儿已发育成熟。

7. 子宫发生频繁、不规则的阵痛

子宫发生频繁、不规则的阵痛即假宫缩。从孕 28 周开始，孕妇腹部会时常出现假宫缩。如果孕妇较长时间的用同一个姿势站或坐，会感到腹部一阵阵的变硬，这就是假宫缩，其特点是出现的时间无规律，程度也时强时弱。临产前，由于子宫下段受胎头下降所致的牵拉刺激，假宫缩的情况会越来越频繁，如果宫缩缩短到 5 ～ 10 分钟 1 次，孩子随时都可能会生下来了。

8. 见红

从阴道排出含有血液的黏液白带称为"见红"。一般在见红几小时内应去医院检查。但有时见红后仍要等 1 ～ 2 天，有时是数天之后才开始出现有规律的子宫收缩。

# 第四节　产程分期及异常分娩

## 一、产程分期

总产程即分娩全过程,是指从开始出现规律宫缩直到胎儿胎盘娩出,分为 3 个产程。

第一产程:指临产开始直至宫口完全扩张即开全为止。初产妇的宫颈较紧,宫口扩张缓慢,需 11 ~ 12 小时;经产妇宫颈较松,宫口扩张较快,需 6 ~ 8 小时。

第二产程:从宫口完全扩张到胎儿娩出的过程。初产妇需 1 ~ 2 小时,不应超过 2 小时;经产妇通常数分钟即可完成,也有长达 1 小时者,但不应超过 1 小时。

第三产程:从胎儿娩出后到胎盘胎膜娩出,即胎盘剥离和娩出的过程,需 5 ~ 15 分钟,最长不应超过 30 分钟。

## 二、异常分娩的临床表现

### 1. 母体变化

产妇烦躁不安、乏力、饮食减少,重者出现腹胀、耻骨联合分离使下腹痛难忍、脱水、尿潴留等现象。

查体发现口唇干裂、舌苔黄厚。不协调性子宫收缩乏力时,触诊发现子宫失去正常的节律性、对称性和极性,宫缩间歇期子宫壁也不能完全放松;协调性子宫收缩乏力时,宫缩高峰时指压宫底不出现凹陷、宫颈扩张缓慢或停滞、宫颈水肿。不协调性子宫收缩过强,腹部检查可发现病理缩复环伴局部明显压痛及血尿。骨盆入口平面狭窄时,初产妇腹型多呈尖腹,经产妇多呈悬垂腹;中骨盆平面狭窄时,出现产时、产后排尿困难,重者可发生尿瘘或粪瘘。软产道异常时,妇科检查可见外阴异常(如会阴坚韧、外阴水肿、外阴瘢痕)、阴道横膈或纵隔、阴道肿瘤、宫颈水肿或瘢痕等。

### 2. 胎儿变化

胎先露下降延缓或停滞:若为头先露,因胎头长时间受产道挤压而出现胎头水肿(产瘤),或由于胎头骨膜下血管破裂而发生胎头血肿;若骨产道异常引起的难产,胎儿颅缝过度重叠而导致胎头变形;中骨盆平面狭窄时,容易发生持续性枕后(横)位,产程延长引起胎心胎动异常,可发生胎儿窘迫,甚至死亡。

### 3. 产程延长

有 8 种比较常见的产程延长,可以单独存在或并存。

(1) 潜伏期延长:初产妇潜伏期超过 16 小时。

(2) 活跃期延长:初产妇活跃期超过 8 小时。若活跃期宫口扩张速度初产妇 < 1.2 cm/h、经产妇 < 1.5 cm/h,提示活跃期延长。

(3) 活跃期停滞:进入活跃期后,活跃期宫口扩展停止达 2 小时以上。

(4) 第二产程延长:初产妇第二产程超过 2 小时,经产妇第二产程超过 1 小时。

(5) 第二产程停滞:第二产程胎头下降无进展达 1 小时。

(6) 胎头下降延缓:在宫颈扩张减速期及第二产程阶段,胎头下降速度初产妇 <

1.0 cm/h，经产妇 < 2.0 cm/h。

(7) 胎头下降停滞：在宫颈扩张减速期及第二产程阶段，胎头下降停止 1 小时以上。

(8) 滞产：总产程超过 24 小时。

# 第五节 第一产程的临床经过及处理

## 一、临床表现

### 1. 规律宫缩

产程开始后，随着宫缩，产妇出现阵发性的腹痛，称为"阵痛"。开始时宫缩持续时间约 30 秒，间歇时间 5 ～ 6 分钟，宫缩强度弱。随产程进展，持续时间逐渐延长至 50 ～ 60 秒，间歇期逐渐缩短至 2 ～ 3 分钟，宫缩强度不断增强。宫口近开全时，宫缩持续时间可达 1 分钟或更长，间歇时间仅为 1 ～ 2 分钟。

### 2. 宫口扩张

随着子宫收缩增强，宫颈管逐渐缩短直至消失，宫口逐渐扩张。潜伏期宫口扩张速度较慢，进入活跃期后加快。宫口开全时，宫颈边缘消失，子宫下段及阴道形成宽阔的筒腔。确定宫口扩张程度可通过肛门检查或阴道检查。

### 3. 胎头下降

胎头下降程度是经阴道分娩的重要观察内容。随着产程进展，胎头不断下降，通过阴道检查，可明确胎头颅骨最低点的位置，并能判断胎位。

### 4. 胎膜破裂

胎膜破裂简称破膜。胎儿先露部衔接后，将羊水分为前后两部分，在胎先露部前面的羊水，量约 100 mL，称前羊水，形成的前羊水囊称为胎胞，宫缩时前羊水囊楔入宫颈管内，有助子宫颈管消失和宫口扩张。随着宫缩增强，当羊膜腔内压力增加到一定程度时，胎膜自然破裂。破膜多发生子宫口近开全时。

## 二、产程观察及处理

### 1. 观察宫缩

在产程中应密切观察宫缩，注意宫缩的持续时间、间歇时间、宫缩的强度。最简单的方法是助产人员将手掌放在产妇腹壁上，宫缩时宫体部隆起变硬，间歇期松弛变软。也可用胎儿监护仪描记宫缩曲线。宫缩曲线是反映宫缩的客观指标，可观察每次宫缩持续时间、宫缩强度及频率。

胎儿监护仪有两种类型：①外监护：临床常用，是将宫缩压力控头固定在产妇腹壁宫体近宫底部处，连续描记 40 分钟，适用于第一产程、胎膜未破；②内监护：将电极通过已扩张的宫颈口进入羊膜腔固定在胎儿头皮上，测定宫腔静止压力和宫缩时压力，适用于胎膜已破、宫口扩张 1 cm 以上。内监护较外监护准确，但有引起宫腔内感染的危险。

### 2. 观察胎心

宫缩时，子宫肌壁血管受压，子宫血流量减少，胎盘血循环暂时受阻，胎儿暂时缺血缺氧，胎心率可加快或减慢；宫缩间歇期，子宫壁放松，子宫血流量恢复，胎儿得到充足氧气，胎心率恢复。若宫缩间歇期胎心率不能恢复正常，提示胎儿缺氧。观察胎心可采用下列方法。

(1) 听诊胎心音在宫缩间歇期听诊，每次听诊 1 分钟，潜伏期每隔 1 ～ 2 小时听胎心 1 次，活跃期每 15 ～ 30 分钟听胎心 1 次。可采用普通听诊器、木制胎心听诊器或电子胎心听诊器听诊，目前临床常用电子胎心听诊器。

(2) 胎儿监护仪监测胎心音多用外监护描记胎心曲线，观察胎心率变异与宫缩、胎动的关系，能较客观地判断胎儿在宫内的状态。一般每 15 分钟对胎心监护曲线进行评估 1 次，宫缩强时每隔 5 分钟评估 1 次。

### 3. 观察宫口扩张及胎头下降

目前多采用产程图，使产程进展一目了然，并能指导产程的处理。产程图横坐标为临产时间 ( 小时 )，左侧纵坐标为宫口扩张程度 (cm)，右侧纵坐标为先露下降程度 (cm)。一般临产开始后绘制产程图，用红色 "0" 表示宫颈口扩张，蓝色 "X" 表示胎头最低点位置，把每一次肛诊或阴道检查了解到的宫颈扩张和胎头下降程度，标记在产程图上，将各标记分别用红线和蓝线连成曲线。

(1) 宫口扩张曲线第一产程宫口扩张先慢后快，分为潜伏期和活跃期。潜伏期是指从规律宫缩开始至宫口扩张 3 cm，此期间扩张速度较慢，平均 2 ～ 3 小时扩张 1 cm，整期约需 8 小时，最大时限 16 小时，超过 16 小时为潜伏期延长；活跃期是指宫口扩张 3 cm 至宫口扩张 10 cm( 开全 )，此期间扩张速度加快，约需 4 小时，最大时限 8 小时，超过 8 小时为活跃期延长。

(2) 胎头下降曲线坐骨棘平面是判断胎头下降程度的标志。胎头颅骨最低点平坐骨棘平面时，以 "0" 表示；在坐骨棘平面上 1 cm 时，以 "-1" 表示；在坐骨棘平面下 1 cm 时，以 "+1" 表示，依此类推。潜伏期胎头下降不明显，胎头颅骨最低点约在坐骨棘水平，活跃期下降加快，平均每小时下降 0.86 cm，胎头下降程度可作为判断分娩难易的可靠指标。

### 4. 观察胎膜破裂

胎膜多在宫口近开全时自然破裂。一旦胎膜破裂，前羊水流出，应立即听胎心，并观察羊水颜色、性状、流出量，同时记录破膜时间。若胎头未衔接发生破膜，指导产妇取臀高位或侧卧位休息，防止脐带脱垂。破膜超过 12 小时尚未分娩者，给予抗生素预防感染。

### 5. 观察血压

宫缩时血压常升高 0.7 ～ 1.3 kPa(5 ～ 10 mmHg)，间歇期恢复原状。产程中每隔 4 ～ 6 小时，在宫缩间歇测血压 1 次，若发现血压升高，应缩短测量的间隔时间并进行相应的处理。

### 6. 指导饮食

医生应鼓励产妇少量多次进食，进高热量、易消化食物，补充足够的水分，必要时可静脉补液，以保持产妇体力。

### 7. 活动与休息

宫缩不强且未破膜，产妇可在室内走动，有助于加速产程进展。初产妇宫口近开全或经产妇宫口扩张 4 cm 时，应卧床取左侧卧位。若胎膜已破，胎头未衔接，应指导产妇卧床休息。

8. 指导排尿与排便

临产后，鼓励产妇每 2 ～ 4 小时排尿 1 次，以防膀胱充盈影响宫缩，阻碍胎先露下降；初产妇宫口扩张 < 4 cm、经产妇宫口扩张 < 2 cm 时，可行温肥皂水灌肠，灌肠可反射性加强宫缩，加速产程进展，还能清洁肠道，避免产时污染，但阴道流血、胎膜已破、胎头未衔接、胎位异常、剖宫产史、严重心脏病、宫缩强估计 1 小时内分娩等情况，禁止灌肠。

9. 肛门检查

潜伏期 2 ～ 4 小时肛门检查 1 次，活跃期 1 ～ 2 小时肛门检查 1 次，在宫缩时进行。通过肛查能了解宫颈软硬度、宫颈厚薄、宫口扩张程度、是否破膜、骨盆腔大小，确定胎位以及胎头下降程度。为避免感染，在整个产程中肛门检查次数不应超过 10 次。

10. 阴道检查

阴道检查能直接触清宫口扩张程度、胎先露，并进一步了解骨盆腔情况。若先露为头，还能根据矢状缝及囟门确定胎位，适用于肛查不清、宫口扩张及胎头下降程度不明、疑有脐带先露或脐带脱垂、轻度头盆不称、经试产 2 小时产程进展缓慢者。阴道检查感染概率高于肛门检查，应在严格消毒下进行。

11. 精神心理安慰

分娩过程中，多数产妇焦虑、紧张、甚至恐惧，会影响宫缩及产程进展，医护人员应耐心讲解分娩是生理过程，安慰、体贴产妇，使产妇消除紧张及恐惧。在宫缩时指导产妇深呼吸，用手轻揉下腹部，或握拳压迫腰骶部，均可减轻产妇的不适感。研究表明，开展家庭式产房，温馨待产，允许家人或有经验的人员陪伴分娩，适时给予产妇必要的指导，使产妇保持良好的精神状态、充沛的体力，能缩短产程以顺利分娩。

# 第六节 第二产程的临床经过及处理

## 一、临床表现

胎膜大多自然破裂。若产妇未破膜，且影响胎头下降，应行人工破膜。破膜后，宫缩常暂时停止，产妇略感舒适，随后重现宫缩且较前增强，每次持续 1 分钟或更长，间歇 1 ～ 2 分钟。当胎头降至骨盆出口压迫骨盆底组织时，产妇有排便感，不自主地向下屏气。随产程进展，会阴体渐膨隆和变薄，肛门括约肌松弛。宫缩时胎头露出于阴道口，露出部分不断增大，宫缩间歇期，胎头又缩回阴道内，称为胎头拨露。当胎头双顶径越过骨盆出口，宫缩间歇时胎头不再回缩，称为胎头着冠。此时会阴极度扩张，产程继续进展，胎头的枕骨于耻骨弓下露出，出现仰伸动作，胎儿额、鼻、口、颚部相继娩出。

胎头娩出后，接着出现胎头复位及外旋转，随后前肩和后肩也相继娩出，胎体很快顺利娩出，后羊水随之涌出。经产妇的第二产程短，有时仅需几次宫缩即可完成上述动作。

### 二、产程观察及处理

1. 密切监测胎心

第二产程宫缩频而强，需密切监测胎儿有无急性缺氧，应勤听胎心，每 5 ~ 10 分钟听 1 次胎心，有条件时应用胎儿监护仪监测。若发现胎心减慢，应立即行阴道检查，尽快结束分娩。

2. 指导产妇屏气

正确使用腹压是缩短第二产程的关键，但个别产妇不会正确地向下用力，因此，医生应该指导她们双足蹬在产床上，两手握产床把手，宫缩时深吸气屏住，然后如排便样向下屏气增加腹压。宫缩间歇时，产妇呼气并使全身肌肉放松。如此反复屏气，能加速产程进展。

3. 接产准备

当初产妇宫口开全、经产妇宫口扩张 4 cm 且宫缩规律有力时，应将产妇送至分娩室，做好接产准备工作。让产妇仰卧于产床 ( 少数坐于特制产椅上行坐位分娩 )，两腿屈曲分开露出外阴部，在臀下放便盆或塑料布，用消毒纱球蘸肥皂水擦洗外阴部，顺序是大阴唇、小阴唇、阴阜、大腿内上 1/3、会阴及肛门周围，然后用温开水冲掉肥皂水。用消毒干纱球盖住阴道口，防止冲洗液流入阴道。最后用聚维酮碘 (povidone iodine) 消毒，取下阴道口纱球和臀下便盆或塑料布，铺无菌巾于臀下。接产者准备接产。

4. 接产

(1) 会阴撕裂诱因：会阴水肿、会阴过紧缺乏弹性、耻骨弓过低、胎儿过大、胎儿娩出过快等均易造成会阴撕裂。接产者在接产前应做出正确判断。

(2) 接产要领：保护会阴并协助胎头俯屈，让胎头以最小径线 ( 枕下前囟径 ) 在宫缩间歇时缓慢通过阴道口，这是预防会阴撕裂的关键，产妇屏气必须与接产者配合。胎肩娩出时也要注意保护好会阴。

(3) 接产步骤：接产者站在产妇右侧，当胎头拨露使阴唇后联合紧张时，开始保护会阴。方法是在会阴部铺盖无菌巾，接产者右肘支在产床，右手拇指与其余四指分开，利用手掌大鱼际肌顶住会阴部。每当宫缩时应向上向内方托压，左手同时应下压胎头枕部，协助胎头俯屈和使胎头缓慢下降。宫缩间歇时，保护会阴的右手稍放松，以免压迫过久过紧引起会阴水肿。当胎头枕部在耻骨弓下露出时，左手应按分娩机制协助胎头仰伸。此时若宫缩强，医生应嘱产妇呼气消除腹压，并嘱产妇在宫缩间歇时稍向下屏气，使胎头缓慢娩出，以免过强的产力造成会阴撕裂。若胎头娩出发现脐带绕颈一周且较松时，可用手将脐带顺胎肩推上或从胎头退下，若脐带绕颈过紧或绕颈两周及两周以上，应快速松解脐带，立刻用两把血管钳夹住一段脐带从中间剪断，注意勿伤及胎儿颈部。

胎头娩出后，右手仍应注意保护会阴，不要急于娩出胎肩，而应先以左手自鼻根向下颚挤压，挤出口鼻内的黏液和羊水，以减少胎儿胸部娩出后吸入羊水和血液，然后协助胎头复位及外旋转，使胎儿双肩径与骨盆出口前后径相一致。接产者左手向下轻压胎儿颈部，协助前肩从耻骨弓下先娩出，再托胎颈向上使后肩从会阴前缘缓慢娩出。双肩娩出后，保护会阴的右手方可放松，然后双手协助胎体及下肢相继以侧位娩出。

(4) 会阴切开指征：会阴过紧或胎儿过大，估计分娩时会阴撕裂难以避免者或母儿有病理情况急需结束分娩者。

(5) 会阴切开术：包括会阴左侧后 - 侧切开术和会阴正中切开术。

1) 会阴左侧后 - 侧切开术：阴部神经阻滞及局部浸润麻醉生效后，术者子宫缩时以左手示、中两指伸入阴道内，撑起左侧阴道壁，右手用钝头直剪自会阴后联合中线向左侧45°（会阴高度膨隆为 60°～ 70°）剪开会阴，长 4～ 5 cm。切开后用纱布压迫止血。胎盘娩出后即刻缝合。

2) 会阴正中切开术：局部浸润麻醉后，术者子宫缩时沿会阴后联合正中垂直剪开 2 cm。此法优点为剪开组织少、出血不多、术后组织肿胀及疼痛轻微，切口愈合快；缺点为切口有自然延长撕裂至肛门括约肌的危险。胎儿大、接产技术不熟练者不宜采用。

# 第七节 第三产程的临床经过及处理

## 一、临床表现

由于子宫腔容积突然明显缩小，胎盘不能相应缩小而与子宫壁发生错位而剥离，剥离面出血在胎盘后形成血肿，子宫继续收缩。胎盘剥离征象有：①子宫体变硬呈球形，胎盘剥离后降至子宫下段，下段被扩张，子宫体呈狭长形被推向上，子宫底升高达脐上；②剥离的胎盘降至子宫下段，阴道口外露的一段脐带自行延长；③阴道少量流血；④用手掌尺侧在产妇耻骨联合上方轻压子宫下段时，子宫体上升而外露的脐带不再回缩。

胎盘剥离及排出方式有两种：①胎儿面娩出式：胎盘胎儿面先排出；②母体面娩出式：胎盘母体面先排出。

## 二、产程观察及处理

（一）新生儿处理

1. 清理呼吸道

用新生儿吸痰管或导尿管轻轻吸除新生儿咽部及鼻腔的黏液和羊水，以免发生吸入性肺炎。新生儿大声啼哭，表示呼吸道已通畅。

2. 新生儿阿普加评分及其意义

新生儿阿普加评分以出生后 1 分钟时的心率、呼吸、肌张力、喉反射及皮肤颜色 5 项体征为依据，每项为 0～ 2 分，满分为 10 分。8～ 10 分属于正常新生儿；4～ 7 分为轻度窒息，处理不妥可转变为重度窒息，需清理呼吸道，进行人工呼吸、吸氧、用药等措施才能恢复；0～ 3 分属缺氧严重，为重度窒息，需紧急抢救，气管插管给氧。缺氧比较严重的新生儿，应在出生后 5 分钟时再次评分。

3. 处理脐带

术者应用 75% 酒精消毒脐带根部周围，在距脐根 0.5 cm 处用粗丝线结扎第一道，再在结扎线外 0.5 cm 处结扎第二道。在第二道结扎线外 0.5 cm 处剪断脐带，用 20% 高锰酸钾液消毒脐带断面，待脐带面干后，以无菌纱布包盖好，再用脐带布包扎。目前还可用气门芯、脐带夹、血管钳等方法取代双重结扎脐带法。

4. 处理新生儿

戴上标明新生儿性别、体重、出生时间、母亲姓名和床号的手腕带和包被。

（二）协助胎盘娩出

确认胎盘已完全剥离时，子宫缩时以左手握住宫底并按压，同时右手轻拉脐带，协助胎盘娩出。发现胎膜部分断裂，可用血管钳夹住断裂上端的胎膜，再继续向一个方向旋转，直至胎膜完全排出。

（三）检查胎盘胎膜

术者可将胎盘铺平，先检查胎盘母体面的胎盘小叶有无缺损。检查胎膜是否完整，再检查胎盘胎儿面边缘有无血管断裂，能及时发现副胎盘。此外，术者还应检查胎盘、胎膜有无其他异常。

（四）检查软产道

胎盘娩出后，应仔细检查会阴、小阴唇内侧、尿道口周围、阴道及宫颈有无裂伤。若有裂伤，应立即缝合。

（五）预防产后出血

正常分娩出血量多数少于 300 mL。常规在胎肩娩出时，术者应将缩宫素 10 U 加于 25% 葡萄糖液 20 mL 内静脉注射，预防产后出血。

（六）手取胎盘术

手取胎盘术适用于胎儿娩出后 30 分钟胎盘仍未剥离排出者，或胎盘部分剥离引起子宫出血，经按揉宫底及给予子宫收缩药物后胎盘仍未能完全剥离排出者。再次消毒外阴，术者更换手术衣及手套，将一手手指并拢呈圆锥状伸入宫腔，手掌面向着胎盘母体面，以手掌尺侧缘将胎盘从边缘缓慢与子宫壁分离，另一手在腹部协助按压宫底，若检查发现子宫颈内口较紧者可肌内注射阿托品或哌替啶，发现胎盘无法分离者应考虑胎盘植入，不应强行剥离。

# 第十四章 正常产褥

从胎盘娩出至产妇全身各器官除乳腺外恢复至正常未孕状态所需的一段时期,称为产褥期 (puerperium),通常为 6 周。

## 第一节 产褥期母体的变化及临床表现

产褥期产妇生理变化包括子宫复旧、子宫颈和阴道变化、乳房变化、血液循环变化、消化系统变化、泌尿系统变化、体重变化和皮肤变化等。熟悉这些变化的规律,给予合理科学的护理,能促进身体的康复,否则可能会出现一些异常的情况。

### 一、乳房变化

产后乳房的主要变化是泌乳。

(一)泌乳的机制

胎盘娩出后,产妇体内的雌激素、孕激素、胎盘生乳素水平下降,垂体分泌的催乳素水平上升,乳汁开始分泌。婴儿每次吸吮乳头时,腺垂体产生的催乳素呈脉冲式释放,能促进乳汁分泌,吸吮乳头还能使神经垂体释放缩宫素,缩宫素使乳腺腺泡周围的肌上皮收缩,而喷出乳汁。吸吮是保持乳腺不断泌乳的关键。不断排空乳房,也是维持乳汁分泌的重要条件。乳汁分泌量还与产妇营养、睡眠、情绪和健康状况密切相关,保证产妇足够睡眠、营养饮食,避免精神刺激,这些均有利于乳汁分泌。

(二)母乳的成分及其变化

初乳是指产后 7 天内分泌的乳汁,呈淡黄色、质稠,易消化,含较多的蛋白质、矿物质及多种抗体,尤其是分泌型 IgA(SIgA) 可增强新生儿的抗病能力,是新生儿早期最理想的天然食物;过渡乳是指产后 7 ~ 14 天分泌的乳汁,蛋白质含量较前有所减少,乳糖和脂肪含量逐渐增加;成熟乳是指产后 14 天以后分泌的乳汁,呈白色,蛋白质含量逐渐减少,脂肪和乳糖含量逐渐增多,还有维生素、矿物质、酶、抗体,这些成分对新生儿的发育起着重要的作用。但要注意,某些药物可经过母血进入乳汁中,故哺乳期妇女用药应考虑对新生儿是否产生不良影响。

### 二、生殖系统变化

1. 子宫产褥期

子宫变化最大。在胎盘娩出后子宫逐渐恢复至未孕状态的全过程,称为子宫复旧,一般为 6 周,其主要变化为宫体肌纤维缩复和子宫内膜的再生,同时还有子宫血管变化、子宫下段和宫颈的复原等。

(1) 子宫体肌纤维缩复:子宫复旧不是肌细胞数目减少,而是肌浆中的蛋白质被分解排出,使细胞质减少致肌细胞缩小。被分解的蛋白及其代谢产物通过肾脏排出体外。随着子宫体肌纤维不断缩复，子宫体积及重量均发生变化。胎盘娩出后，子宫体逐渐缩小，于产后 1 周子宫缩小至约妊娠 12 周大小，在耻骨联合上方可触及。于产后 10 日，子宫降至骨盆腔内，腹部检查触不到宫底。子宫于产后 6 周恢复到妊娠前大小。子宫重量也逐渐减少，分娩结束时约为 1000 g，产后 1 周时约为 500 g，产后 2 周时约为 300 g，产后 6 周恢复至 50 ~ 70 g。

(2) 子宫内膜再生：胎盘、胎膜从蜕膜海绵层分离并娩出后，遗留的蜕膜分为 2 层，表层发生变性、坏死、脱落，形成恶露的一部分自阴道排出；接近肌层的子宫内膜基底层逐渐再生新的功能层，内膜缓慢修复，约于产后第 3 周，除胎盘附着部位外，宫腔表面均由新生内膜覆盖，胎盘附着部位全部修复需至产后 6 周。

(3) 子宫血管变化：胎盘娩出后，胎盘附着面立即缩小，面积仅为原来的一半。子宫复旧导致开放的子宫螺旋动脉和静脉窦压缩变窄，数小时后血管内形成血栓，出血量逐渐减少直至停止。若在新生内膜修复期间，胎盘附着面因复旧不良出现血栓脱落，可导致晚期产后出血。

(4) 子宫下段及宫颈变化：产后子宫下段肌纤维缩复，逐渐恢复为非孕时的子宫峡部。胎盘娩出后的宫颈外口呈环状如袖口。于产后 2 ~ 3 日，宫口仍可容纳 2 指。产后 1 周后宫颈内口关闭，宫颈管复原。产后 4 周宫颈恢复至非孕时形态。分娩时宫颈外口 3 点及 9 点处常发生轻度裂伤，使初产妇的宫颈外口由产前圆形 ( 未产型 )，变为产后 "一" 字形横裂 ( 已产型 )。

2. 阴道

分娩后阴道腔扩大，阴道黏膜及周围组织水肿，阴道黏膜皱襞因过度伸展而减少甚至消失，致使阴道壁松弛及肌张力低。阴道壁肌张力于产褥期逐渐恢复，阴道腔逐渐缩小，阴道黏膜皱襞约在产后 3 周重新显现，但阴道于产褥期结束时仍不能完全恢复至未孕时的紧张度。

3. 外阴

分娩后外阴轻度水肿，于产后 2 ~ 3 日内逐渐消退。会阴部血液循环丰富，若有轻度撕裂或会阴后一侧切开缝合后，均能在产后 3 ~ 4 日内愈合。处女膜在分娩时撕裂，形成残缺的处女膜痕。

4. 盆底组织

在分娩过程中，由于胎儿先露部长时间的压迫，使盆底肌肉和筋膜过度伸展至弹性降低，且常伴有盆底肌纤维的部分撕裂，产褥期应避免过早进行较强的重体力劳动。若能于产褥期坚持做产后康复锻炼，盆底肌可能在产褥期内即恢复至接近未孕状态。若盆底肌及其筋膜发生严重撕裂造成盆底松弛，加之产褥期过早参加重体力劳动；或者分娩次数过多，且间隔时间短，盆底组织难以完全恢复正常，以上均是导致阴道壁脱垂及子宫脱垂的重要原因。

### 三、全身其他变化

1. 生命体征

(1) 体温：产后体温多正常，如产程延长、产妇过度疲劳者，可出现低热，但最多不超过 38℃，大多在 24 小时恢复正常。乳房胀痛也可以引起低热，乳汁分泌通畅后即恢复正常。如体温持续 24 小时以上不下降，应全面检查，寻找发热原因。

(2) 脉搏：产后脉搏多较慢，每分钟 60 ~ 70 次，可能与胎盘循环停止及卧床休息有关。如脉搏过速，应检查心脏，并注意是否因失血过多引起。

(3) 血压：一般情况下，产妇的血压处于平稳状态。

**2. 循环系统及血液成分**

(1) 循环系统：产后 3 天内，由于胎盘循环停止、子宫缩复，大量子宫血涌入体循环，组织间液的回吸收，使总循环量增加 15% ～ 25%，加之分娩的创伤和疲劳，均使心脏的负担加重。心脏病产妇在此时特别是在产后 24 小时极易发生心力衰竭。产妇循环血量于产后 2 ～ 3 周恢复至未孕状态。

孕期增加的水分于产后排出，尤其是产褥 1 周内，皮肤的排泄功能旺盛，出汗较多，称为"褥汗"，以夜间睡眠和初醒时最明显，不属于病态。

(2) 血液成分：产褥期早期血液仍处于高凝状态，血小板增多，有利于减少产后出血，但容易形成静脉血栓，应注意适当活动。凝血物质于产后 2 ～ 4 周恢复正常。白细胞总数在产褥早期仍较高，可达 $(15 \sim 20) \times 10^9/L$，产后 1 ～ 2 周恢复正常。

**3. 泌尿系统**

妊娠期体内潴留的多量水分主要经肾排出，故产后 1 周内尿量增多。妊娠期发生的肾盂及输尿管扩张，产后需 2 ～ 8 周恢复正常。在产褥期，膀胱肌张力降低，对膀胱内压的敏感性降低，加之外阴切口疼痛、不习惯卧床排尿、器械助产、区域阻滞麻醉，均可能增加尿潴留的发生，尤其在产后 24 小时内。

**4. 消化系统**

妊娠期肠蠕动减弱，胃酸分泌减少，多在产后 1 ～ 2 周恢复。产后 1 ～ 2 天内产妇常有食欲缺乏、口渴，喜进流食或半流食的特征。因缺少运动，腹肌及盆底肌松弛，肠蠕动减慢，产褥期易发生便秘。

**5. 内分泌系统**

产后雌激素及孕激素水平急剧下降，至产后 1 周时已降至未孕时水平。胎盘生乳素于产后 6 小时已不能测出。催乳素水平因是否哺乳而异，哺乳产妇的催乳素于产后下降，但仍高于非妊娠时水平，吸吮乳汁时催乳素明显增高；不哺乳产妇的催乳素于产后 2 周降至非妊娠时水平。

月经复潮及排卵时间受哺乳影响。不哺乳产妇通常在产后 6 ～ 10 周月经复潮，在产后 10 周左右恢复排卵。哺乳产妇的月经复潮延迟，有的在哺乳期间月经一直不来潮，平均在产后 4 ～ 6 个月恢复排卵。产后较晚月经复潮者，首次月经来潮前多有排卵，故哺乳产妇月经虽未复潮，却仍有受孕可能。

**6. 腹壁**

由于受到妊娠子宫增大的影响，腹壁皮肤部分弹力纤维断裂，腹直肌出现不同程度的分离，产后腹壁明显松弛，腹壁紧张度需在产后 6 ～ 8 周恢复。妊娠期出现的下腹正中线色素沉着在产褥期逐渐消退。初产妇腹壁紫红色妊娠纹逐渐变成永久的银白色。

# 第二节 产褥期临床表现及保健

产褥期母体各系统变化很大，虽属生理性改变，但处理不当容易发生产后出血、产褥感染等并发症，做好产褥期的护理及保健，对防止产褥期并发症、促进产后生理功能恢复及心理稳定非常重要。

## 一、产褥期临床表现

### (一) 生命体征

产妇产后体温多数在正常范围内，体温可在产后 24 小时内略升高，一般不超过 38℃，这可能与产程延长致过度疲劳有关。产后 3 ～ 4 日出现乳房血管、淋巴管极度充盈，乳房胀大，伴 37.8 ～ 39℃发热，称为泌乳热 (breast fever)，一般持续 4 ～ 16 小时后即下降，不属病态，但需排除其他原因尤其感染引起的发热。产妇产后脉搏在正常范围内。产后由妊娠期的胸式呼吸变为胸腹式呼吸，呼吸深慢，每分钟 14 ～ 16 次。血压于产褥期平稳，变化不大。

### (二) 子宫复旧

胎盘娩出后，子宫圆而硬，宫底在脐下一指，产后第 1 日略上升至脐平，以后每日下降 1 ～ 2 cm，至产后 10 日子宫降入骨盆腔内。

### (三) 产后宫缩痛

在产褥早期因子宫收缩引起下腹部阵发性剧烈疼痛，称为产后宫缩痛。于产后 1 ～ 2 日出现，持续 2 ～ 3 日自然消失，多见于经产妇。哺乳时反射性缩宫素分泌增多使疼痛加重，不需特殊用药。

### (四) 恶露

产后随子宫蜕膜脱落，含有血液、坏死蜕膜等组织经阴道排出，称为恶露 (lochia)。因其颜色、内容物及时间不同，恶露分为以下几类。

1. 血性恶露

血性恶露因含大量血液，色鲜红，量多，有时有小血块。镜下见多量红细胞、坏死蜕膜及少量胎膜。血性恶露持续 3 ～ 4 日。出血逐渐减少，浆液增加，转变为浆液恶露。

2. 浆液恶露

浆液恶露因含多量浆液得名，色淡红。镜下见较多坏死蜕膜组织、宫腔渗出液、宫颈黏液，少量红细胞及白细胞，且有细菌。浆液恶露持续 10 日左右，浆液逐渐减少，白细胞增多，变为白色恶露。

3. 白色恶露

白色恶露因含大量白细胞，色泽较白得名，质黏稠。镜下见大量白细胞、坏死蜕膜组织、表皮细胞及细菌等，白色恶露约持续 3 周干净。

正常恶露有血腥味，但无臭味，持续 4 ～ 6 周，总量为 250 ～ 500 mL。若子宫复旧不全 (subinvolution) 或宫腔内残留胎盘、多量胎膜或合并感染时，恶露增多，血性恶露持续时间延长并有臭味。

（五）褥汗

产后 1 周内皮肤排泄功能旺盛，排出大量汗液，以夜间睡眠和初醒时更明显，不属病态。

## 二、产后 24 小时内观察

胎盘娩出后 24 小时内是产后出血、子痫、产后心力衰竭、羊水栓塞等最容易发生的时期，尤其产后 2 小时是最为关键的时期，因此分娩应至少住院观察 24 小时。在此时期医生应严密观察并记录生命体征（血压、脉搏）、阴道出血和子宫收缩情况，对产妇出血量进行收集、测量和记录。

（一）产后 2 小时内

产后 2 小时内极易发生严重并发症，故应在产房严密观察生命体征（血压、脉搏）、阴道出血量、子宫收缩情况，并注意宫底高度及膀胱是否充盈等。应于胎儿娩出后即将集血器放入产妇臀下收集阴道流血量。建立并使用产后 2 小时观察表，自胎盘娩出后 2 小时内至少分别隔 15、30、60、120 分钟各观察一次，发现异常应增加观察次数，每次观察均应按压宫底排除积血，以免影响子宫收缩。及时更换会阴垫，准确记录出血量。

医生应鼓励产妇进食、饮水及排尿，并协助产妇产后半小时内早吸吮。如产后 2 小时内一切正常，应将产妇及新生儿送回病室，但仍需加强巡视。

产后 2 小时常见的异常情况有：①发现子宫收缩乏力，应按摩子宫并肌内注射子宫收缩剂（如缩宫素）；②若产妇阴道流血量不多，但子宫收缩不良，宫底上升，提示宫腔内有积血，应挤压宫底排出积血，并给予子宫收缩剂；③若产妇自觉肛门坠胀，多有阴道后壁血肿，应进行肛查，确诊后给予及时处理。

（二）产后 2 ～ 24 小时

加强询问产妇及体格检查，及时了解产后 4 小时排尿情况、产后 24 小时内出血量、排便情况、乳房泌乳及新生儿喂养情况、子宫复旧情况、会阴或腹部伤口情况、恶露情况以及产妇的自我感觉（包括产后宫缩痛、恶露、褥汗）等，及时纠正异常情况，并给予保健指导。

（三）出院前评估

出院前医生应对产妇进行全面评估，确定出院并指导出院后的保健。评估内容包括一般生命体征，如体温、心率、呼吸、血压；妇产科体征，如恶露、乳房、会阴或剖宫产伤口情况；如有合并内、外科等疾病时，医生还应评估其他异常体征，督促其去相应的专科随访和治疗。

## 三、休养环境

产妇居住的病房要安静、清洁，保持空气新鲜流通、阳光充足。要经常开窗换新鲜空气，注意勿让产妇直接被风吹。

室温调节要合理。产妇处于室温过高的环境出汗会增多，夏天容易中暑，过冷又容易感冒。新生儿由于体温调节中枢发育不完善，室温过高会发生脱水热，室温过低会发生新生儿硬肿症。一般来讲，保持在室温 20 ～ 25℃、湿度 50% ～ 55% 较为理想。早产儿的体温调节能力较成熟儿差，室内温度应保持在 24 ～ 27℃，必要时还需在被子外加热水袋来保温。

## 四、营养指导

产妇在分娩期消耗了大量的能量，为了保证自身的恢复及分泌充足、优质的乳汁哺育婴儿，产妇的营养调理尤为重要。哺乳妇女每日营养素的需要量高于孕期，产后应供给容易消化、富有营养的饮食。产褥期及哺乳期的膳食原则为：①增加热能摄入量，主食种类多样化：不能过量进食，粗粮细粮都要吃，多吃蔬菜和水果，这样既可提供丰富的水分、维生素、矿物质，又可提供足量的纤维素防止产后便秘；②富含优质蛋白质：应比平时多吃蛋白质，尤其是动物蛋白；增加鱼、禽、蛋、瘦肉及海产品摄入量，尽量保证每天的蛋白质 1/3 以上来自动物性食品。如果条件不允许可选用豆腐、豆浆等豆制品或花生等坚果类食品补充；③适当增饮奶类，多喝汤水：每天饮奶至少 500 mL，多喝水；多吃流质食物，如鸡鸭鱼肉汤，易消化吸收，还可以促进乳汁分泌；④禁烟酒及咖啡、浓茶；⑤科学运动和锻炼，恢复健康体重。

哺乳期的膳食需要量包括：谷类、薯类及杂豆 350～450 g(杂粮不少于 1/5)，适当增加饮水量；蔬菜类 300～500 g(绿叶菜占 2/3)，水果类 200～400 g；鱼、肉、禽、蛋类(含动物内脏)200～300 g(其中鱼类、禽类、蛋类各 50 g)；奶类及奶制品 300～550 g；大豆类及坚果 40～60 g；植物油 25～30 g；盐 6 g。

一般情况下，正常产后 1～2 小时可进流质或半流质清淡饮食，以后可进普通饮食。食物中必须含有足量的蛋白质、矿物质及维生素，也可以适当补充维生素和铁剂。

## 五、休息及运动指导

### (一) 休息

充分的休息可促进子宫复位又可增进食欲，使身体恢复快、乳汁分泌多。为了母乳喂养方便，妈妈休息的时间要尽量和宝宝的作息时间保持一致，但是要保证每天 8～9 小时的充足睡眠。休息时要经常变换卧床姿势，不要长时间仰卧，以防子宫后倾，恶露排出受阻。如果会阴有伤口的话，多向伤口的对侧保持卧位或坐位，以免恶露浸及伤口，影响愈合。

### (二) 运动

产后运动能加快产妇全身各器官功能的恢复；促进子宫收缩和恶露排出；锻炼腹壁和骨盆底肌肉；促进肠蠕动，增加食欲。

#### 1. 活动产妇

产后鼓励尽早下床活动，根据身体状况，逐步增加活动范围和时间。尽早活动可防止肠粘连和血栓的发生，加速伤口愈合。阴道自然分娩者在分娩疲劳解除后，于产后 6～12 小时内即可下床活动，如大小便，吃饭等。剖宫产的产妇也可在术后 24 小时坐起，并在床边活动，这样可促进恶露的排除，既有利于子宫尽快复原，又有利于产后大、小便通畅。产后出血过多或有并发症的产妇可适当延长卧床时间，在此期间可做些床上运动，如深呼吸、四肢伸展、翻身等。产褥期内应避免重体力劳动或长时间站立和下蹲，以防日后发生子宫脱垂。

#### 2. 产后体操

产后体操有助于产妇身体各器官功能的恢复，尤其是盆底肌肉及腹壁肌肉张力的恢复，应循序渐进，持之以恒，避免过劳，不能操之过急。自然分娩、身体状况良好的产妇产后第 2 天即可以尝试从简单的运动开始，促进身体的恢复。剖宫产的产妇可视个人身体恢复状况延迟练习开始的时间。

## 六、卫生指导

### (一) 个人卫生

由于产后出汗增多，产妇的衣着应宽松、质地要吸汗，厚薄要适中；应穿纯棉内衣、内裤并勤换洗；每天梳头，温水洗漱、洗脚。洗澡可以消除疲劳、舒畅心情、改善睡眠及食欲、预防感染。产妇于产后消除疲劳后，即可洗澡，可用温水擦浴及淋浴，产褥期内禁止盆浴。洗浴时保持适宜的水温及室温，每次洗 5 ～ 10 分钟即可，洗后应该及时擦干并且迅速穿好衣服，避免着凉。

（二）口腔保健指导

注意口腔卫生，做到早晚刷牙，进食后漱口。

（三）会阴护理指导

(1) 注意保持会阴清洁、干爽，卫生巾和护垫要勤换。

(2) 会阴水肿者，可用 50% 硫酸镁湿热敷，产后 24 小时后可用红外线照射外阴。会阴部有缝线者，应每日检查切口有无红肿、硬结及分泌物，于产后 3 ～ 5 天拆线。若伤口感染，应提前拆线引流或行扩创处理，并定时换药。

**七、排便排尿**

产后 4 小时内应让产妇排尿。若排尿困难，除鼓励产妇坐起排尿、消除怕排尿引起疼痛的顾虑外，可选用以下方法促其排尿：①用热水熏洗外阴，用温开水冲洗尿道外口周围诱导排尿；②针刺关元、气海、三阴交、阴陵泉等穴位；③甲硫酸新斯的明 1 mg 肌内注射，兴奋膀胱逼尿肌促其排尿。若使用上述方法均无效时应予导尿，留置导尿管 1 ～ 2 日，并给予抗生素预防感染。产后因卧床休息、食物缺乏纤维素，加之肠蠕动减弱，产褥早期腹肌、盆底肌张力降低，容易发生便秘，应鼓励产妇多吃蔬菜及尽日下床活动。

**八、哺乳及乳房护理**

（一）母乳喂养对母儿的好处

1. 对母亲

(1) 吸吮刺激使催乳素产生的同时促进缩宫素的产生，可以使子宫收缩，防止产后出血。

(2) 哺乳妇女的月经复潮较未哺乳者延迟，母亲体内的蛋白质、铁和其他营养物质通过产后闭经得以储存，有利于产后恢复。

(3) 降低母亲患乳腺癌、卵巢癌的危险。

(4) 母乳喂养方便、简单、经济，喂养方便。

2. 对婴儿

(1) 母乳是婴儿最佳天然食物，母乳中所含的营养物质丰富，适宜婴儿的消化吸收，生物利用率高，其质与量随着婴儿的生长与需求呈现相应的变化。

(2) 母乳中含有丰富的免疫蛋白和免疫细胞，能够明显降低婴儿腹泻、呼吸道和皮肤感染等情况的发生。

(3) 母乳喂养时，婴儿与母亲皮肤频繁接触、母婴间情感联系对婴儿建立和谐、健康的心理有重要作用。

(4) 母乳喂养有利于婴儿早期智力开发。在母乳喂养过程中母与子的皮肤接触、目光对视、母爱的爱抚，都是对新生儿感觉器官的良好刺激，能够促进神经系统的功能发育。

由于母乳有多种优点，故应大力提倡母乳喂养，母乳喂养应坚持按需哺乳的原则，并指导产妇掌握正确的哺乳方法。

（二）母乳喂养常见的问题

推荐母乳喂养，母婴同室，做到早接触、早吸吮，按需哺乳。建议于产后半小时开始哺乳，此时乳房内乳量虽少，但通过新生儿吸吮动作可刺激泌乳。应依新生儿的需要及乳母感到奶胀的情况决定哺乳的时间及次数。

哺乳前，乳母应洗手并用温开水清洁乳房和乳头。可选择坐位或卧位，将乳头及大部分乳晕送入新生儿口中，产妇用"C"形手法扶住乳房，防止乳房堵塞新生儿鼻孔，吸空一侧乳房再吸另一侧乳房。每次哺乳后乳母应将新生儿竖着抱起，轻叩背部 1～2 分钟，排出胃内空气，防止吐奶。哺乳期以 10 个月至 1 年为宜。哺乳期，若出现以下情况应进行处理。

1. 乳胀

乳胀多因乳房过度充盈及乳腺管不通畅所致。哺乳前湿热敷 3～5 分钟，并按摩、拍打抖动乳房，增加哺乳次数，促使乳房排空。有明显的硬结时可用散结通乳中药煎服。

2. 催乳

当产妇出现乳汁不足的情况时，医生应鼓励产妇树立信心，指导正确哺乳方法，多食汤类，可用猪蹄炖烂食用，促进乳汁的分泌，还可用中药催乳。

3. 乳头皲裂

乳头皲裂多因婴儿含吮不正确所致。轻症者可继续哺乳，哺乳前湿热敷乳房 3～5 分钟，挤出少许乳汁，使乳晕变软后哺乳，哺乳后再挤出少量乳汁涂于乳头、乳晕上，乳汁含丰富蛋白利于组织修复，或在皲裂处涂抗生素软膏或 10% 复方苯甲酸酊，于下次哺乳前洗净；皲裂严重者不能直接哺乳，可挤出乳汁喂养新生儿。

4. 退奶

产妇不能哺乳应尽早退奶，简单方法是在停止哺乳的同时，限制汤类饮食。其他退奶方法有：①生麦芽 60～90 g 水煎当茶饮，每日 1 剂，连服 3～5 日；②芒硝 250 g 分装两纱布袋内，敷于两侧乳房并包扎，湿硬时更换；③维生素 $B_6$ 200 mg 口服，每日 3 次，共 5～7 日；④口服己烯雌酚 5 mg，每天 3 次，连服 3 天，以后每天服 5 mg，再服 3 天，其后每天服 2 mg，再服 3 天。

# 第十五章 高危妊娠

　　高危妊娠是指对孕产妇及胎婴儿有较高危险性，可能导致难产或危及母婴安全的妊娠。一般孕妇患有各种急、慢性疾病和妊娠并发症，以及不良的环境、社会因素等，均可导致胎儿死亡、胎儿宫内生长迟缓、先天畸形、早产、新生儿疾病等，构成的较高危险性，从而增加了围产期的发病率和病死率。凡列入高危妊娠范围内的孕妇，应接受重点监护，尽量降低围产期发病率及病死率。高危妊娠，它直接危害着母亲及胎儿的健康和生命安全。

## 一、高危妊娠定义和分类

　　高危妊娠是指妊娠期有个人或社会不良因素及有某种并发症或并发症等可能危害孕妇、胎儿及新生儿或者导致难产的妊娠。具有高危妊娠因素的孕妇称高危孕妇。

　　高危妊娠和其他疾病一样可分为三类：第一类是完全可以干预的疾病 (CID)，第二类为部分可干预性疾病 (PID)，第三类为无法干预性疾病 (NID)。这三类疾病的分类不是固定不变的，而与疾病本身有关，如病因、发病机制、生理病理变化。疾病发展规律不明的疾病常属 NID，但随着研究的进展，医生对疾病认识的提高，NID 可成为 PID 或 CID，如羊水栓塞从 NID 变为 HD；其也与医疗水平有关，在发达国家或地区是 CID 或 PID，在落后地区则可能是 PID 或 NID，如重症先兆子痫或子痫，妊娠并发多脏器衰竭，极早早产儿等。疾病的分类与孕产妇、围生儿死亡原因分类相同，CID 应属可避免死亡，PID 为创造条件可避免死亡，NID 为不可避免死亡，这些同样是动态变化的。

## 二、高危妊娠范畴

　　具有下列情况之一者属高危妊娠。

　　1) 年龄＜ 18 岁或＞ 35 岁。

　　2) 有异常孕产史者，如流产、早产、死胎、死产、各种难产及手术产、新生儿死亡、新生儿溶血性黄疸、先天缺陷或遗传性疾病。

　　3) 孕期出血，如前置胎盘、胎盘早剥。

　　4) 妊娠高血压综合征。

　　5) 妊娠合并内科疾病，如心脏病、肾炎、病毒性肝炎、重度贫血、病毒感染 ( 巨细胞病毒、疱疹病毒、风疹病毒 ) 等。

　　6) 妊娠期接触有害物质，如放射线、同位素、农药、化学毒物、CO 中毒及服用对胎儿有害药物。

　　7) 母儿血型不合。

　　8) 早产或过期妊娠。

　　9) 胎盘及脐带异常。

　　10) 胎位异常。

　　11) 产道异常 ( 包括骨产道及软产道 )。

　　12) 多胎妊娠。

13) 羊水过多、过少。

14) 多年不育经治疗受孕者。

15) 曾患或现有生殖器官肿瘤者等。

高危妊娠可用产前评分进行量化科学管理。

### 三、高危妊娠管理

高危妊娠的管理包括婚前、孕前的保健咨询工作。医生应对不宜结婚或不宜生育者做好说服教育工作；孕前和早孕期的优生咨询及产前诊断工作；于孕中期即开始筛查妊娠并发症或并发症；孕晚期监护及评估胎儿生长发育和安危情况，监测胎儿－胎盘功能及评估胎儿成熟度。具体的监护措施如下。

（一）人工监护

1. 确定孕龄

根据末次月经、早孕反应的时间、胎动出现时间推算孕龄。

2. 宫底高度及腹围测量

通过孕妇的宫底高度、腹围，估计胎龄及胎儿大小，了解胎儿宫内的发育情况。

3. 高危妊娠评分

为了早期识别高危人群，医生可采用高危评分法对孕妇进行动态监护。在第一次产前检查时，就根据孕妇病史及体征按"高危妊娠评分指标"进行评分。医生应对属于高危妊娠的孕妇给予高危监护，随着妊娠进展，可重新评分。

4. 胎动计数监测

此指标可判断胎儿在宫内的状态。如自觉胎动过频或胎动过分剧烈，表示胎儿在宫内严重缺氧，有胎死宫内的危险。

（二）妊娠图监护

妊娠图是反映胎儿在宫内发育及孕妇健康情况的动态曲线图。医生可将每次产前检查所得的血压、体重、宫底高度、腹围、水肿、尿蛋白、胎位、胎儿心率等数值记录于妊娠图上，绘制成标准曲线，观察动态变化，其中宫底高度曲线是妊娠图中最主要的曲线。

通常在妊娠图中宫底高度曲线标出正常怀孕情况下人群的第 10 百分位线和第 90 百分位线检查值，如果每次的检查结果连成的曲线在上述标准两线之间，提示基本正常，如果高于上线或者低于下线就会引起医务人员的重视，指导孕妇积极进行孕期保健和适当增加检查次数。如果测得孕妇的宫高小于第 10 百分位线，连续 2 次或者间断出现 3 次，提示胎儿可能存在宫内发育不良；超过第 90 百分位线，提示可能胎儿过度发育。

（三）仪器监护

1. B 型超声

B 型超声检查不仅能显示胎儿数目、胎位、有无胎心搏动以及胎盘位置，而且能测量胎头的双顶径、胸围、腹围以估计胎龄、预产期、胎儿体重，了解有无胎儿体表畸形、胎盘成熟度等。

2. 胎心听诊

胎心听诊是临床普遍使用的最简单方法。医生可用听诊器或多普勒胎心仪监测，判断胎儿是否存活，是否存在宫内缺氧。胎心听诊的缺点是不能分辨瞬间变化。医生在测胎心的同时应注意胎心的强弱及节律，有疑问时应延长听诊时间。

3. 胎心电子监护

胎心电子监护不仅可以连续记录胎心率的变化，而且可以同时观察胎动、宫缩对胎心率的影响。凡有胎动或胎心异常或高危妊娠者于妊娠末期及临产后都应做胎心电子监护，以准确观察和记录胎心率的连续变化。

( 四 ) 实验室检查

1. 胎儿畸形检查

常用的胎儿畸形检查有甲胎蛋白测定、血清标记物妊娠相关蛋白 A(PAPP-A) 等。

2. 胎盘功能检查及胎儿成熟度检查

具体参见胎儿监护相关内容。

**四、高危妊娠处理原则**

高危妊娠在产科方面应注意以下几个方面。

1. 增加营养

给予高蛋白、高热量饮食，并补充足够维生素和铁、钙，静脉滴注葡萄糖及多种氨基酸。

2. 卧床休息

卧床休息可改善子宫胎盘血循环，取左侧卧位较好。

3. 提高胎儿对缺氧的耐受力

在 10% 葡萄糖液 500 mL 中加入维生素 C 2 g，静脉缓慢滴注，每天 1 次，5～7 天为一疗程，停药 3 天后可再重复，可能有助于增加胎儿肝糖原储备。

4. 间歇吸氧

给高危孕妇每天间歇吸氧 3 次，每次 30 分钟。

5. 终止妊娠

(1) 终止妊娠的要求：若继续妊娠将严重威胁母体健康或胎儿生存时，应考虑适时终止妊娠。终止妊娠时间的选择取决于对疾病威胁母体的严重程度、胎盘功能和胎儿成熟度的了解，主要根据病情、孕龄、尺测耻上子宫长度、胎动及胎心率的变化做出决定。若条件许可，还可做尿雌三醇，或 E/C 比值测定和羊水 L/S 比值、肌酐测定，以及 NST、OCT、羊水细胞学检查、B 型超声测双顶径值等，从而了解胎盘功能和胎儿成熟度，以便决定是否终止妊娠。但应多次重复上述测定进行动态观察，并最好同时做数项测定互相对照，以免单项测定导致假阴性或假阳性结果。

(2) 终止妊娠的方法：终止妊娠的方法有引产和剖宫产两种，需根据孕妇的产科情况、宫颈成熟度，特别是胎盘功能状态即胎儿在宫内窘迫的程度做出选择。引产后若产程进展缓慢，应及时改用剖宫产终止妊娠。对需终止妊娠而胎儿成熟度较差者，可于终止妊娠前用肾上腺皮质激素加速胎儿肺成熟，促进表面活性物质的形成和释放，预防发生新生儿呼吸窘迫综合征。其方法是：地塞米松 5 mg 肌内注射，每日 2 次，连续 3 日；或倍他米松 12 mg 静脉滴注，每日 1 次，连续 2 日。

6. 产时处理

(1) 产程开始后应严密观察胎心率变化，可应用胎儿监护仪，以便及早发现异常。胎膜已破而宫颈开大 1.5 cm 以上者，必要时做胎儿头皮血 pH 测定。

(2) 产程中注意及时吸氧，必要时可行人工破膜，经常观察羊水量及其性状。若原来羊水清亮而在产程中发现混有胎粪，即应注意是胎儿窘迫。若有明显的胎儿窘迫征象而产程又不能在短期内结束者，可考虑剖宫产。一经决定，应立即施行，尽可能缩短决定手术至取出胎儿的时间，以免加重胎儿窘迫程度。

# 第十六章 妊娠并发症

　　孕妇可在妊娠期间发生各种内外科疾病，孕妇在妊娠前已有的各种内外科疾病也可在妊娠期间加重。妊娠与内外科疾病相互影响，若处理不当，可对母儿造成严重危害。

## 第一节 心脏病

　　妊娠合并心脏病是高危妊娠之一，发病率约为 1.06%，病死率为 0.73%，是孕产妇死亡的主要原因。其中以风湿性心脏病最常见，其次是先天性心脏病、妊娠高血压综合征心脏病、围生期心肌病等。

### 一、妊娠、分娩、产褥各期对心血管系统的影响

（一）妊娠期

　　妊娠期孕妇的血容量一般于妊娠 6 周时开始逐渐增加，32 ～ 34 周达到高峰，增加 30% ～ 50%，此后维持在较高水平，产后 2 ～ 6 周恢复正常。总循环血量增加引起心排血量和心率增快。妊娠早期以心排血量增加为主，妊娠中晚期则需增加心率以适应血容量的增多，分娩前 1 ～ 2 个月心率每分钟平均增加 10 次。尤其是在妊娠晚期子宫增大，膈肌升高使心脏向上、向左前发生移位，导致心脏大血管轻度扭曲，易使患心脏病的孕妇发生心力衰竭而危及生命。

（二）分娩期

　　分娩期是孕妇血流动力学变化最显著的阶段，加之机体能量及氧的消耗增加，是心脏负担最重的时期。第一产程中，每次子宫收缩有 250 ～ 500 mL 的血液被挤入体循环，加重心脏负担。第二产程中，除子宫收缩外，腹肌和骨骼肌的收缩使外周循环阻力增加，且分娩时产妇屏气用力动作使肺循环压力增加，心脏前后负荷显著加重。第三产程中，胎儿娩出后，腹腔内压力骤减，大量血液流向内脏，回心血量锐减；继之胎盘循环停止，子宫收缩使子宫血窦内约 500 mL 血液进入体循环，使回心血量骤增，造成血流动力学急剧变化，此时妊娠合并心脏病孕妇极易诱发心力衰竭。

（三）产褥期

　　产后 3 日内，子宫收缩和缩复使大量血液进入体循环，且产妇体内组织间隙内潴留的液体也回流至体循环，体循环血量有一定程度的增加；而妊娠期心血管系统的变化不能立即恢复至非孕状态，加之产妇伤口和宫缩疼痛、分娩疲劳、新生儿哺乳等负担，仍需警惕心力衰竭的发生。总之，妊娠 32 ～ 34 周、分娩期及产后的最初 3 天内，是患有心脏病的孕妇最危险的时期。

### 二、妊娠并发心脏病的种类和对妊娠的影响

　　在妊娠并发心脏病患者中，先天性心脏病位居第一（占 35% ～ 50%）。但在我国较贫困边

远地区，风湿性心脏病合并妊娠仍比较常见。

(一) 先天性心脏病

1. 左向右分流型先天性心脏病

(1) 房间隔缺损：房间隔缺损最常见的先天性心脏病，占先天性心脏病的 20% 左右。一般缺损面积 < 1 cm² 者多无症状，多能耐受妊娠及分娩；缺损面积 > 2 cm² 者，最好孕前手术矫治后再妊娠。

(2) 室间隔缺损：室间隔缺损可以单独存在，或与其他心脏畸形合并存在。缺损面积 < 1.25 cm²，既往无心力衰竭史，也无其他并发症者，较少发生肺动脉高压和心力衰竭，一般能顺利度过妊娠期和分娩期。室间隔缺损较大且未修补的成人，孕产妇病死率高达 30% ～ 50%，应禁止妊娠，如果避孕失败，应于早孕期终止妊娠。

(3) 动脉导管未闭：动脉导管未闭是一种比较多见的先天性心脏病。妊娠结局与动脉导管未闭部分的管径大小有关。未闭动脉导管管径小、肺动脉压正常者，妊娠期一般无症状，可以妊娠至足月。较大分流的动脉导管未闭，若孕早期已有肺动脉高压或有右向左分流者，建议终止妊娠。

2. 右向左分流型先天性心脏病

右向左分流型先天性心脏病的临床以法洛四联征及艾森曼格综合征最常见。此类妇女不宜妊娠，若已妊娠应尽早终止妊娠。经手术治疗后心功能为 I ～ II 级者，可在严密监护下继续妊娠。

3. 无分流型先天性心脏病

(1) 肺动脉口狭窄：轻度狭窄者，能度过妊娠及分娩期。重度狭窄 (瓣口面积减少 60% 以上) 者，宜在妊娠前行手术矫治。

(2) 主动脉狭窄：妊娠合并主动脉狭窄较少见，此病常伴其他心血管畸形。轻度主动脉缩窄，心脏代偿功能良好，患者可在严密观察下继续妊娠。中、重度狭窄者即使经手术矫治，也不宜妊娠。

(3) 马方 (Marfan) 综合征：马方综合征为结缔组织遗传性缺陷导致主动脉中层囊性蜕变。本病患者妊娠时病死率为 4% ～ 50%，死因多为血管破裂。患本病妇女应劝其避孕，妊娠者若超声心动图发现主动脉根部直径 > 40 mm 时，应劝其终止妊娠。

(二) 风湿性心脏病

1. 二尖瓣狭窄

二尖瓣狭窄占风湿性心脏病的 2/3 ～ 3/4。轻度二尖瓣狭窄可以耐受妊娠；二尖瓣狭窄较严重、伴有肺动脉高压者，应在孕前纠正二尖瓣狭窄，否则不宜妊娠。

2. 二尖瓣关闭不全

妊娠期外周阻力下降，使二尖瓣反流程度减轻，故二尖瓣关闭不全一般情况下能较好耐受妊娠。

3. 主动脉瓣狭窄及关闭不全

主动脉瓣狭窄严重者应手术矫正后再考虑妊娠；主动脉瓣关闭不全者，一般可以耐受妊娠。

（三）妊娠期高血压疾病性心脏病

妊娠期高血压疾病孕妇，以往无心脏病病史及体征，而突然发生以左心力衰竭竭为主的全心力衰竭竭者称妊娠期高血压疾病性心脏病。妊娠期高血压疾病性心脏病患者在发生心力衰竭前常有干咳，且夜间明显，易被误认为上呼吸道感染或支气管炎而延误治疗时机。如果诊治及时得当，常能度过妊娠和分娩期，产后病因消除，病情会逐渐缓解，多不遗留器质性心脏病变。

（四）围生期心肌病

围生期心肌病指既往无心血管疾病病史，发生于妊娠后 3 个月至产后 6 个月内的扩张性心肌病。产褥期及产后 3 个月约占 80%，妊娠晚期占 10%，产后 3 个月以后占 10%。病因尚不十分清楚。

本病临床表现不尽相同，主要表现为呼吸困难、心悸、咳嗽、咯血、端坐呼吸、胸痛、肝大、水肿等心力衰竭症状。本病缺乏特异性诊断手段，主要根据病史、症状体征和辅助检查等诊断。

治疗本病应在安静休息、增加营养和低盐饮食的基础上，针对心力衰竭给予强心利尿剂及血管扩张剂，有栓塞征象者可以适当应用肝素。

本病患者一部分可因发生心力衰竭、肺梗死或心律失常而死亡；初次心力衰竭经早期治疗后，1/3 ～ 1/2 患者可以完全恢复，再次妊娠可复发。曾患围生期心肌病、心力衰竭且遗留心脏扩大者，应避免再次妊娠。

（五）心肌炎

心肌炎为心肌本身局灶性或弥散性炎性病变，可发生在妊娠任何阶段。病因主要是病毒感染，也可由细菌、真菌、原虫、药物、毒物反应或中毒所致。

临床表现缺乏特异性，可为隐匿性发病，常表现为发热、咽痛、咳嗽、恶心、呕吐、乏力，之后出现心悸、胸痛、呼吸困难和心前区不适。检查可见与发热不平行的心动过速、心脏扩大和心电图 ST 段及 T 波异常改变和各种心律失常。

急性心肌炎病情控制良好者，可在严密监护下妊娠；心功能严重受累者，妊娠期发生心力衰竭的危险性很大。

### 三、对胎儿影响

心脏病患者妊娠后，围生儿的病死率是正常妊娠的 2 ～ 3 倍。心脏病孕妇心功能状态良好者，多以剖宫产终止妊娠。不宜妊娠的心脏病患者一旦受孕或妊娠后心功能状态不良者，则流产、早产、死胎、胎儿生长受限、胎儿宫内窘迫及新生儿窒息的发生率明显增加，围生儿病死率增高。

### 四、诊断

1. 病史

妊娠前有心悸、气短、心力衰竭史，或曾有风湿热病史，体检、X 线、心电图检查曾被诊断有器质性心脏病。

2. 症状

有劳力性呼吸困难，经常性夜间端坐呼吸、咯血，经常性胸闷胸痛等。

3. 体征

有发绀、杵状指、持续性颈静脉怒张。心脏听诊有舒张期 2 级以上或粗糙的全收缩期 3 级以上杂音，有心包摩擦音、舒张期奔马律和交替脉等。

4. 辅助检查

(1) 心电图有严重心律失常，如心房颤动、心房扑动，Ⅲ度房室传导阻滞，ST 段及 T 波异常改变等。

(2) X 线检查显示心脏显著扩大，尤其个别心腔扩大。

(3) 超声心动图检查心肌肥厚、瓣膜运动异常、心内结构畸形。

## 五、孕前咨询

心脏病患者进行孕前咨询十分必要，可根据心脏病种类、病变程度、是否需手术矫治、心功能级别及医疗条件等，综合判断耐受妊娠的能力。

1. 可以妊娠

心脏病变较轻，心功能 Ⅰ～Ⅱ级，既往无心力衰竭史，亦无其他并发症者。

2. 不宜妊娠

心脏病变较重，心功能Ⅲ～Ⅳ级，既往有过心力衰竭史，有肺动脉高压、右向左分流型先天性心脏病、严重心律失常、风湿热活动期、心脏病并发细菌性心内膜炎、急性心肌炎、年龄在 35 岁以上且心脏病病程较长者等。

一般不主张在孕期行心脏手术，尽可能在孕前手术。人工瓣膜置换术后需长期应用抗凝剂，华法林能通过胎盘和进入乳汁，在妊娠后应选用肝素。

## 六、常见并发症

1. 心力衰竭

心力衰竭最容易发生在妊娠 32～34 周、分娩期及产褥早期。若出现下述症状和体征，应考虑早期心力衰竭。

(1) 轻微活动后即出现胸闷、心悸、气短；

(2) 休息时心率＞110 次 / 分，呼吸＞20 次 / 分；

(3) 夜间常因胸闷而坐起呼吸，或到窗口呼吸新鲜空气；

(4) 肺底出现少量持续性湿啰音，咳嗽后不消失。

2. 亚急性感染性心内膜炎

妊娠期、分娩期及产褥期易发生菌血症，如泌尿生殖道感染，已有缺损或病变的心脏易发生感染性心内膜炎，若不及时控制，易诱发心力衰竭。

3. 缺氧和发绀

妊娠时外周血管阻力降低，使发绀型先天性心脏病发绀加重；非发绀型左向右分流的先天性心脏病，可因肺动脉高压及分娩失血发生暂时性右向左分流，引起缺氧和发绀。

4. 静脉栓塞和肺栓塞

妊娠时血液呈高凝状态，若合并心脏病伴静脉压增高及静脉淤滞者，有时可发生深部静脉血栓，一旦栓子脱落可诱发肺栓塞，是导致孕产妇死亡的重要原因之一。

## 七、处理

心脏病孕妇的主要死亡原因是心力衰竭和严重的感染。其治疗原则如下。

1. 非孕期

根据孕妇所患心脏病类型、病情及心功能状态，确定患者是否可以妊娠。

2. 妊娠期

凡不宜妊娠却已怀孕者，应在妊娠 12 周前行人工流产术；妊娠超过 12 周者应密切监护。对顽固性心力衰竭孕妇应在严密监护下行剖宫产术终止妊娠。

3. 分娩期

心功能Ⅰ～Ⅱ级，胎儿不大，胎位正常，宫颈条件良好者，在严密监护下可经阴道分娩，第二产程时需助产。心功能Ⅲ～Ⅳ级，胎儿偏大，宫颈条件不佳，合并有其他并发症者，可选择剖宫产终止妊娠。

4. 产褥期

产后 3 天内，尤其是 24 小时内，仍是心力衰竭发生的危险期，产妇应充分休息且需严密监护。按医嘱应用广谱抗生素，产后 1 周无感染征象时停药。心功能 IE 级或以上者不宜哺乳。不宜再妊娠者，建议 1 周行绝育术。

# 第二节　急性病毒性肝炎

急性病毒性肝炎是由多种肝炎病毒感染而引起的传染病，病毒性肝炎是妊娠妇女肝病和黄疸的最常见原因，妊娠合并病毒性肝炎发病率为 0.8%～17.8%，分为甲型、乙型、丙型、丁型、戊型、庚型和输血传播型肝炎 7 个类型。妊娠的任何时期都有被肝炎病毒感染的可能，其中乙型肝炎病毒感染最常见。在妊娠的这一特殊时期，病毒性肝炎不仅使病情复杂化，重症肝炎也仍是我国孕产妇死亡的主要原因之一；同时其对胎儿也会产生一定的影响，围生儿患病率、病死率增高；流产、早产、死产和胎儿畸形发病率增高；胎儿可通过垂直传播而感染肝炎病毒，尤以乙肝病毒的母婴垂直传播率为高，围生期感染的婴儿容易成为乙肝病毒的慢性携带状态，以后更容易发展为肝硬化及原发性肝癌。

## 一、妊娠期及产后肝脏生理变化

孕期肝脏未见明显增大，胎盘循环的出现使肝脏血流量相对减少，肝细胞大小和形态略有改变，但无特异性；肝功能无明显改变，由于血液稀释所致，血清总蛋白降低至 60～65 g/L，主要以清蛋白降低为主；凝血因子有所改变，使血液处于高凝状态，纤维蛋白原明显增加；血清胆固醇、三酰甘油等均增加。

## 二、妊娠对病毒性肝炎的影响

妊娠本身不增加对肝炎病毒的易感性，但妊娠期的生理变化及代谢特点，导致肝炎病情易波动。孕妇基础代谢率增高，各种营养物质需要量增加，肝内糖原储备减少；胎儿代谢产物部分靠母体肝脏完成解毒；妊娠期产生的大量雌激素需在肝内代谢和灭活；妊娠期内分泌系统变化，可导致体内 HBV 再激活；分娩时的疲劳、缺氧、出血、手术及麻醉等均加重肝脏负担；以及妊娠期细胞免疫功能增强，因而妊娠期重型肝炎发生率较非妊娠期增高。

此外，妊娠并发症引起的肝损害、妊娠剧吐等，均易与病毒性肝炎的相应症状混淆，增加诊断的难度。

### 三、对母儿的影响

1. 对孕产妇的影响

(1) 妊娠期并发症增多：妊娠期高血压疾病的发生率增加，可能与肝脏对醛固酮的灭活能力下降有关。产后出血发生率增加，是由于肝功能损害使凝血因子产生减少致凝血功能障碍，尤其是重型肝炎常并发弥散性血管内凝血 (DIC)。

(2) 孕产妇病死率升高：与非妊娠期相比，妊娠合并肝炎易发展为重型肝炎，以乙型、戊型多见。妊娠合并重型肝炎病死率可高达 60%。

2. 对胎儿、新生儿的影响

妊娠早期合并急性肝炎易发生流产；妊娠晚期合并肝炎易出现胎儿窘迫、早产、死胎。新生儿病死率增高。

### 四、诊断

医生应根据流行病学详细询问病史，结合临床症状、体征和实验室检查，进行综合判断。

1. 病史

有与病毒性肝炎患者密切接触史，半年内曾有输血、注射血制品史等。

2. 临床表现

妊娠期出现不能用早孕反应或其他原因解释的消化系统症状，如食欲减退、恶心、呕吐、腹胀、肝区痛、乏力、畏寒、发热等，部分患者有皮肤巩膜黄染、尿色深黄。妊娠早、中期可触及肝大，并有肝区叩击痛；妊娠晚期受增大子宫影响，肝脏极少被触及。

3. 实验室检查

(1) 肝功能检查

1) 血清 ALT 增高，特别是数值很高 ( 大于正常 10 倍以上 )、持续时间较长，对病毒性肝炎有诊断价值。

2) 血清胆红素 > 17 mmol/L(1 mg/dL)、尿胆红素阳性。

3) 凝血酶原时间的测定。

(2) 血清病原学检测

1) 乙型病毒性肝炎

HBsAg：阳性是 HBV 感染的特异性标志。

抗 -HBs：是保护性抗体，阳性提示有过 HBV 感染。

HBeAg：其阳性和滴度反映 HBV 复制和传染性强弱。

抗 -HBe 出现时表示血清中 HBV 病毒颗粒减少或消失，传染性降低。

HBcAg：为乙肝病毒核心抗原，一般血清中无游离的 HBcAg。

抗 -HBc：为 HBcAg 相应抗体，包括抗 -HBc 总抗体、抗 -HBcIgM 和抗 -HBcIgG。

HBV-DNA：阳性为 HBV 存在病毒复制的直接标志。

2) 甲型病毒性肝炎

抗 -HAVIgM：对早期诊断 HAV 特异性高。

抗 -HAVIgG：属于保护性抗体，有助于了解既往感染情况和人群免疫水平。

3) 丙型病毒性肝炎

HCV 抗原：目前尚无检测方法。

抗 -HCV 抗体：可以作为诊断 HCV 感染的依据。

HCV-RNA：是病毒血症的直接依据。

4) 丁型病毒性肝炎

抗 -HDVIgM：急性感染时出现阳性。

抗 -HDVIgG：在感染后 2 ～ 4 周出现。

HDV-RNA：可以在血清或肝脏中测定。

5) 戊型病毒性肝炎

病毒样颗粒：可以在潜伏期末和急性期初患者的粪便、急性期和恢复期血清中检测出。

抗 -HEVIgM：患者急性期血清中可以检测出高滴度的抗 -HEVIgM。

抗 -HEVIgG：患者恢复期血清中以检测出低水平的抗 -HEVIgG。

(3) 影像学检查：主要是肝脾超声检查，有助于鉴别诊断。

4. 妊娠合并肝炎的类型

(1) 急性肝炎：起病急，常有食欲缺乏、厌油、恶心、呕吐、乏力、腹胀和肝区不适等消化道症状。大约 1 周后皮肤黏膜出现黄疸、瘙痒，大便颜色变浅，尿呈茶水色，肝大，有压痛和叩痛。经过 2 ～ 6 周症状与体征逐渐消失。无黄疸型肝炎起病相对较慢，临床表现与上述基本相同，但因无黄疸，易被忽视。

(2) 慢性活动性肝炎：病程常在半年以上，有乏力、厌食、腹胀、面色灰暗、蜘蛛痣、肝掌、肝脾大、肝功能持续异常等。

(3) 急性重症肝炎：上述急性肝炎的症状明显加重，出现食欲极度减退、频繁呕吐、腹胀、腹水等，黄疸迅速加深，出现肝臭气味，肝脏进行性缩小。肝功能明显异常；酶胆分离，清蛋白 / 球蛋白倒置，血清总胆红素值＞ 171 μmol/L(10 mg/dL)。DIC 是妊娠期重症肝炎的主要死因，特别是妊娠晚期，极易出现全身出血倾向等凝血功能障碍，应进行凝血功能检查。迅速出现肝性脑病以及肝肾综合征易引起急性肾衰竭。

**五、鉴别诊断**

1.HELLP 综合征

在重度子痫前期的基础上伴有溶血、肝酶升高和血小板减少为特征的综合征。本病有严重子痫前期的临床表现，同时出现乏力、右上腹疼痛不适，近期出现黄疸 ( 程度较轻 )，有血管内溶血特征，以及出血倾向等，血细胞比容＜ 0.30，网织红细胞＞ 0.015，外周血涂片见破碎红细胞，总胆红素升高，以间接胆红素升高为主。

2. 妊娠剧吐引起的肝损害

妊娠剧吐可致肝功能轻度异常，严重病例可引起肝肾功能受损。纠正酸碱失衡与水电解质紊乱后病情迅速好转，肝功能可以完全恢复。肝炎病毒血清标志物阴性有助于鉴别。

3. 妊娠期肝内胆汁淤积症

妊娠期肝内胆汁淤积症是发生在妊娠晚期、少数发生在妊娠 25 周之前，以瘙痒及黄疸为特点的疾病。分娩后数日内症状消失，胆酸明显升高，转氨酶轻度升高，胆红素正常或升高，血清病毒学检查抗原和抗体均阴性。肝活检主要为胆汁淤积。

**4. 妊娠期急性脂肪肝**

妊娠期急性脂肪肝又称妊娠特发性脂肪肝，是发生在妊娠晚期严重的肝功能障碍。多见于妊娠 30 周以上，尤其是妊娠 36～40 周，以初产妇居多。起病急、病情重、病死率高。起病时常有腹部疼痛、恶心、呕吐等消化道症状，进一步发展为急性肝衰竭，表现为凝血功能障碍、出血倾向、低血糖、黄疸、肝性脑病等。肝功能检查转氨酶升高，直接胆红素和间接胆红素均升高，但尿胆红素常阴性，可出现急性肾衰竭。诊断依据为肝脏活检示肝细胞严重脂肪变性。

**5. 药物性肝损害**

对肝脏有损害的药物有氯丙嗪、异丙嗪、苯巴比妥类镇静药、甲巯咪唑、异烟肼、利福平、四环素等。药物性肝损害均有服药史，而无病毒性肝炎史，服药后迅速出现黄疸及转氨酶升高，可伴有皮疹、皮肤瘙痒、嗜酸粒细胞增多，停药后多可恢复。

## 六、治疗

**1. 妊娠期轻度肝炎**

(1) 卧床休息，避免过量活动，加强营养，富含维生素、高蛋白、足量糖类、低脂肪饮食。

(2) 应用保肝药物，避免应用可能损害肝脏的药物（如镇静剂、麻醉药、雌激素等）。

(3) 注意预防感染，产时严格消毒，并用广谱抗生素，以防感染加重肝损害。

(4) 有黄疸者应立即住院，按重症肝炎处理。

**2. 妊娠期重症肝炎**

(1) 保肝治疗：高血糖素－胰岛素－葡萄糖联合应用，能改善氨基酸及氨的异常代谢，有防止肝细胞坏死和促进肝细胞再生的作用。

(2) 预防及治疗肝性脑病

1) 为控制血氨，蛋白质摄入量每日应 $< 0.5$ g/kg，增加糖类，使热量维持在每日 1800 kcal以上。

2) 保持大便通畅，减少氨及毒素吸收；口服新霉素或甲硝唑抑制大肠埃希菌，减少游离氨及其他毒素形成。

(3) 防治凝血功能障碍：补充凝血因子，输新鲜血、凝血酶原复合物、纤维蛋白原、抗凝血酶III和维生素 $K_1$ 等。有 DIC 者可在凝血功能监测下酌情应用肝素治疗。

(4) 并发肾衰竭的处理：按急性肾衰竭处理，严格限制入液量。

**3. 产科处理**

(1) 妊娠早期：妊娠早期患急性肝炎，若为轻症应积极治疗，可继续妊娠。慢性活动性肝炎，妊娠后对母儿威胁较大，适当治疗后应终止妊娠。

(2) 妊娠中、晚期：尽量避免终止妊娠，避免手术、药物对肝脏的影响。加强母儿监护，适时终止妊娠。

(3) 分娩期

1) 分娩方式：经阴道分娩增加胎儿感染病毒概率，主张剖宫产，但并非剖宫产的绝对指征。对重症肝炎，经积极控制 24 小时后迅速终止妊娠，以剖宫产为宜。

2) 经阴道分娩尽量避免损伤和擦伤，分娩前数日肌内注射维生素 $K_1$，每日 20～40 mg。

3) 备好新鲜血液。

4) 防止滞产，宫口开全后可行胎头吸引术或产钳术助产，缩短第二产程。

5) 防止产道损伤和胎盘残留。

(4) 产褥期

1) 注意休息及营养，随访肝功能。

2) 应用对肝脏损害较小的广谱抗生素预防及控制感染。

3) 不宜哺乳者应及早回奶，回奶禁用雌激素等对肝脏有损害的药物，可口服生麦芽或乳房外敷芒硝。

4) 患肝炎妇女至少应于肝炎痊愈后半年，最好 2 年后再妊娠。

(5) 分娩后新生儿处理

对 HBsAg 阳性母亲的新生儿，应在出生后 24 小时内尽早 ( 最好在出生后 12 小时 ) 注射乙型肝炎免疫球蛋白 (HBIG)，剂量应＞100 U，同时在不同部位接种 10 g 重组酵母或 20 g 中国仓鼠卵母细胞 (CHO) 乙型肝炎疫苗。1 个月后再注射第 2 针 HBIG，在 1 个月和 6 个月时分别接种第 2 和第 3 针乙型肝炎疫苗，可显著提高阻断母婴传播的效果。

(6) 产后哺乳问题

仅 HBsAg 阳性的产妇，在新生儿出生 12 小时内注射 HBIG 和乙型肝炎疫苗后可以哺乳。血 HBsAg、HBeAg、抗 -HBc 中 3 项阳性或后 2 两项阳性的产妇，或乳汁中 HBV-DNA 阳性的产妇不宜哺乳。

**七、转诊建议**

下列病例建议及时转诊：急性病毒性肝炎；疑似重症肝炎病例；与妊娠期急性脂肪肝、HELLP 综合征鉴别困难者。

**八、预防**

1. 甲型肝炎

有甲型肝炎密切接触史的产妇，接触后 7 日内可肌内注射丙种免疫球蛋白 2～3 mL。

2. 乙型肝炎

孕前育龄妇女要检测 HBsAg 和抗 -HBs，抗 -HBs 阴性者要按照 0、1、6 个月程序接种 3 针乙型肝炎疫苗。

# 第三节 糖尿病

糖尿病孕妇有两种情况：一种为妊娠前已有糖尿病，称为糖尿病合并妊娠；另一种为妊娠前糖代谢正常或有潜在糖耐量异常，妊娠后才出现或首次发现糖尿病，称为妊娠期糖尿病 (GDM)，在糖尿病孕妇中占 80% 以上。糖尿病孕妇的临床经过复杂，对母儿危害较大。

## 一、妊娠期糖代谢特点

正常妊娠时，胎儿生长发育所需营养物质主要为氨基酸和葡萄糖，氨基酸是否通过胎盘取决于母儿氨基酸浓度梯度，而葡萄糖可自由通过胎盘，因而胎儿的主要能源来自葡萄糖。胰岛素及胰高血糖素不能通过胎盘，胎儿对葡萄糖的利用主要依靠胎儿自身产生的胰岛素水平。

妊娠期间，正常孕妇血浆葡萄糖随妊娠进展而降低，空腹血糖较非妊娠时下降约 10%，且妊娠中、晚期空腹血糖明显低于妊娠早期。妊娠期空腹血糖下降的原因有：①胎盘产生的雌、孕激素刺激胰腺 β 细胞增生和分泌，致使血浆胰岛素明显增加，从而增加母体对葡萄糖的利用；②孕妇除本身的代谢需要外，还需供应胎儿生长发育所需要的能量；③妊娠期肾血流量及肾小球滤过率均增加，但肾小球对糖的再吸收不能相应增加，导致部分孕妇尿糖排出量增高。因此，孕妇长时间空腹易发生低血糖及酮症酸中毒。

## 二、妊娠期糖尿病发病机制

妊娠中晚期，孕妇体内抗胰岛素样物质，如雌激素、孕激素、胎盘生乳素、皮质醇、肿瘤坏死因子 (TNF-α) 和胎盘胰岛素酶等增加，使胰岛素靶组织对胰岛素的敏感性和反应性降低，肌肉和脂肪组织摄取葡萄糖量减少，肝脏分解糖原和糖异生作用受限，导致糖负荷后高血糖和高脂血症。为了维持正常糖代谢平，胰岛素需求量就必须相应增加，对于胰岛素分泌受限的孕妇，或胰岛素增加但不足以弥补因敏感性下降而需增多的需要量，则可发生糖耐量异常、妊娠糖尿病 (GDM)，或使原有的糖尿病病情加重。

孕 24～28 周胎盘激素迅速增加，到孕 32～34 周达最高峰，这两个时期的抗胰岛素作用分别变得明显和最明显，是孕妇筛查妊娠期糖尿病的最佳时机。

## 三、妊娠对糖尿病的影响

妊娠可以被看成是糖尿病的一个致病因素，可使隐性糖尿病显性化、使既往无糖尿病的孕妇发生妊娠糖尿病，使原有糖尿病病情加重。妊娠期肠道吸收脂肪能力增强，尤其自妊娠中期起脂肪储存量增加而利用减少，三酰甘油、胆固醇、高密度脂蛋白、低密度脂蛋白均有上升趋势。胎盘分泌的生乳素主要有抵抗胰岛素，促进脂肪分解和酮体形成作用，当体内胰岛素相对不足，或者受到饥饿、疲劳、感染、手术等刺激时，均可促使机体脂解作用增强，导致血中游离脂肪酸和酮体生成增加，发生酮症或酮症酸中毒。

孕早期空腹血糖较低，与非孕期相比，孕早期胰岛素用量减少和增加者各占 1/3，提示孕早期糖尿病孕妇的处理必须个体化。随着妊娠进展，机体胰岛素抵抗作用增强，胰岛素用量需要不断增加，否则血糖会升高。分娩过程中，体力消耗较大，同时进食量少，若不及时减少胰岛素用量容易发生低血糖。产后随着胎盘排出体外，胎盘所分泌的抗胰岛素物质迅速消失，胰岛用量应立即减少，否则易出现低血糖休克。由于妊娠期糖代谢的复杂变化，应用胰岛素治疗的孕妇，若不能及时调整胰岛素用量，部分患者会出现血糖过低或过高的现象，严重者甚至会导致低血糖昏迷及酮症酸中毒。

## 四、糖尿病对妊娠的影响

(一) 对孕妇的影响

1. 自然流产

高血糖可使胚胎发育异常甚至死亡，流产发生率达 15%～30%，糖尿病妇女应在血糖控制正常后再考虑妊娠。由于妊娠糖尿病孕妇血糖升高主要发生在妊娠中、晚期，所以妊娠糖尿病时自然流产发生率无明显增多，但死胎发生率可升高。

**2. 妊娠期高血压疾病**

妊娠期高血压疾病的发生率为正常妇女的 3～5 倍，约为 20%，主要见于糖尿病病程长、伴微血管病变者。糖尿病并发肾病时，妊娠期高血压疾病发生率高达 50% 以上。妊娠糖尿病患者孕期血糖控制不满意时，妊娠期高血压疾病发生率也会增加，可达 14.3%。糖尿病孕妇一旦并发妊娠期高血压疾病，病情较难控制，就会对母儿极为不利。

**3. 感染**

糖尿病孕妇抵抗力下降，易合并感染，常由细菌或真菌引起，以泌尿系感染和外阴阴道假丝酵母菌病常见。

**4. 羊水过多**

羊水过多的发生率为 13%～36%，可能与胎儿高血糖、高渗性利尿所致胎尿排出增多有关。孕期严格控制血糖，可使羊水过多的发生率减少。

**5. 产后出血**

因巨大儿发生率明显增高，产程长、难产、产道损伤、手术产的机会增加，使产后出血发生率增加。

**6. 糖尿病酮症酸中毒**

由于妊娠期代谢变化复杂，高血糖及胰岛素相对或绝对缺乏，导致体内血糖不能被利用，体内脂肪分解增加，酮体产生急剧增加。孕早期恶心、呕吐、进食少、血糖下降，胰岛素用量没有及时减量，可引起饥饿性酮症。糖尿病酮症酸中毒对母儿危害较大，孕妇因脱水导致低血容量及电解质紊乱，严重时诱导昏迷甚至死亡，是糖尿病孕妇死亡的主要原因。发生在孕早期具有致畸作用，发生在妊娠中、晚期易导致胎儿窘迫、水电解质紊乱及胎死宫内，另外可危害胎儿神经系统发育。

**（二）对胎儿的影响**

**1. 巨大胎儿**

巨大胎儿的发生率达 25%～42%，其原因为孕妇血糖高，通过胎盘进入胎儿体内，而胰岛素不能通过胎盘，使胎儿长期处于高血糖状态，刺激胎儿胰岛 β 细胞增生，产生大量胰岛素，活化氨基酸转移系统，促进蛋白质、脂肪合成和抑制脂解，进而促进胎儿宫内增长。糖尿病孕妇巨大儿的特点为面色潮红，肥胖，体内脏器（除脑外），如肝脏、胰腺、心脏和肾上腺等均大，皮下脂肪沉积增加，肩难产机会增多，容易致新生儿产伤。

**2. 胎儿生长受限**

胎儿生长受限的发生率为 21%，见于严重糖尿病伴有血管病变时，如肾脏、视网膜血管病变。妊娠早期高血糖具有抑制胚胎发育作用，糖尿病合并血管病变者，胎盘血管也常伴有异常，如血管腔狭窄，胎儿血供减少，影响发育。

**3. 早产**

早产的发生率为 10%～25%，早产的原因有羊水过多、妊娠期高血压疾病、胎儿窘迫以及其他严重并发症的出现，常需提前终止妊娠。

### 4. 胎儿畸形

胎儿畸形的发生率为 6% ～ 8%。胎儿畸形的发生率与孕早期孕妇血糖升高有关，血糖过高、糖化血红蛋白大于 8.5% 或妊娠糖尿病伴空腹血糖增高者，胎儿畸形发生率增加。胎儿畸形为多发疾病，其中心血管及神经系统畸形最常见。

### (三) 对新生儿的影响

#### 1. 新生儿呼吸窘迫综合征 (NRDS)

高血糖刺激胎儿胰岛素分泌增加，导致高胰岛素血症，拮抗糖皮质激素促进肺泡 II 型细胞表面活性物质合成及释放作用，导致胎儿肺发育成熟延迟。

#### 2. 新生儿低血糖

新生儿脱离母体高血糖环境后，高胰岛素血症仍存在，若不及时补充糖，易发生低血糖，多发生在产后 12 小时内，严重低血糖可危及新生儿生命。

另外，由于慢性缺氧可导致新生儿红细胞增多症、新生儿高胆红素血症、新生儿肥厚性心肌病等。

## 五、诊断

原有糖尿病患者，多于妊娠前已确诊；有糖尿病典型症状者，孕期容易确诊。但妊娠糖尿病孕妇常无明显症状，空腹血糖可能正常，容易漏诊，延误诊治，造成不良后果。应重视妊娠糖尿病的筛查和诊断。

### (一) 病史及临床表现

有糖尿病家族史、孕早期空腹尿糖阳性或孕期尿糖多次检测为阳性，年龄大于 30 岁、孕妇体重超过 90 kg 或 BMI 大于 26 kg/m$^2$，复杂性外阴阴道假丝酵母菌病史、孕前患者有多囊卵巢综合征 (PCOS)、巨大儿分娩史、无明原因反复自然流产史、死胎死产史及足月新生儿呼吸窘迫综合征分娩史、胎儿畸形史、本次妊娠胎儿偏大或羊水过多者，为妊娠糖尿病的高危因素。

### (二) 实验室检查

#### 1. 血糖测定

2 次或 2 次以上空腹血糖不低于 5.8 mmol/L 者，可诊断为糖尿病。

目前主张对有糖尿病高危因素者行糖筛查试验 (GCT)，通常于妊娠 24 ～ 28 周进行。具体方法为葡萄糖粉 50 g 溶于 200 mL 水中，5 分钟内服完，其后 1 小 时测血糖，血糖值不低于 7.8 mmol/L 者为糖筛查异常；不低于 11.2 mmol/L 者，妊娠糖尿病的可能性极大。糖筛查试验异常者应测定空腹血糖。若空腹血糖正常，要再进一步行口服葡萄糖耐量试验 (OGTT)。

#### 2. 口服葡萄糖耐量试验

口服葡萄糖耐量试验前 3 日正常饮食，试验前空腹 12 小时，口服葡萄糖 75 g，诊断标准：空腹 5.6 mmol/L、1 小时 10.3 mmol/L、2 小时 8.6 mmol/L、3 小时 6.7 mmol/L。其中 2 项或 2 项以上达到或超过正常值，可诊断为妊娠糖尿病。仅 1 项高于正常值，为糖耐量异常或糖耐量减低 (GIGT)。

### (三) 妊娠合并糖尿病的分期

通常采用 white 分类法，以判断病情严重程度和预后。

A 级：妊娠期出现或发现的糖尿病。

B 级：显性糖尿病，发病年龄 20 岁以上，病程不足 10 年，无血管病变。

C 级：发病年龄在 10 ～ 19 岁，或病程达 10 ～ 19 年，无血管病变。

D 级：10 岁以前发病，或病程不低于 20 年，或者眼底合并单纯性视网膜病。

F 级：糖尿病性肾病。

R 级：眼底有增生性视网膜病变或玻璃体积血。

H 级：冠状动脉粥样硬化性心脏病。

## 六、处理

（一）糖尿病患者可否妊娠的指征

糖尿病妇女于妊娠前应确定糖尿病的严重程度。D、F、R、H 级糖尿病患者不宜妊娠，已妊娠者应尽早终止妊娠。器质性病变较轻、血糖控制良好者，可在密切监护下妊娠，但应积极治疗，确保受孕前、妊娠期及分娩期血糖在正常范围内。

（二）糖代谢异常孕妇处理

1. 饮食疗法

糖尿病患者于妊娠期控制饮食十分重要。部分妊娠期糖尿病患者仅靠饮食控制即可维持血糖在正常范围，但要保证母亲和胎儿健康饮食必须营养、维持血糖正常水平、预防酮症、保持正常的体重增加。孕早期糖尿病孕妇需要热卡与孕前相同。孕中期以后每周增加热量 3% ～ 8%，其中碳水化合物占 40% ～ 50%，蛋白质占 20% ～ 30%，脂肪占 30% ～ 40%，控制餐后 1 小时血糖值在 8 mmol/L 以下，此外每日补充钙剂 1 ～ 1.2 g，叶酸 5 mg，铁剂 15 mg。提倡少量多餐，每日分 5 ～ 6 餐。由于清晨体内产生拮抗胰岛素的激素浓度最高，糖尿病孕妇早餐后血糖最难控制，所以早餐量不宜过多，占全日总热量的 10%，午餐和晚餐各占全日总热量的 30%，其他为上、下午及睡前加餐；注意多摄入富含维生素和纤维素的食物。

2. 运动疗法

糖尿病孕妇应进行适当运动，增强机体对胰岛素的敏感性，同时促进葡萄糖的利用，尤其较肥胖的孕妇。选择有节奏的运动，如散步等，不能剧烈运动，运动量不宜太大，一般使心率在每分钟 120 次以内；运动持续时间不宜太长，一般 20 ～ 30 分钟。先兆早产或合并其他严重并发症者不适于运动疗法。

3. 药物治疗

饮食疗法不能控制的糖尿病患者应首选胰岛素治疗，因磺胺类及双胍类等降糖药物均能通过胎盘，干扰胎儿代谢，有导致胎儿畸形或死亡的危险。

急需控制血糖、纠正代谢紊乱和酮症时用胰岛素皮下注射，30 分钟后开始降血糖，作用持续 5 ～ 7 小时。病情稳定后可用低精蛋白胰岛素和精蛋白锌胰岛素（通用名低精蛋白胰岛素），皮下注射 1.5 ～ 2 小时后开始降血糖，作用持续 12 ～ 18 小时。胰岛素用量一般从小剂量开始，根据病情、孕周、血糖值逐渐调整，控制血糖在正常水平。

孕早期胰岛素有时需减量，随孕周增加胰岛素用量应不断增加，孕 32 ～ 33 周是胰岛素用量高峰时期，可比非孕期增加 50% ～ 100%。胎盘排出后，体内抗胰岛素物质骤然减少，胰岛素所需量明显下降，通常应减少至分娩前的 1/3 ～ 1/2，并根据产后空腹血糖调整胰岛素用量。多数产妇于产后 1 ～ 2 周胰岛素用量逐渐恢复至孕前水平。

4. 妊娠期糖尿病酮症酸中毒的处理

一旦尿酮体阳性应急查血糖、电解质、血 pH 及二氧化碳结合力，以除外饥饿性酮症。治疗原则如下。

(1) 小剂量胰岛素 0.1 U/(kg·h) 静脉滴注，每 1～2 小时监测血糖一次。血糖大于 13.9 mmol/L 应将胰岛素加入生理盐水静脉滴注，血糖小于 13.9 mmol/L 后，将胰岛素加入 5% 葡萄糖盐水中静脉滴注。酮体转阴后，可改为皮下注射胰岛素调整血糖。

(2) 积极纠正电解质紊乱。

(3) 注意补液，纠正低血容量。

(三) 糖尿病合并妊娠的产科处理

1. 围生期监护

整个妊娠期均应加强对胎儿和孕妇的监护。妊娠早期应密切监测血糖变化，每周检查一次至妊娠第 10 周。妊娠中期应每 2 周检查一次，一般妊娠 20 周时胰岛素需用量开始增加，需及时调整。20 周需 B 型超声检查了解胎儿发育情况，除外先天性畸形。妊娠晚期应每 3～4 周复查 B 型超声检查，监测胎儿发育情况，及时发现羊水过多。每月测肾功及糖化血红蛋白含量，同时进行眼底检查。妊娠 32 周以后应每周检查一次，注意血糖、血压、水肿、蛋白尿情况，注意胎儿发育、胎儿成熟度、胎儿——胎盘功能等监测。必要时提前住院治疗，需提前终止妊娠者应评估胎儿肺成熟度。

2. 适时终止妊娠

原则应在加强母儿监护、控制血糖的同时，尽量足月分娩。若血糖控制良好，无孕期并发症，胎儿宫内状况良好，应在近预产期 (38～39 周) 终止妊娠。若血糖控制不满意，伴有血管病变，合并重度子痫前期，严重感染，胎儿发育受限，胎儿窘迫，孕 38 周前均应抽取羊水，了解胎肺成熟情况并注入地塞米松促进胎儿肺成熟，胎肺成熟后应立即终止妊娠。糖尿病孕妇经静脉应用地塞米松促肺成熟可使血糖明显升高，应注意调整胰岛素用量。

3. 确定分娩方式

妊娠合并糖尿病本身不是剖宫产指征，如有巨大儿、胎盘功能减退、胎位异常或其他产科指征，应行剖宫产终止妊娠。糖尿病合并血管病变时，多需提前终止妊娠，剖宫产分娩。

若糖尿病较轻，用药后控制好，情况稳定，胎盘功能良好，胎儿不过大，无其他产科指征，可选择经阴道分娩。阴道分娩过程中应监测血糖、尿糖、尿酮体情况，使血糖不低于 5.6 mmol/L，防止低血糖发生。也可按每 4 g 糖加 1 U 胰岛素比例给予补液。注意密切监测宫缩、胎心变化、产程进展，避免产程延长。产程大于 16 小时易发生酮症酸中毒，因此决定阴道分娩者应在 12 小时内结束分娩。

4. 新生儿处理

糖尿病孕妇的新生儿娩出时要有儿科医生在场，无论体重大小均按高危儿处理。新生儿出生时留脐血检测血糖，生后 30 分钟复查血糖，12 小时内每 2～4 小时查一次血糖。新生儿出生后半小时，喂 10% 葡萄糖 5～10 mL/(kg·h)，同时早开奶，注意防止低血糖、低血钙、高胆红素血症及呼吸窘迫综合征发生，多数新生儿生后 6 h 内血糖恢复正常。足月新生儿血糖小于 2.22 mmol/L，可诊断为新生儿低血糖。若不能口饲或口服葡萄糖，低血糖不能纠正，可静脉滴注 10% 葡萄糖 3 ～ 5 mL/(kg·h)，注意缓慢渐停。症状性低血糖者应 25% 葡萄糖 3 ～ 4 mL/kg 静脉推注 (1 mL/min)，然后维持 10% 葡萄糖静脉滴注，注意监测血糖变化。

5. 产后处理

分娩后 24 小时内胰岛素用量应减至原用量的一半，48 小时减到原用量的 1/3，部分患者可不再需要胰岛素。妊娠糖尿病患者孕期空腹血糖明显异常者，产后应尽早复查空腹血糖 (FPG)，如果仍异常，应诊断为糖尿病合并妊娠；空腹血糖正常的妊娠糖尿病患者，应于产后 6 ～ 12 周行口服葡萄糖耐量试验检查，口服葡萄糖耐量试验异常者，可能为孕前漏诊的糖尿病患者，正常者亦应至少 2 ～ 3 年检查一次血糖。若再次妊娠，50% ～ 70% 的患者可再次发生妊娠糖尿病。

# 第四节 贫血

贫血是妊娠期最常见的并发症，约 50% 的孕妇合并贫血，以缺铁性贫血最常见。妊娠后，当孕妇血红蛋白低于 110 g/L，红细胞数低于 $3.5 \times 10^{12}$/L 时，或血细胞比容 < 0.30 时视为贫血。妊娠期贫血的诊断标准不同于非孕期妇女，缺铁性贫血最为常见。贫血的主要原因为，在妊娠早期，孕妇常因胃肠功能失调，伴有恶心、呕吐、食欲缺乏或腹泻等症状，而影响铁的摄入。

## 一、缺铁性贫血

缺铁性贫血 (iron-deficiency anemia，IDA) 是指由于体内贮存铁消耗殆尽、不能满足正常红细胞生成的需要而发生的贫血。在红细胞的产生受到限制之前，体内的铁贮存已耗尽，此时称为缺铁。缺铁性贫血的特点是骨髓及其他组织中缺乏可染铁，血清铁蛋白及转铁蛋白饱和度均降低，呈现小细胞低色素性贫血，是体内铁的储存不能满足正常红细胞生成的需要而发生的贫血，是由于铁摄入量不足、吸收量减少、需要量增加、铁利用障碍或丢失过多所致。形态学表现为小细胞低色素性贫血。缺铁性贫血不是一种疾病，而是疾病的症状，症状与贫血程度和起病的缓急相关。

（一）病因

妊娠期铁的需要量增加是孕妇缺铁的主要原因。胎儿生长发育需铁 250 ～ 350 mg，妊娠期血容量增加需铁 650 ～ 750 mg，故孕期需铁约 1000 mg，平均每日需铁 4 mg，非孕状态下每日需铁 1 mg，较非孕期明显增加。此外孕期胃酸分泌减少，铁的吸收率降低，妊娠呕吐或慢性腹泻、双胎都是孕期容易发生贫血的原因。

（二）临床表现及诊断

1. 病史及临床表现

以前有月经过多等慢性失血病史、慢性腹泻、营养不良、妊娠呕吐等病史。轻者常无明显临床表现，重者可出现头晕、乏力、心悸、气短、食欲减退、腹胀、腹泻、皮肤黏膜苍白、皮肤毛发干燥、指甲脆薄以及口腔炎、舌炎等。

2. 实验室检查

(1) 血常规：多为小细胞低血红蛋白性贫血。血红蛋白 < 100 g/L 红细胞 < $3.5 \times 10^{12}$/L 血细胞比容 < 0.30，红细胞平均体积 (MCV)80 fl，红细胞平均血红蛋白浓度 (MCHC) < 32%，而白细胞及血小板计数均在正常范围。

(2) 铁代谢：若孕妇血清铁 < 5.37 mmol/L，总铁结合力 > 64.44 mmol/L，可以诊断为缺铁性贫血。血清铁下降可已出现在血红蛋白下降前，是缺铁性贫血的早期表现。

(3) 骨髓象：红细胞系增生，分类见中、晚幼红细胞增多，含铁血黄素及铁颗粒减少或消失。

3. 诊断

根据病史、临床表现和实验室检查诊断贫血不难，难的是诊断为何种贫血。

(三) 治疗

基本原则是去除病因及补充铁剂。一般性治疗包括增加营养和食用含铁丰富的饮食，对胃肠道功能紊乱和消化不良者给予对症处理等。

1. 补充铁剂

补充铁剂以口服给药为主。硫酸亚铁 0.3 g，每日 3 次，同时服维生素 C 0.3 g 促进铁的吸收。多糖铁复合物的不良反应较少，每次 150 mg，每日 1 ~ 2 次。对妊娠后期重度缺铁性贫血或因胃肠道反应严重不能口服铁剂者，可用右旋糖酐铁或山梨醇铁深部肌内注射，首次给药 50 mg，若无不良反应，第 2 日可增至 100 mg，每日 1 次。

2. 输血

当血红蛋白 < 60 g/L、短期内需行剖宫产术或分娩者，应少量、多次输红细胞悬液或全血，避免加重心脏负担诱发急性左心力衰竭竭。

3. 产时及产后的处理

医生应在临产后加强胎心监护，中度或重度贫血者，应配新鲜血备用。宫口开全后，可阴道助产缩短第二产程，但应尽量避免产伤，积极预防产后出血。严格执行无菌操作，产后使用抗生素预防感染。

(四) 预防

(1) 妊娠前积极治疗失血性疾病：如月经过多等，改善胃肠道功能。

(2) 加强孕期营养：鼓励进食含铁丰富的食物，如猪肝、豆类、动物血等。

(3) 常规补充铁剂：妊娠 4 个月开始，口服硫酸亚铁 0.3 g/d 或多糖铁复合物 150 mg/d。

(4) 定期检查：孕妇必须定期检查血常规，尤其在妊娠后期，做到早诊断、早治疗。

## 二、巨幼细胞贫血

巨幼细胞贫血是由于脱氧核糖核酸 (DNA) 合成障碍所引起的一种贫血，主要系体内缺乏维生素 $B_{12}$ 和或叶酸所致，亦可因遗传性或药物等获得性 DNA 合成障碍引起。本症特点是呈大红细胞性贫血，骨髓内出现巨幼红细胞系列，并且细胞形态的巨型改变也见于粒细胞、巨核细胞系列，甚至某些增生性体细胞。该巨幼红细胞易在骨髓内破坏，出现无效性红细胞生成。

(一) 病因

在妊娠巨幼细胞贫血中 95% 由叶酸缺乏引起，极少数原因为维生素 $B_{12}$ 缺乏。由于人体

对维生素 $B_{12}$ 储存量较多，需要量很少，因此单纯因维生素 $B_{12}$ 缺乏引起的贫血较少见。常见原因有以下几个方面。

1. 来源缺乏或吸收不良

叶酸及维生素 $B_{12}$ 主要存在于动植物中，如果孕妇饮食结构不合理或烹饪方法不当会引起该病。孕妇如存在慢性腹泻等胃肠道疾病，会影响吸收而加重叶酸及维生素 $B_{12}$ 的缺乏。

2. 妊娠期需要量增加

正常女性每日需叶酸 50 ~ 100 mg，而孕妇每日需要量为 300 ~ 400 mg，多胎孕妇需要量更多，因此，叶酸补充不足容易引起妊娠期发病或使病情加重。

3. 叶酸排泄

妊娠期孕妇肾血流量增加，叶酸在肾脏内廓清速度增加，肾小管重吸收减少，叶酸从尿中排泄增多。

(二) 临床表现及诊断

本病可发生于妊娠任何时期，但多见于妊娠中、晚期，贫血症状多急而严重。根据临床表现及实验室检查结果常不难诊断。维生素 $B_{12}$ 缺乏引起的贫血常伴有神经系统症状，而叶酸缺乏则无该症状。

1. 临床表现

临床常表现为乏力、头晕、心悸、气短、皮肤黏膜苍白等。消化系统症状为食欲缺乏、恶心、呕吐、腹胀、腹泻、舌炎、舌乳头萎缩等。周围神经炎症状为手足麻木、针刺、冰冷等感觉异常以及共济失调、行走困难等。其他症状如水肿、低热、脾大者也较常见。

2. 实验室检查

(1) 血常规：为大细胞性贫血，血细胞比容降低，红细胞平均体积 (MCV) > 100 fl，红细胞平均血红蛋白含量 (MCH) > 32 mg，大卵圆形红细胞增多，网织红细胞减少，约 20% 伴有白细胞及血小板减少。

(2) 骨髓象：红细胞系统明显增生，可见典型的巨幼红细胞。见到巨核髓细胞也有助于诊断。

(3) 叶酸及维生素 $B_{12}$ 测定：血清叶酸 < 6.8 mmol/L、红细胞叶酸 < 227 mmol/L，提示叶酸缺乏。血清维生素 $B_{12}$ < 74 mmol/L，提示维生素 $B_{12}$ 缺乏。

(三) 防治

1. 去除病因

改变不良饮食习惯，多食肉类、新鲜蔬果、动物内脏等食物。

2. 补充叶酸及维生素 $B_{12}$

口服叶酸 150 mg/d，或肌内注射叶酸 10 ~ 30 mg/d，直至症状消失或贫血纠正。若治疗效果不明显，检查有缺铁时应补充铁剂。有神经系统症状者，应及时补充维生素 $B_{12}$ 100 ~ 200 mg，肌内注射，每日 1 次，连续 14 天后改为每周 2 次，直至血红蛋白值恢复正常。

3. 血红蛋白 < 60 g/L 时

血红蛋白 < 60 g/L 时应少量间断输新鲜红细胞悬液或全血。

**4. 分娩时**

分娩时应避免产程延长，预防产后出血及感染。

**5. 对有高危因素的孕妇**

对有高危因素的孕妇预防应从妊娠 3 个月开始，口服叶酸 0.5 ~ 1 mg/d，连续服用 8 ~ 12 周。

# 第五节 血红蛋白病

血红蛋白病是一种常染色体基因突变所致的遗传性疾病，由于血红蛋白 (Hb) 合成障碍而引起溶血性贫血。近年来，由于血液病诊断技术的提高，在我国广东、广西、福建、浙江等地区均发现此类患者，在东南亚地区居住之华侨发病者也不少。

**一、珠蛋白生成障碍性贫血**

已知正常血红蛋白中之珠蛋白均由 4 种肽链所构成，即 α、β、γ、δ 四种。正常成人的血红蛋白中主要成分是血红蛋白 A，由一对 α 链及一对 β 链 ( 简称 $\alpha_2\beta_2$) 构成，占 95%，其余为血红蛋白 $A_2(\alpha_2\delta_2)$ 及血红蛋白 F(HbF，$\alpha_2\gamma_2$)，后者为胎儿血红蛋白的主要成分，出生后这种血红蛋白很快减少，至 6 ~ 12 个月后浓度已少于 2%。

由于受遗传缺陷的影响，β 链合成受抑制，α 链只能与 δ 链或丁链结合，结果 $HbA_2$ 及 HbF 成分增加，HbA 成分减少，即形成典型的珠蛋白生成障碍性贫血 ( 地中海贫血 )(β- 珠蛋白生成障碍性贫血 )。如 α 链合成抑制，血红蛋白全由 β 链形成者为 $HbH(\beta_4)$、全由 γ 链合成者称巴特血红蛋白 [HbBart's$(\gamma_4)$]，总称 α- 珠蛋白生成障碍性贫血。这种类型患者的血红蛋白 A、$A_2$、F 成分均显著减少。

( 一 ) 相关检查

1. 血液学常规检查

静脉取血 2 mL，EDTA-K2 抗凝，人工稀释后，使用 SysrnexF800 半自动血细胞计数仪检测。孕妇 MCV 小于 80 fl 为筛查异常，丈夫需做同样检查。此法诊断轻型珠蛋白生成障碍性贫血的敏感度为 98.9%，特异度为 79.49%。

2. 红细胞脆性试验

红细胞脆性小于 60% 为筛查异常。

3.RBC/MCV 法

血红蛋白下降促使红细胞生成素形成及相应红细胞生成增加，使珠蛋白生成障碍性贫血患者有明显 RBC 和 MCV 分离现象。若孕妇 RBC/MCV 大于 6，丈夫需做同样检查。

4. 血红蛋白电泳法

珠蛋白生成障碍性贫血患者有不同程度的 HbH 包涵体 ( 即红细胞变性珠蛋白小体 )；异丙醇试验阳性 (α- 珠蛋白生成障碍性贫血 )；$HbA_2$ 小于 1%(α- 珠蛋白生成障碍性贫血 ) 或 $HbA_2$ 大于 3.5%(β- 珠蛋白生成障碍性贫血 )；HbF 大于 2%，甚至大于 30%( 重症 β- 珠蛋白生成障碍性贫血 )；HbH12.7% ~ 17.0%(HbH 病 )，丈夫做同样检查。因 $HbA_2$ 值受血清铁水平影响，应同时检查血清铁水平，若存在缺铁性贫血，应纠正缺铁后再重复此法检查。

5. 珠蛋白生成障碍性贫血的基因诊断

对 MCV 或红细胞脆性试验有 1 项异常者，应进行珠蛋白生成障碍性贫血基因诊断，确定珠蛋白生成障碍性贫血类型。Southern 印迹法杂交用于 α- 珠蛋白生成障碍性贫血；增不应变系统法 (ARMS 法 ) 和反向点杂交法用于 β- 球蛋白生成障碍性贫血的基因检查。

6. 产前绒毛或羊水细胞基因诊断

妊娠早期取绒毛或羊水进行产前基因诊断，避免患病胎儿出生。

7. 超声筛查

某学者应用超声检查 350 例高危孕妇筛查出 90 例 α- 珠蛋白生成障碍性贫血。其方法监测心胸比值，心胸比值 (CR) 计算：HL/TL。设定孕 12 ~ 19 周 CR 大于 0.5，孕 20 ~ 25 周 CR 大于 0.52 为诊断异常的界值，其灵敏度为 100%，对 α- 珠蛋白生成障碍性贫血的特异性为 99.23%。

（二）分类

1. β- 珠蛋白生成障碍性贫血

β- 珠蛋白生成障碍性贫血主要是 β- 珠蛋白链合成障碍，其分子结构缺陷极为复杂，据 Kazazian(1988) 统计 β- 珠蛋白基因可有 51 个位点发生突变。珠蛋白链合成障碍会产生两个严重后果：①血红蛋白合成速度迟缓；②珠蛋白链失去平衡，过剩的肽链发生沉淀而损伤细胞膜，引起严重溶血。两个 β- 珠蛋白生成障碍性贫血基因纯合子状态时，即为重型 β- 珠蛋白生成障碍性贫血。

(1) 临床表现：由于强烈溶血而引起严重贫血。红细胞形态改变显著，新生儿娩出时外表健康，但当 HbF 浓度下降，即出现严重贫血，绝大多数病儿于幼年夭折，女性幸存至生育年龄则多为不孕。轻型 β- 珠蛋白生成障碍性贫血患者为杂合子 ( 一个为 β- 珠蛋白生成障碍性贫血基因，另一个为正常基因 )，呈轻度低血红蛋白及小细胞型贫血 ( 红细胞大小形态不均情况较轻 )，类似缺铁性贫血。Hb 浓度平均在 100 ~ 120 g/L。患者与正常孕妇相似，在妊娠期红细胞生成加快；在中期妊娠晚期 Hb 浓度一般在 80 ~ 100 g/L；接近足月可增至 90 ~ 110 g/L。

(2) 治疗：大多数孕妇及新生儿预后好，不需要特殊治疗，除非产时出血过多，很少需要输血。可预防性补充铁剂及叶酸，日剂量分别为 30 mg 及 1 mg。凡抑制骨髓造血功能及促进红细胞破坏的疾病均能加重贫血，因而在孕期及产褥期需重视预防感染并严密监护，及早进行强有力的治疗。

2. α- 珠蛋白生成障碍性贫血 (HbH 及 Hb-Bart 型 )

根据 α- 肽链合成障碍程度的不同，可有 4 种临床综合征出现。每种综合征的临床严重程度则与 α- 肽链障碍情况密切相关。

(1)HbBart 胎儿水肿综合征：α- 珠蛋白生成障碍性贫血最重的一型。珠蛋白的 4 条肽链均有缺陷，属 α- 珠蛋白生成障碍性贫血纯合子型，其血红蛋白主要由 HbH($\beta_4$) 或 Hb-Bart($\gamma_4$) 组成。Hb-Bart 对氧的亲和力较强，氧不易释放。

胎儿常发生典型的非免疫性胎儿水肿 ( 胎儿严重贫血，红细胞形态显著改变，肝脾明显肿大，有严重全身水肿和腹水 )，常于孕 28 ~ 34 周胎死宫内，或早产、娩出不久即死亡。

(2) 中型仅 α- 珠蛋白生成障碍性贫血：肽链 3 条缺陷，仅一条 α 肽链正常，具有与 HbH($\beta_4$) 相似的临床特征。程度不等的溶血性贫血，于妊娠期症状加重。

新生儿娩出时类似正常，但在婴儿早期即出现溶血性贫血。娩出时为 HbBart($\gamma_3$) 婴儿可有 20% ～ 40% 在日后为 HbH 所替代。

(3) 轻型 α- 珠蛋白生成障碍性贫血：有 2 条 α 肽链合成障碍或仅有 1 条 α 链合成障碍。

仅有轻或中等度贫血，红细胞 Hb 含量较低，呈小细胞形态。患者一般能很好承受妊娠，由于成人珠蛋白生成障碍性贫血为轻型，因而在妊娠时除非患者中度贫血，生育多正常大多数孕妇及新生儿预后好。临床监护与治疗与轻型 β- 珠蛋白生成障碍性贫血相同。

## 二、镰状细胞贫血

镰形细胞贫血是另一类血红蛋白病。正常血红蛋白为 β 链结构异常的血红蛋白 S 所替代。镰形细胞贫血 (HbS) 为其代表。从父母各遗传一个 HbS 基因 ( 纯合子状态 ) 乃发生以溶血性贫血为主要表现的镰形细胞贫血。电镜下可见到含 HbS 的红细胞在缺氧情况下，失去其原有的闪烁而成圆盘状，血红蛋白聚集在红细胞的一边，呈半月形，氧化后又复原，几经反复，红细胞易破坏而发生溶血。因此患者缺氧时，由于镰状红细胞僵硬或血液黏度增加，使微循环血流大大减慢，进而停滞，氧压进一步降低，缺氧更严重，导致恶性循环。

### ( 一 ) 临床表现

妊娠合并镰形贫血患者常在孕前得到诊断，仅偶在妊娠期首次发现。妊娠对患者是一沉重负担。在整个妊娠过程中，患者易发生感染性疾患，隐性菌尿及急性肾盂肾炎发病率增高。严密检测菌尿，及时予以治疗，可以防止发展成症状性肾脏感染。如发生肾盂肾炎后，因红细胞对内毒素特别敏感易被迅速破坏，红细胞生成也一起受到抑制。贫血进行性加重，疼痛危象频发。因而母婴病死率均增高，孕妇病死率为 5% ～ 10%，流产、早产及新生儿死亡约占全部妊娠病例的一半左右。

### ( 二 ) 诊断

应严密观察病情，对所有症状、体征及实验室检查，均应详细分析，尤其常出现的镰状细胞危象，在排除所有能引起贫血及疼痛疾病以后才可考虑本病，否则极易把宫外孕、胎盘早剥、肾盂肾炎及其他有疼痛、贫血的严重产科并发病漏诊。

### ( 三 ) 治疗

(1) 一般患者如无合并感染或营养不良，血红蛋白不致下降到 70 g 以下。孕妇在这种情况下常无症状，由于在妊娠期对叶酸需要量增加，通常需要补充叶酸 1 mg/d，尤其在发生疼痛时，每天应补充叶酸和铁剂，同时要严密监护。

(2) 在晚期妊娠、临产、分娩或产褥早期，可发生镰形细胞危象，即红细胞迅速破坏及梗死形成，引起剧烈骨骼疼痛，迅速发生严重贫血，肝脾大。这种危象可从反复检查血红蛋白得到早期诊断，如血红蛋白下降到 60 g/L 以下，或 24 小时下降 20 g/L，应予以换血，将健康人 ( 仅含 HbA) 之同型血输入，减少 HbS 红细胞。据 Pritchard 经验，输入新鲜血，换出患者血液，使镰形细胞减少一半以上，血细胞比容维持在 0.27 以上，可完全避免产妇及新生儿死亡。但换血亦有一定危险性，如血清性肝炎、含铁血黄素沉着、循环负担过重及发生同种免疫病等。但减轻难以忍受之疼痛危象及防止母婴死亡，优点远多于缺点。

(3) 给予哌替啶或吗啡止痛，输注右旋糖酐 -40 或葡萄糖液，通过水合作用可以预防性减少疼痛发作频率，减轻疼痛程度。

(4) 临产时应与心脏病患者一样处理，持续吸氧，使患者能得到充分休息，但又不能过多应用镇静药。在分娩前准备同型血 1000 mL，并保持一输液通路，以便发生过度出血时立即输血。如有可能难产或剖宫产，则在术前输注浓缩红细胞，以提高血红蛋白浓度。产时、产后加强防治感染措施，防止心力衰竭及肺水肿发生。

(5) 由于患者体质衰弱，妊娠可以引起各种并发症，并缩短寿命，分娩一次后应进行绝育术，或采取避孕措施，复合雌、孕激素避孕药片有加重血栓形成倾向，不宜应用。

# 第六节　白血病

妊娠合并白血病不多见。Sadural(1995) 报道了妊娠合并急性白血病 1/7.5 万，国内报道 16/10 万～ 42/10 万。急性白血病时，子宫及卵巢常受害而影响怀孕，因此，妊娠合并白血病以慢性髓性白血病 (CML) 最多见。以往妊娠合并白血病被认为以慢性白血病为主，且以慢粒多见，慢性淋巴细胞性白血病 ( 慢淋 ) 较少见，急性白血病合并妊娠以急粒多见，急淋次之。近年来随着白血病治疗的进展，患有急性白血病的年轻患者缓解率明显提高，得以妊娠者亦增多并超过慢粒患者。Caligi-uri 通过复习文献发现，72 例妊娠合并白血病患者中 64 例为急性白血病，其中 44 例为急粒，20 例为急淋。AymanAlhejazi 总结了 32 例白血病 21 例为急性，其中 15 例为急粒，6 例为急淋；11 例为慢粒。慢性淋巴性白血病多半发生于 50 岁左右之妇女，故合并妊娠者较少。患者在受孕前多已查出本病，偶有在妊娠期间因贫血久治不愈，严重白细胞增多及脾大而进一步检查才被发现。

## 一、病因

### ( 一 ) 病毒

人类 T 淋巴细胞白血病病毒 I 型有传染性，诱发成人 T 细胞白血病已被证实。Lehtinen 对芬兰和冰岛两国 5.5 万位母亲进行病例对照巢式队列研究，检测其巨细胞病毒、人类疱疹病毒 6 的抗体以及 EB 病毒的 DNA，并对其后代追踪 15 年，结果发现 EBVIgG 和 IgM 同时阳性的母亲是儿童 ALL 白血病的危险因素。EB 病毒、HTLV-1 病毒与 HIV 感染的患者发生白血病有关。

### ( 二 ) 遗传因素

遗传因素和某些白血病发病有关，有资料表明白血病患者家庭成员中白血病发病率较高。某些遗传性疾病，如 Down 综合征、Turner 综合征、Fanconi 贫血、Prader-Willi 综合征等患儿的白血病发病率较高。一些研究显示自身免疫性疾病一、二级家族史是婴儿 ALL 的危险因素，部分自身免疫性疾病容易合并白血病。

### ( 三 ) 放射因素

电离辐射与白血病关系密切，其作用与辐射量的大小与部位有关。现已知一定剂量的 γ 射线可诱发白血病。如 1945 年日本广岛、长崎原子弹爆炸后，幸存者白血病发病率呈数十倍上升。

目前尚无足够证据表明一般 X 线诊断时的放射剂量能引起白血病。

### （四）化学因素

职业性接触苯、甲苯、氯乙烯、杀虫剂等与白血病的发病有一定的关系。化学药物中以抗肿瘤药（主要是烷化剂、甲基苄肼、亚硝基脲等）引起白血病的报道日渐增多。其他如氯霉素、保泰松、磺胺增效剂、安眠镇静药、乙双吗啉等，均被疑为可能诱发白血病。

### （五）其他因素

如慢性细菌性感染、真菌感染、变态反应、外伤、骨折等，但都缺乏确切的证据可诱发白血病。同时机体免疫功能低下也是发病的重要诱因之一。

## 二、发病机制

慢性骨髓性白血病，此类患者大多存在费城染色体 (ph) 即为有缺失的第 22 号染色体，这种情形大约在 95% 的 CML 病患中都可以发现到，这种致癌性的基因突变会导致一种异常的融合蛋白 BCR-ABL 的产生，这种蛋白质必须先与 ATP 结合来活化，接着促进酪胺酸激酶活性的提升，此激酶在细胞周期中扮演着重要的角色，尤其是可以透过 Ras 细胞讯息传导路径使细胞产生 Cdk-Cyclin 复合体，接着此复合体又可将标的蛋白磷酸化，导致如核膜分解、染色体高度聚集、纺锤丝形成等情形发生，以利于细胞分裂的发生。由于酪氨酸激酶受到高度地活化，细胞分裂的情形就不再受到原本正常的细胞机制所调控，使细胞不断地异常增生，最后导致人体内白细胞的过度增生，即引起慢性骨髓性白血病。

## 三、妊娠与疾病的相互影响

通过病例分析，目前一致认为妊娠不会使白血病病情恶化，甚至有使其暂时改善的可能，与孕期 ACTH 及肾上腺皮质激素分泌增多有关。偶有恶化病例可能是疾病本身发展趋势。

慢性白血病并不会使孕妇的流产率增加，但早产及死产发生率可达 40%。这可能与孕妇贫血有关。产后出血较一般产妇多见，因此慢性白血病并发妊娠的危险性在于婴儿病死率增高及产妇本身有产后出血的危险。

急性白血病与非孕妇相似，常在几个月内死亡，因此结束妊娠作为治疗措施并无意义。曾有人统计分析 38 例妊娠合并急性白血病，其中 11 例为急性淋巴性白血病，因同时有血小板减少，引起严重产后出血，病死率为 50% ～ 60%。

在白血病患者所生胎儿及死胎的组织内多数未发现有白血病样增生改变，但有 3% ～ 5%的白血病可经胎盘传给胎儿。有的被认为有些白血病病因是内源性的，其染色体可能有结构上的缺陷而遗传给其子代，因此白血病患者分娩的婴儿有患白血病的可能。AymanAlhejazi 对 10 位急性白血病患者进行化学药物治疗，7 例分娩出正常新生儿，未见胎儿异常；对 11 位慢性白血病患者，9 例患者妊娠期应用羟基脲进行化学药物治疗，一例接受 α- 干扰素治疗，另一个接受粒细胞洗涤治疗，8 个分娩出正常新生儿，其余 3 例患者行流产。

## 四、临床表现

妊娠期间白血病的诊断往往很困难。最常见的最初表现为贫血易疲劳、出血和反复高热。体征可有皮肤黏膜苍白，皮肤出血点及瘀斑，肝大、淋巴结肿大以及感染的各种症状。

## 五、治疗

### （一）支持治疗

(1) 保护性隔离。

(2) 预防感染。

(3) 成分输血：贫血时可输注浓缩红细胞，血小板低时可输注浓缩血小板。白细胞减低时可输注非格司亭 (rhG-CSF) 或沙格司亭 (rhuGM-CSF)。

(二) 化学药物治疗（简称化疗）

急性期因病情急，病程短，其治疗仍应与非孕期一样，但易引起流产，胎儿病死率也高，多数主张在妊娠最初 3 个月内使用皮质激素和抗生素及多次输新鲜血液，不应用抗代谢类抗肿瘤药物，有助于胎儿的存活和降低孕妇的病死率。妊娠早期患急性白血病者，学者一致认为应终止妊娠。终止妊娠宜在联合化疗获得缓解之后才能进行，因为白血病发作时做人工流产容易引发感染和出血。妊娠中、晚期患白血病的孕妇，即使应用抗癌药物，一般不会引起畸形。终止妊娠会使孕妇体内类固醇激素水平低落，以致白血病恶化，甚至死亡。多数学者认为妊娠中、晚期的白血病孕妇应联合化疗并加强支持治疗，治疗使病情缓解，使产妇出血和感染的危险将大大减少，并保持至足月以求取得较高的新生儿存活。

急性淋巴细胞白血病化疗常采用 VDP 方案或 VDAP 方案。

1.VDP 方案

长春新碱 (V)1 ～ 2 mg，第 1 天用，每周 1 次，静脉注射。柔红霉素 (D)40 ～ 60 mg，第 1 ～ 2 天用，每周 2 次，静脉注射。泼尼松 (P)40 ～ 60 mg，每日分次口服，连用 28 天。

2.VDAP 方案

长春新碱 (V)1 ～ 2 mg，第 1 天用，每周 1 次，静脉注射。柔红霉素 (D)45 mg，第 1 ～ 2 天用，每周 2 次，静脉注射。门冬酰胺酶 (A)5000 ～ 10 000 U，第 16 天开始，每日 1 次，静脉注射。泼尼松 (P)40 ～ 60 mg，每日分次口服，连用 28 天。

3.TADP 方案

急性非淋巴细胞白血病化疗常采用 TADP 方案。6- 硫代鸟嘌呤 (6-TG)100 ～ 150 mg，每日 1 次口服，连用 7 天。柔红霉素 (D)45 mg，第 1 ～ 3 天用，每日 1 次，静脉注射，连用 7 天。阿糖胞苷 (Ara-C)150 mg，每日 1 次，静脉注射。泼尼松 (P)40 ～ 60 mg，每日分次口服，连用 28 天。

(三) 产科处理原则

1. 分娩期处理

尽量采用阴道分娩。如有剖宫产指征，术前需充分做好预防出血及感染的措施。术前及术中输注新鲜血及血小板悬液，并给予广谱抗生素预防感染。胎儿娩出后立即给予缩宫素，若子宫收缩乏力，可考虑子宫次全切除术。

2. 产褥期处理

积极预防感染及产后出血。

3. 新生儿处理

行血常规检查及染色体检查，并长期随访。孕妇采用大剂量泼尼松治疗者，新生儿应进行激素减量治疗，泼尼松 2.5 mg，每日 2 次，以后减半量再维持 1 周。

# 第十七章 异常分娩

异常分娩，俗称难产。影响分娩是否顺利进行的主要因素为产力、产道、胎儿及产妇的精神心理因素。这些因素在分娩过程中相互影响，其实任何 1 个或 1 个以上的因素发生异常，或者这些因素之间不能相互协调、相互适应而使分娩进展受到阻碍，称为异常分娩。一旦出现异常分娩，要仔细分析，了解导致难产的各种因素及其之间的联系，以便及时处理，保证母儿安全。

# 第一节 产力异常

产力是分娩的动力，包括子宫收缩力、腹肌和膈肌收缩力，以及肛提肌收缩力，其中以子宫收缩力为主，子宫收缩力贯穿分娩全过程。正常子宫收缩力有一定节律性、极性和一致性，并有相应的强度和频率。在分娩的过程中，子宫收缩的节律性、对称性和极性不正常或者强度、频率有所改变，称为子宫收缩力异常，临床简称为产力异常。临床上，产力异常分为子宫收缩乏力和子宫收缩过强两类，每一类又分为协调性子宫收缩和不协调性子宫收缩。

## 一、子宫收缩乏力

宫缩可自分娩开始时即微弱无力，亦可在开始时正常，其后逐渐变弱，前者称为"原发性宫缩乏力"，后者称为"继发性宫缩乏力"。两者的原因及临床表现相似，但后者多继发于机械性梗阻。

（一）病因

1. 头盆不称或胎位异常

胎先露下降受阻，不能紧贴子宫下段及宫颈内口，不能引起反射性子宫收缩，导致宫缩乏力。

2. 子宫因素

子宫壁过度膨胀使肌纤维过度伸展（如多胎妊娠、巨大胎儿、羊水过多等）、多次妊娠分娩使肌纤维变性、子宫发育不良、子宫畸形（如双角子宫等）、子宫肌瘤等，均可引起宫缩乏力。

3. 精神因素

产妇因恐惧而导致精神过度紧张，使大脑皮质功能紊乱，影响子宫收缩。

4. 内分泌失调

雌激素、缩宫素、前列腺素分泌不足，孕激素下降缓慢，可使子宫肌的敏感性降低，收缩力减弱。

5. 药物影响

临产后过多应用镇静剂、镇痛剂及麻醉药，可抑制宫缩。

6. 其他

产妇休息不好、进食少、过度疲劳、膀胱充盈、体力消耗大、水及电解质紊乱，均可导致宫缩乏力。

(二)临床表现

1.协调性子宫收缩乏力(低张性子宫收缩乏力)

协调性子宫收缩乏力的临床表现为子宫收缩弱,具有节律性、对称性和极性,但是宫缩时子宫不隆起和变硬,且用手指压阵缩的子宫底部肌壁仍可出现凹陷,宫缩的疼痛程度也轻微。阵缩持续时间短而宫缩间歇期相对较长(宫缩 < 2 次 /10 分钟)。阵缩不符合正常分娩中阵缩随着产程进展而强度逐渐增大、间歇逐渐变短和维持时间逐渐增长的规律。

宫口的开大和先露的下降缓慢,甚至停滞,表现为产程延长或停滞。如果从产程开始起一直呈现低张性宫缩乏力,即称为原发性宫缩乏力;若在产程已进展到活跃期甚至在第二产程才出现的宫缩乏力,则称为继发性宫缩乏力。继发性宫缩乏力多见于头盆不称等梗阻性难产者。

2.不协调性子宫收缩乏力(高张性子宫收缩乏力)

不协调性子宫收缩乏力主要发生在初产妇,且多数在分娩早期就开始出现,属于原发性宫缩乏力。其子宫收缩有以下特点:子宫收缩不协调,失去正常极性和对称性,不自两侧宫角开始收缩甚至极性倒置,宫缩的兴奋点可来自子宫的不止一处,节律亦不协调,多个兴奋点引起的宫缩可以此起彼伏,造成宫缩过频、宫缩间歇期间子宫壁不能完全松弛,还有相当张力。

这种不协调的高张型宫缩不能使宫口扩张及胎儿先露部下降,属无效宫缩。产妇感觉宫缩强,腹痛剧烈难忍,腹部(子宫)拒按,子宫缩时也感觉腹痛,宫缩时背、腰皆痛,不堪忍受,烦躁不安,时间稍长易出现脱水、电解质紊乱、肠胀气、尿潴留等,常引起潜伏期延长和产妇衰竭,同时还影响子宫、胎盘血流量,易造成胎儿窘迫。

3.产程曲线异常

产程图是产程监护和识别难产的重要手段,产程进展的标志是宫口扩张和先露部下降,子宫收缩乏力导致产程曲线异常可有 8 种类型。

(1)潜伏期延长:从临产有规律的痛性宫缩开始至宫口开张 3 cm 称为潜伏期。初产妇潜伏期正常约需 8 小时,最大时限 16 小时;潜伏期超过 16 小时者称潜伏期延长。

(2)活跃期延长:从宫口开张 3 cm 开始至宫颈口开全称为活跃期。初产妇活跃期正常约需 4 小时,最大时限 8 小时,超过 8 小时者称活跃期延长。

(3)活跃期停滞:进入活跃期后宫颈口不再扩张达 2 小时以上,称活跃期停滞。

(4)第二产程延长:第二产程初产妇超过 2 小时,经产妇超过 1 小时尚未分娩,称为第二产程延长。

(5)第二产程停滞:第二产程达 1 小时,胎头下降无进展。

(6)胎头下降延缓:活跃晚期至宫口扩张 9 ~ 10 cm,胎头下降速度每小时少于 1 cm。

(7)胎头下降停滞:活跃晚期胎头停留在原处不下降达 1 小时以上。

(8)滞产:总产程超过 24 小时。

以上 8 种产程进展异常可以单独存在也可以合并存在。总之,子宫收缩乏力发生原因不同,时间不同,临床表现也不相同。

(三) 对母儿的影响

1. 对产妇的影响

(1) 宫缩乏力易发生产后大出血。

(2) 产程延长，使阴道检查次数及手术产概率增加，从而增加产后感染的机会。

(3) 第二产程延长膀胱受压，易导致组织缺血、水肿、坏死，形成尿瘘。

(4) 产程延长，产妇体力消耗大易导致疲乏、肠胀气、尿潴留，严重时可引起脱水、酸中毒、低钾血症等。

2. 对胎儿的影响

(1) 协调性宫缩乏力手术产率高，新生儿产伤增多。

(2) 不协调性宫缩乏力因子宫壁持续处于紧张状态，易发生胎儿窘迫，甚至胎死宫内。

(四) 处理

应先查明有无头盆不称及明显的胎位、产道等异常，排除产道梗阻、产妇衰竭及胎儿窘迫等因素，酌情给予加强宫缩等治疗。

1. 协调性宫缩乏力的治疗

无论原发性还是继发性 (协调性) 宫缩乏力，首先应寻找原因，有无头盆不称和胎位异常，阴道检查了解宫口扩大和先露下降的情况。

若发现头盆不称，估计不能阴道分娩者，应及时行剖宫产术。若无头盆不称，估计可阴道分娩，则处理原则是加强宫缩。

(1) 第一产程

1) 一般处理：消除患者紧张情绪，休息好 (如音乐分娩、陪伴分娩等) 并鼓励进食，或静脉输液、支持疗法。

2) 加强子宫收缩

人工破膜：宫颈扩张 3 cm 以上，无头盆不称者，可行人工破膜，以使胎头直接紧贴子宫下段和宫颈，引起子宫反射性宫缩加强，加速产程进展。人工破膜时必须检查有无脐带先露，破膜应在宫缩间歇实施。Bishop 宫颈成熟度评分帮助估计人工破膜和其他加强宫缩措施的效果。一般认为，Bishop 评分 5 分及 5 分以上者人工破膜成功率高。

缩宫素静脉滴注：适用于协调性 (低张性) 宫缩乏力。使用前必须查明胎心好，胎位正常，无头盆不称。方法：缩宫素 2.5 U 加入 5% 葡萄糖液 500 mL 中，从 4 ～ 5 滴 / 分钟即 2.5 mU/min 开始，一般滴注 3 ～ 5 分钟机体对缩宫素起反应，根据宫缩强弱每 15 ～ 40 分钟调整一次剂量 (每 40 分钟增加 2 ～ 3 mU/min)，维持宫缩时宫腔压力达 6.7 ～ 8.0 kPa(50 ～ 60 mmHg)，宫缩间隔 2 ～ 3 分钟，持续 40 ～ 60 秒。最大剂量一般不超过 20 mU/min(30 滴 / 分钟，1 U/100 mL 浓度，或 60 滴 / 分钟，0.5 U/100 mL 浓度)。对于不敏感者，可酌情增加缩宫素剂量。

缩宫素滴注过程中需有专人观察记录宫缩胎心、血压。若出现宫缩过强 (1 分钟宫缩达到或超过 5 次，或一次宫缩时间达到或超过 90 秒)，或出现胎心率异常，应立即停止滴注。因为缩宫素在母体血中半衰期 3 ～ 5 分钟，所以停药后几乎总是迅速好转，很少需要加用镇静剂以纠正宫缩过强。若发现血压升高，则应减慢滴注速度，由于缩宫素有抗利尿作用，增加肾脏对水的重吸收，故需警惕尿少水中毒的发生。

地西泮静脉推注：地西泮（安定）能使子宫平滑肌松弛，软化宫颈，促进宫口扩张，适用子宫口扩张缓慢及宫颈水肿时，10 mg 静脉注射，间隔 6 小时可重复，与催产素联合应用效果更好。

(2) 第二产程

1) 若无头盆不称，有子宫收缩乏力，也应给予缩宫素静脉滴注加强宫缩，促使产程正常进展。

2) 若胎头尚未衔接则应以剖宫产结束分娩，不宜拖延。

3) 第二产程中出现胎儿窘迫征象，胎头双顶径已过坐骨棘间径者应即以产钳术助产；若双顶径尚未达坐骨棘或先露在 +2 以上者，则急行剖宫产较中位产钳术对婴儿和母亲都更为有利。

(3) 第三产程：预防产后出血特别重要，具体包括以下几个方面。

1) 使用缩宫素、前列腺素加强子宫缩复，当胎肩娩出后立即静脉推注 10 U 催产素，同时静点 10 U，需要时人工剥离胎盘及双手压迫按摩子宫等。产程长、破膜时间长者，应给予抗生素预防感染。

2) 根据不同情况，采取会阴侧切、产钳术或胎头负压吸引术助产。

(4) 保健指导

1) 应对孕妇进行产前教育，进入产程后重视解除孕妇思想顾虑和消除恐惧心理，使孕妇了解妊娠和分娩是生理过程，预防神经紧张所致的宫缩乏力。

2) 分娩时鼓励多进食，必要时从静脉补充营养。避免过多使用镇静药物。

3) 注意检查有无头盆不称等，均是预防子宫收缩乏力的有效措施。

2. 不协调性（高张性）子宫收缩乏力

处理原则：调节子宫收缩，恢复子宫收缩节律性及极性。

(1) 镇静剂：哌替啶 100 mg 肌内注射，或地西泮 10 mg 肌内注射或静脉注射，以阻断不协调、无效的子宫收缩，使产妇能得到充分休息，恢复为协调性子宫收缩，产程往往很顺利。

(2) 若经上述处理不协调性宫缩未得以纠正，或有胎儿窘迫征象，或有头盆不称者，应行剖宫产术。

(3) 若经处理不协调性宫缩已被控制，但子宫收缩仍弱，则可采用协调性宫缩乏力时加强子宫收缩的方法，但必须注意以下几点。

1) 在子宫收缩恢复为协调性之前，严禁应用缩宫素。

2) 经哌替啶、地西泮等镇静剂应用后，不协调宫缩虽已被控制，但子宫收缩力仍差者，难产和胎儿窘迫的发生比例甚高，必须充分重视严密监护，正确及时地结束分娩。

## 二、子宫收缩过强

（一）协调性子宫收缩过强

1. 临床表现

协调性子宫收缩过强的临床表现为宫缩的节律性、对称性和极性均正常，仅子宫收缩过强、过频。若产道无梗阻，产程进展极快，宫口扩张速度每小时 > 5 cm( 初产妇 ) 或每小时 10 cm( 经产妇 )，宫口迅速开全，总产程 < 3 小时者称急产，多见于经产妇。若产道有梗阻 ( 如有骨盆狭窄、头盆不称、胎位异常等 )，可出现子宫病理性缩复环甚至导致子宫破裂。

2. 对母儿影响

(1) 对产妇的影响：宫缩过强、过频，产程过快，可致初产妇宫颈、阴道以及会阴撕裂伤。胎先露部下降受阻，可发生子宫破裂。宫缩过强使宫腔内压力增高，增加羊水栓塞的风险。接产时来不及消毒可致产褥感染。胎儿娩出后子宫肌纤维缩复不良，易发生胎盘滞留或产后出血。

(2) 对胎儿及新生儿的影响：宫缩过强、过频影响子宫胎盘血液循环，易发生胎儿窘迫、新生儿窒息甚至死亡。胎儿娩出过快，胎头在产道内受到的压力突然解除，可致新生儿颅内出血。无准备的分娩，来不及接产，新生儿易发生感染。若坠地可致骨折、外伤。

3. 处理

有急产的孕妇，在预产期前提前 1 周住院待产，临产后，及早做好接产和抢救新生儿准备，胎儿娩出后，勿让产妇向下屏气。

若急产来不及消毒及新生儿坠地者，医生应为新生儿注射维生素 K 预防颅内出血，尽早肌内注射破伤风抗毒素 1500 U。仔细检查产妇宫颈、阴道、外阴有无裂伤，并予缝合，若未来得及消毒，应用抗生素预防感染。

(二) 不协调性宫缩过强

1. 强直性子宫收缩

子宫内口以上的肌层处于强烈的痉挛性收缩状态，称为强直性子宫收缩。其原因并不是子宫肌组织功能异常，而几乎全是子宫肌层以外的因素引起的，如缩宫素运用不当或对外源性缩宫素过于敏感，又如头盆不称致胎儿下降受阻有时可引起强直性子宫收缩，再如胎盘早剥之血液浸润子宫肌层也会引起强直性子宫收缩。

(1) 临床表现：发生强直性子宫收缩时，子宫呈强直性痉挛性收缩，宫缩间歇期短或无间歇，产妇烦躁不安，持续性腹痛、拒按、宫壁强硬，而胎位触不清、胎心听不清。有时子宫体部强烈收缩而下段被过度拉长变薄，可出现病理性缩复环等先兆子宫破裂征象，进一步发展可发生子宫破裂。

(2) 处理：一旦确诊为强直性子宫收缩，应及时给予宫缩抑制剂，如 25% 硫酸镁 20 mL 加于 5% 葡萄糖液 20 mL 内缓慢静脉推注 ( 不少于 5 分钟 )，或肾上腺素 1 mg 加于 5% 葡萄糖液 250 mL 内静脉滴注。若合并产道梗阻，应立即行剖宫产术。若胎死宫内可用乙醚吸入麻醉，若仍不能缓解强直性宫缩，应行剖宫产术。

2. 子宫痉挛性狭窄环

子宫壁局部肌肉呈痉挛性不协调性收缩形成环状狭窄、持续不放松，称为子宫痉挛性狭窄环。狭窄环常出现在胎颈、胎腰处，与产妇精神紧张、过度疲劳，不适当地运用宫缩剂以及产科处理中动作粗暴 ( 激惹子宫 ) 有关。

(1) 临床表现：产妇出现持续性腹痛、烦躁不安，宫颈扩张缓慢，胎先露下降停滞，胎心时快时慢，阴道检查在宫腔内触及较硬而无弹性的狭窄环，不随宫缩逐渐上升是其与病理性缩复环的鉴别特征。它阻碍宫口开张与胎儿下降，造成宫口开张缓慢，胎儿先露下降受阻，产程停滞，又因胎盘血循环受影响而胎心时快时慢。

(2) 处理：①认真查找导致痉挛性狭窄环的原因，及时给予纠正；②停止对子宫的一切刺激 ( 如禁止阴道内操作，停用缩宫素等 )；③镇静剂，如哌替啶 100 mg 肌内注射，或地西泮 10 mg 肌内注射或静脉注射，以期消除子宫痉挛性狭窄环。待宫缩恢复正常时，可予自然分娩或助产分娩；④经上述处理而子宫痉挛性狭窄环不能消除，宫口未开全、胎先露部高，或伴有胎儿窘迫者，均应立即行剖宫产术；⑤若胎死宫内，宫口开全则可在麻醉下经阴道分娩。原则是尽量避免母体组织分娩损伤。

# 第二节 产道异常

产道包括骨产道和软产道，它是胎儿娩出的通道，产道异常可使胎儿娩出受阻，临床上以骨产道异常多见。

## 一、骨产道异常

骨盆径线过短或者形态异常，致使骨盆腔小于胎先露部可通过的限度，阻碍胎先露部下降，影响产程进展，为狭窄骨盆。狭窄骨盆可以为一个径线过短或者多个径线同时过短，可以是一个平面狭窄或者是多个平面同时狭窄。当一个径线过短时，要观察同一平面的其他径线大小，结合骨盆大小综合分析，正确判断。

1. 骨盆入口平面狭窄

骨盆入口平面狭窄包括以下两种。

(1) 单纯扁平骨盆：骨盆入口呈横扁圆形，骶岬向前下突出，骨盆前后径短而横径正常。

(2) 佝偻病性扁平骨盆：骨盆入口前后径短，髂骨下段向后移位。耻骨弓角度增大，骨盆出口横径变宽。

2. 中骨盆及骨盆出口平面狭窄

(1) 漏斗骨盆：常见于男性骨盆，骨盆入口各径线正常，两侧骨盆壁向内倾斜，似漏斗，特点是中骨盆和骨盆出口平面均明显狭窄。

产妇自觉频发腹痛加重、疼痛难忍不宜静脉滴注缩宫素。

(2) 横径狭窄骨盆：胎头下降至中骨盆，不能顺利转为枕前位，形成持续枕横位或枕后位。

3. 骨盆三个平面狭窄

外形属于女性骨盆，但是骨盆入口、中骨盆及出口平面均狭窄，若每个径线均小于正常值2 cm，称为均小骨盆。

骨产道异常是造成难产的主要原因之一。因骨盆形态明显异常或径线过短，使胎头难以通过。然而骨盆大小和胎儿大小、宫缩强弱之间的关系是相对的。

均小骨盆多见于身材矮小、体型相称的妇女，骨盆各径线均较正常值小2 cm或2 cm以上，使骨盆各平面均较狭窄，可阻碍胎头下降，但是如果胎儿相对较小，胎位正常，子宫收缩良好，胎头能适应较小的骨盆，则仍可经阴道试产成功。

如胎儿较大或胎位异常或子宫收缩乏力也会出现相对的头盆不称。不能只从骨盆测量的数值孤立地去估计分娩的难易，应让产科医生做详细的检查，综合分析判断。尤其是身材矮小、脊柱后凸或侧弯、下肢畸形、跛足、悬垂腹、胎位不周正、初产头浮（初产妇预产期前2周左右胎头未入盆）的产妇，依据胎儿大小及子宫收缩力状况综合评估有无头盆不称的情况。

## 二、软产道异常

软产道包括子宫下段、宫颈、阴道及外阴。软产道异常所致的难产较为少见，应于妊娠早期做妇科检查，了解软产道有无异常。

软产道异常的类型有以下 3 种。

1. 外阴异常

外阴异常包括会阴坚韧、外阴瘢痕。

2. 阴道异常

阴道异常包括阴道横隔、阴道纵隔、阴道囊肿和肿瘤。

3. 宫颈异常

宫颈异常包括宫颈外口黏合、宫颈水肿、宫颈坚韧、宫颈瘢痕、宫颈癌、宫颈肌瘤、子宫下段异常等。

## 三、处理

(1) 骨盆异常、头盆不称明显者，应在预产期前住院，择期剖宫产。可疑头盆不称可经阴道试产，试产中如产力正常、胎头不下降、产程无明显进展亦应进行剖宫产。

(2) 会阴坚韧、外阴部水肿、静脉瘤等，宫颈水肿，若宫颈口停滞在 5 ～ 6 cm 不继续开大，则应行剖宫产术。若宫颈口近开全，水肿的范围不大，可在行阴道检查时上推胎头，调整胎头位置，解除胎头与耻骨之间的压迫，用手指轻轻把水肿部分的宫颈上推，使其消退，有时可经阴道分娩。还可试行水肿部位注射阿托品 0.5 mg 或东莨菪碱 0.3 mg，也可试用宫颈旁组织封闭，即以 0.25% 普鲁卡因注射，每侧 5 mL，用药后观察 1 ～ 2 小时仍不见缓解，宫口不能继续扩张宜行剖宫产术。

(3) 如系宫颈瘢痕妨碍宫口扩张，不宜久等，即行剖宫产术为宜，以防裂伤。宫颈坚韧者少见，多合并有其他并发症，也宜剖宫产结束分娩。

(4) 子宫颈癌若在妊娠期发现，当行剖宫取胎术中止妊娠，若已近妊娠晚期或临产时更应剖宫产，后给予放射治疗。若病变范围许可也可行根治手术。

(5) 子宫肌瘤若在子宫下段且充塞部分盆腔者阻塞产道，需剖宫产。若不影响产道需预防产后出血。对子宫肌瘤挖除术后妊娠足月者需严密观察，以防宫缩引起子宫瘢痕破裂。

(6) 卵巢肿瘤如在妊娠早期要严密观察，待妊娠 14 ～ 18 周时行手术切除。卵巢肿瘤若占据小骨盆腔之一部分者阻塞产道，可行剖宫产，并手术切除肿瘤。在卵巢肿瘤切除时，均需做快速病理检查，以确定其性质。如为恶性肿瘤根据病情进一步处理。

(7) 单纯阴道侧壁囊肿可行穿刺抽液，待分娩后作适当处理。阴道肿瘤少见，可根据具体部位、大小做适当处理，以不影响产道为原则，如阻塞产道，则应剖宫产。

(8) 产道畸形尽可能在孕期确诊，并估计对分娩影响的程度，临产时做相应的处理。若为残角子宫妊娠，应行剖宫产术，并切除其残角子宫。双角子宫经过手术后妊娠者，分娩时应严密观察，预防瘢痕破裂，应放宽剖宫产指征。此类多有胎盘粘连，分娩后预防出血。

(9) 会阴部水肿严重者可在无菌条件下行多点穿刺放水肿液，分娩后预防感染。阴部静脉瘤应预防破裂，一旦破裂，应压迫和缝扎止血，并在分娩后做适当处置。医师可对会阴坚韧者适时做会阴切开术，以减轻会阴裂伤。

# 第三节　胎位异常

胎位异常包括胎头位置异常、臀先露及肩先露，是造成难产常见的因素之一。以头为先露的难产，又称头位难产。

## 一、持续性枕横位

在分娩过程中，胎头枕部持续位于母体骨盆后方（或侧方），于分娩后期仍然不能向前旋转，致使分娩发生困难者，称为持续性枕后位（枕横位）。多数因为骨盆异常、胎头俯屈不良、子宫收缩乏力和头盆不称所致。由于临产后胎头衔接较晚或者胎先露部不易紧贴子宫下段及宫颈内口，常导致协调性宫缩乏力及宫口扩张缓慢。持续性枕后位因枕骨持续位于骨盆后方压迫直肠，产妇自觉肛门坠胀感和排便感明显，致使宫口未开全而过早使用腹压，容易导致产妇宫颈前唇水肿和产妇疲劳，产程延长。

（一）病因

1. 骨盆异常

骨盆异常常发生于男型骨盆或类人猿型骨盆。这类骨盆常伴有中骨盆平面狭窄，阻碍胎头内旋转，易发生持续性枕后位或枕横位。扁平骨盆及均小骨盆易使胎头以枕横位衔接，由于胎头俯屈不良，胎头旋转困难，使胎头呈持续性枕横位。

2. 其他

子宫收缩乏力、前置胎盘、胎儿过大或过小及胎儿发育异常等均可影响胎头俯屈及内旋转，造成持续性枕后位或枕横位。此外，前壁胎盘、膀胱充盈、子宫下段宫颈肌瘤均可影响胎头内旋转，形成持续性枕后位或枕横位。

（二）临床诊断

1. 临产后胎头衔接较晚，易导致宫缩乏力、宫口扩张缓慢及胎头下降停滞。

2. 产妇自觉肛门坠胀和排便感。

3. 产妇易疲劳，与产妇未至宫口开全即不自觉屏气用力有关。

4. 宫颈水肿，产程进展缓慢。

5. 直肠指检或阴道检查见胎头矢状缝在骨盆横位上，胎头大囟门在骨盆左方，小囟门在右方，为枕右横位，相反则为枕左横位。

（三）处理

持续性枕后位、枕横位在骨盆无异常、胎儿不大时，可以试产。试产过程中应严密观察产程，注意胎头下降、宫口扩张程度、宫缩强弱及胎心有无改变。分娩方式如下：自然分娩、枕后位产钳助产、手法转为枕前位后自然分娩，或者产钳助产、产钳转胎位后助产分娩及剖宫产。

1. 第一产程

临产后经腹部四部触诊法或 B 型超声确定胎儿枕后位衔接时，应进一步检查骨盆情况，尤其是排除中骨盆狭窄的可能。产程中密切注意产程进展及胎心变化，防止产妇过早屏气用力；产妇取胎背对侧方向侧卧，促进胎头俯屈、下降及向前旋转，给予充分试产机会。若宫缩欠佳，可静脉滴注缩宫素。宫口开大 3 ～ 4 cm 产程停滞，排除头盆不称，可行人工破膜加强产力，破膜时注意羊水性状。

2. 第二产程

若第二产程进展缓慢或停滞，应行阴道检查，明确胎方位。如发现枕后 ( 横 ) 位，可指导产妇配合宫缩、屈髋加腹压用力，使胎先露部充分借助肛提肌收缩力转至枕前位。当胎头双顶径已达坐骨棘平面或更低时，可徒手将胎头枕部转向前方，使矢状缝与骨盆出口前后径一致，或自然分娩，或阴道助产 ( 低位产钳术或胎头吸引术 )。若转至枕前位有困难时，也可向后转成正枕后位，再以产钳助产。若以枕后位娩出时，需作会阴后 - 侧切开，以免造成产道裂伤。若胎头位置较高，疑有头盆不称，需行剖宫产术。

3. 第三产程

做好新生儿复苏抢救准备；因产程延长，易发生产后宫缩乏力，胎盘娩出后应立即静脉注射或肌内注射子宫收缩剂，以防发生产后出血；有软产道裂伤者，应及时修补。

**二、胎头高直位**

胎头成不屈不仰姿势，以枕额径衔接于骨盆入口，其矢状缝与骨盆入口前后径相一致，称为高直位。可能原因为头盆不相称、腹壁松弛及腹直肌分离、胎膜早破等。当处于高直前位时，胎头入盆困难，活跃期宫口扩张延缓或停滞，胎头入盆后产程会进展顺利，胎头不能衔接者，活跃期停滞；处于高直后位时，胎头不能通过骨盆入口平面，胎头不下降，先露高浮，活跃期延缓或停滞，即使宫口开全，先露高浮也会发生先兆子宫破裂。

( 一 ) 临床诊断

(1) 高直前位多表现头入盆困难，活跃早期宫口开张延缓或停滞，活跃期晚期，若胎头衔接，产程进展顺利；若胎头不衔接，则活跃期停滞。高直后位可有胎头不下降，宫口开张缓慢或不开张，或活跃早期宫口开张 3 ～ 5 cm 停滞，或在宫口开全时，胎头先露部仍不下降，在棘平或棘上水平等表现。

(2) 高直前位时，腹部检查腹部前壁触及胎背，触不到肢体，胎头横径短与胎儿大小不成比例，在腹中线偏左可听到胎心；高直后位时，腹部可全部触及肢体，在腹中线偏右听到胎心，耻骨联合上方可触及胎颏。

(3) 高直前 ( 或后 ) 位时，阴道检查胎头矢状缝均位于骨盆入口的前后径上，偏离角度不超过 15°，小囟门在耻骨联合下，大囟门在骶岬前，为高直前位，相反，则为高直后位。可触及胎头上有一与宫口开张大小一致、直径 3 ～ 5 cm 的局限性水肿，高直前位者位于枕骨正中，高直后位者位于两顶之间。

( 二 ) 处理

(1) 高直前位，骨盆正常，胎儿不大，产力好，应予试产 6 ～ 8 小时；试产失败，则行剖宫产。

(2) 高直后位，一旦确诊，应做剖宫产。

**三、面先露**

胎儿以面部为先露时称为面先露，通常于临产后发现。因胎头过度仰伸，使胎儿枕部与胎背接触。胎儿颜面部不能紧贴子宫下段和宫颈，引起子宫收缩乏力、产程延长，亦可发生会阴裂伤、梗阻性难产等。

（一）临床诊断

1. 潜伏期延长、活跃期延长或停滞，胎头迟迟不能入盆。

2. 腹部检查

因胎头极度仰伸使入盆受阻，胎体伸直，宫底位置较高。额前位时，耻骨联合上方为过度仰伸的颈部，胎头轮廓不清。在孕妇腹前壁容易扪及胎儿肢体，因胸部向前挺，胎心由胸部传出，故在胎儿肢体侧的下腹部听得最清楚。额后位时，于耻骨联合上方可扪及胎儿枕骨隆突与胎背之间有明显凹沟，胎心较遥远而弱。

3. 阴道检查

阴道检查可触到高低不平、软硬不均的颜面部，宫口开大时可触及胎儿口、鼻、颧骨及眼眶，并依据面部所在位置确定其胎位。

4. B 型超声检查

B 型超声检查可看到过度仰伸的胎头，确定胎头枕部及眼眶的位置，明确面先露并确定胎位。

（二）处理

面先露均在临产后发生，如出现产程延长及停滞时，应及时行阴道检查。额前位时，若无头盆不称，产力良好，有可能经阴道自然分娩。若出现继发性宫缩乏力，第二产程延长，可用产钳助娩，但会阴后侧切开要足够大。若有头盆不称或出现胎儿窘迫征象，应行剖宫产术。持续性额后位时，难以经阴道分娩，应行剖宫产术结束分娩。额横位若能转成颏前位，可以经阴道分娩，持续性额横位常出现产程延长和停滞，应行剖宫产术。

**四、臀先露**

臀先露是最常见的异常胎位。臀先露以骶骨为指示点，共有 6 种胎位。妊娠 30 周前较多见，妊娠 30 周后臀先露的可能是胎儿在宫腔内活动范围过大，羊水过多、腹壁松弛等使胎儿在宫腔内自由活动形成臀先露；另外胎儿在宫腔内活动范围受限者，因子宫畸形、胎儿畸形、双胎妊娠等也容易发生臀先露；狭窄骨盆、前置胎盘、巨大儿等因胎头衔接受阻也会造成臀先露。臀先露产妇常感肋下有圆而硬的胎头，先露部胎臀不能紧贴子宫下段及宫颈内口，而致宫缩乏力、产程延长。

（一）临床诊断

1. 孕妇常感脐下有圆而硬的胎头。由于胎臀不能紧贴子宫下段及宫颈，常导致子宫收缩乏力，宫颈扩张缓慢，致使产程延长。

2. 腹部检查子宫呈纵椭圆形，胎体纵轴与母体纵轴一致。在宫底部可触到圆而硬、按压有时有浮球感的胎头；在耻骨联合上方可触到不规则、软而宽的胎臀，胎心在脐左（或右）上方听得最清楚。

3. 肛门检查时，可触及软而不规则的胎臀或胎足、胎膝。若胎臀位置高，肛查不能确定时，需行阴道检查。了解宫颈扩张程度及有无脐带脱垂。若胎膜已破可直接触到胎臀、外生殖器及肛门，此时应注意与颜面相鉴别。若触及胎足时，应与胎手相鉴别。

4. B 型超声检查能准确探清臀先露类型以及胎儿大小、胎头姿势等。

(二) 处理

**1. 妊娠期**

于妊娠 30 周前，臀先露多能自行转为头先露。若妊娠 30 周后仍为臀先露应予矫正。常用的矫正方法有以下几点。

(1) 胸膝卧位：让孕妇排空膀胱，松解裤带，胸膝卧位的姿势，每日 2 次，每次 15 分钟，连续做 1 周后复查。这种姿势可使胎臀退出盆腔，借助胎儿重心的改变，使胎头与胎背所形成的弧形顺着宫底弧面滑动完成。

(2) 激光照射或艾灸至阴穴：近年多用激光照射两侧至阴穴 (足小趾外侧，距趾甲角 1 分 )，也可用艾条灸，每日 1 次，每次 15～20 分钟，5 次为一疗程。

**2. 分娩期**

应根据产妇年龄、胎产次、骨盆大小、胎儿大小、胎儿是否存活、臀先露类型以及有无并发症，于临产初期做出正确判断，决定分娩方式。

(1) 选择性剖宫产的指征：狭窄骨盆、软产道异常、胎儿体重大于 3500 g、胎儿窘迫、高龄初产、有难产史、不完全臀先露等，均应行剖宫产术结束分娩。

(2) 决定经阴道分娩的处理

1) 第一产程：产妇应侧卧，不宜站立走动，少做肛查，不灌肠，尽量避免胎膜破裂。一旦破膜，应立即听胎心。若胎心变慢或变快，应行肛查，必要时行阴道检查，了解有无脐带脱垂。若有脐带脱垂，胎心尚好，宫口未开全，为抢救胎儿，需立即行剖宫产术。

若无脐带脱垂，可严密观察胎心及产程进展。若出现协调性宫缩乏力，应设法加强宫缩。当宫口开大 4～5 cm 时，胎足即可经宫口脱出至阴道。为了使宫颈和阴道充分扩张，消毒外阴之后，使用"堵"外阴的方法。当宫缩时用无菌巾以手掌堵住阴道口，让胎臀下降，避免胎足先下降，待宫口及阴道充分扩张后才让胎臀娩出。此法有利于后出胎头的顺利娩出。在"堵"的过程中应每隔 10～15 分钟听胎心一次，并注意宫口是否开全。宫口已开全再堵易引起胎儿窘迫或子宫破裂。宫口近开全时，要做好接产和抢救新生儿窒息的准备。

2) 第二产程：接产前，应导尿排空膀胱。初产妇应做会阴侧切术。具体有 3 种分娩方式。

自然分娩：胎儿自然娩出，不做任何牵拉。极少见，仅见于经产妇、胎儿小、宫缩强、产道正常者。

臀助产术：当胎臀自然娩出至脐部后，胎肩及后出胎头由接产者协助娩出。脐部娩出后，一般应在 2～3 分钟娩出胎头，最长不能超过 8 分钟。后出胎头娩出有主张用单叶产钳效果佳。

臀牵引术：胎儿全部由接产者牵拉娩出，此种手术对胎儿损伤大，不宜采用。

3) 第三产程：产程延长易并发子宫乏力性出血。胎盘娩出后，应肌内注射催产素，防止产后出血。行手术操作及有软产道损伤者，应及时缝合，并给抗生素预防感染。

臀先露胎儿若胎膜已破可直接触到胎臀、外生殖器及肛门，此时应注意与颜面相鉴别。

**五、肩先露**

胎先露部为肩，称为肩先露。此时胎体横卧于骨盆入口之上，胎体纵轴与母体纵轴相垂直即横产式。占妊娠足月分娩总数的 0.25%。以肩胛骨为指示点，有肩左前、肩左后、肩右前、肩右后 4 种胎位，是对母儿最不利的胎位。肩先露不能紧贴子宫下段及宫颈内口，易发生宫缩乏力，可导致活跃期早期产程停滞。胎肩对前羊膜囊压力不均，易发生胎膜早破。破膜后羊水迅速外流，胎儿上肢或脐带容易脱出，导致胎儿窘迫甚至死亡。此时若宫缩继续增强，形成病理缩复环，是子宫破裂的先兆，若不及时处理，将发生子宫破裂。嵌顿性肩先露发生时，妊娠足月无论活胎还是死胎均无法经阴道自然娩出。随着宫缩不断加强，胎肩及胸廓一部分被挤入盆腔内，胎体折叠弯曲，胎颈被拉长，上肢脱出于阴道口外，胎头和胎臀仍被阻于骨盆入口上方，形成忽略性（嵌顿性）肩先露。除死胎及早产儿胎体可折叠娩出外，足月活胎不可能经阴道娩出。若不及时处理，易造成子宫破裂，威胁母儿生命。

（一）临床诊断

(1) 先露部胎肩不能紧贴子宫下段及宫颈，易发生宫缩乏力；胎肩对宫颈压力不均，易发生胎膜早破。破膜后羊水外流，胎儿上肢或脐带容易脱出，导致胎儿窘迫甚至死亡。随着宫缩加强，胎肩及胸廓一部分挤入盆腔内，胎体折叠弯曲，胎颈拉长，上肢脱出于阴道口外，胎头和胎臀仍被阻于骨盆入口上方，形成嵌顿性（或称忽略性）肩先露。宫缩继续加强，子宫上段越来越厚，子宫下段被动扩张越来越薄，子宫上下段肌壁厚薄悬殊，形成环状凹陷，此环状凹陷随宫缩逐渐升高，可高达脐上，形成病理缩复环，是子宫破裂先兆，若不及时处理，将发生子宫破裂。

(2) 腹部检查子宫呈横椭圆形，子宫横径宽。宫底部及耻骨联合上方空虚，在母体腹部一侧触到胎头，另一侧触到胎臀。胎心在脐周两侧最清楚。

(3) 肛门检查及阴道检查：胎膜未破者，肛查不易触及胎先露部。胎膜已破、宫口已扩张者，阴道检查可触到肩胛骨或肩峰、肋骨及腋窝。腋窝尖端指向胎儿头端，据此决定胎头在母体左（右）侧。肩胛骨朝向母体前（后）方决定肩前（后）位。如胎头在母体右侧，肩胛骨朝向后方，则为肩右后位。胎手若脱出阴道口外，可用握手法，检查者只能与胎儿同侧手相握。例如肩右前位时左手脱出，检查者用左手与胎儿左手相握。

(4) B型超声检查能确定肩先露具体胎位。

（二）处理

1. 妊娠期处理

妊娠30周后发现肩先露应及时矫正。可采用胸膝卧位、激光照射或艾灸至阴穴。上述矫正方法无效，试行外转胎位术。外转胎位术失败，应提前住院决定分娩方式。

2. 分娩期处理

根据胎产次、胎儿大小、胎儿是否存活、宫口扩张程度、胎膜是否破裂、有无并发症等，决定分娩方式。

(1) 剖宫产：①足月活胎应行剖宫产；②出现先兆子宫破裂或子宫破裂征象，无论胎儿死活，均应立即剖宫产，术中若发现子宫感染严重，应切除子宫。

(2) 阴道分娩胎儿已死，无先兆子宫破裂征象，宫口近开全，可在全麻下行断头术或碎胎术。阴道助产后或毁胎术后，应常规检查子宫下段、宫颈及阴道有无裂伤，有裂伤应及时缝合，注意防止产后出血及感染。

**六、复合先露**

胎儿上肢与头或臀同时进入骨盆，称为复合先露。

（一）临床诊断

当产程进展缓慢时，行阴道检查发现胎先露部旁有肢体即可明确诊断。常见胎头与胎手同时入盆。诊断时应注意和臀先露及肩先露相鉴别。

（二）治疗

发现复合先露，首先应查清有无头盆不称。若无头盆不称，让产妇向脱出肢体的对侧侧卧，肢体常可自然缩回。脱出肢体与胎头已入盆，待宫口近开全或开全后上推肢体，将其回纳，然后经腹部下压胎头，使胎头下降，以产钳助娩。若头盆不称明显或伴有胎儿窘迫征象，应尽早行剖宫产术。

# 第四节 胎儿发育异常

## 一、胎儿生长受限

小于孕龄儿是指出生体重低于同胎龄应有体重第 10 百分位数以下或低于其平均体重 2 个标准差的新生儿。新生儿病死率为 1%，较同孕龄出生的正常体重儿病死率高 0.2%。

其并非所有的出生体重小于同孕龄体重第 10 百分位数者均为病理性的生长受限。大约有 25%～60% 的 SGA 是因为种族或产次或父母身高体重等因素而造成的"健康小样儿"。这部分胎儿除了体重及体格发育较小外，各器官无功能障碍，子宫内缺氧表现。

（一）病因

影响胎儿生长的因素，包括母亲营养供应、胎盘转运和胎儿遗传潜能。其病因复杂，约 40% 患者病因尚不明确。主要危险因素有以下几个方面。

1. 孕妇因素

在胎儿发生异常中，孕妇因素占 50%～60%。

(1) 营养因素：孕妇偏食、妊娠剧吐以及摄入蛋白质、维生素及微量元素不足，胎儿出生体重与母体血糖水平成正相关。

(2) 妊娠并发症与并发症：妊娠并发症如妊娠期高血压疾病、多胎妊娠、胎盘早剥、过期妊娠、妊娠期肝内胆汁淤积症等，妊娠并发症如心脏病、肾炎、贫血、抗磷脂抗体综合征等，均可使胎盘血流量减少，灌注下降。

(3) 其他：孕妇年龄、地区、体重、身高、经济状况、子宫发育畸形、吸烟、吸毒、酗酒、宫内感染、母体接触放射线或有毒物质等。

2. 胎儿因素

研究证实，生长激素、胰岛素样生长因子、瘦素等调节胎儿生长的物质在脐血中降低，可能会影响胎儿内分泌和代谢。胎儿基因或染色体异常、先天发育异常时，也常伴有胎儿生长受限。

3. 胎盘因素

胎盘各种病变导致子宫胎盘血流量减少，胎儿血供不足。

4. 脐带因素

脐带过长、脐带过细(尤其近脐带根部过细)、脐带扭转、脐带打结等。

(二)分类及临床表现

胎儿发育异常可根据发生时间、体重和病因分为三类。

1. 内因性均称型 FGR

内因性均称型 FGR 属原发性 FGR,抑制生长的因素在妊娠早期致使胎儿内部异常,或由遗传因素引起。外表无营养不良表现。

2. 外因性不匀称型 FGR

外因性不匀称型 FGR 属继发性 FGR,多在孕晚期才受到有害因素的影响。如妊娠高血压疾病引起慢性胎盘功能不良导致胎儿小。

3. 外因性均称型 FGR

外因性均称型 FGR 多由父母双方和缺乏营养物质或有害物质的影响所致,在整个妊娠期间均产生影响。外表有营养不良表现。

(三)诊断

孕期准确诊断 FGR 并不容易,多数是分娩后确诊。要严密观测孕妇体重增加及胎儿发育情况,超声协助诊断,如果超声提示胎儿发育小于孕龄 2 周及以上要提高警惕,进行干预。

1. 有 FGR 的高危因素

诊断 FGR 时胎龄确定必须准确。

2. 指标监测

宫高、腹围连续 3 周均在第 10 百分位以下者为筛选 FGR 的指标。

3. 监测胎头双顶径(增长速度 3 周增加 < 4 mm,孕 28 周 < 70 mm,孕 30 周 < 75 mm,孕 32 周 < 80 mm,可诊断为 FGR)、股骨长度、腹围、胸围、头围以及羊水量与胎盘成熟度。

4. 检查

胎盘功能检测尿 E3 和 E/C 比值、胎盘生乳素,TORCH 感染等的检测均有助于诊断。

(四)处理

积极寻找病因,针对高危因素进行干预。

1. 孕期治疗越早治疗,效果越好。孕 32 周前效果好,超过 36 周治疗效果差。

(1) 一般治疗:休息、吸氧、左侧卧位、加强营养等。

(2) 补充营养物质:口服复合氨基酸片 1 片,每日 1 ~ 2 次;脂肪乳静脉滴注 250 ~ 500 mL,3 日 1 次,连用 1 ~ 2 周;10% 葡萄糖液 500 mL 加维生素 C 或能量合剂,每日 1 次连用 10 日,适当补充维生素 B、维生素 E、钙、铁、锌等。

(3) 药物治疗:使用可松弛血管、改善微循环、改善子宫胎盘血流的药物,如 P- 肾上腺素激动剂、硫酸镁、丹参等;右旋糖酐 500 mL 加入复方丹参注射液 4 mL 静脉滴注,10 天一疗程。

2. 胎儿安危状况监测

胎儿安危状况监测包括胎心监护 NST、B 型超声胎儿生物物理评分、测定胎盘激素和酶。

3. 产科处理

(1) 继续妊娠的指征:①宫内监护情况良好;②胎盘功能好转;③妊娠未足月,孕妇无妊娠并发症及并发症。

(2) 终止妊娠的指征：①治疗后 FGR 无改善，胎儿生物物理评分 4 ～ 6 分；②有宫内缺氧表现，胎盘提前老化，胎儿停止生长 3 周以上；③妊娠并发症或并发症加重。

(3) 分娩方式的选择：FGR 胎儿对缺氧的耐受力差，应适当放宽剖宫产指征。

阴道产仅适合于胎盘功能正常，胎儿成熟，羊水量及胎位正常，Bishop 评分 ＞ 7 分，无阴道分娩禁忌者，或胎儿难以存活，无剖宫产指征时予以引产。

( 五 ) 保健指导

(1) 定期产检，早发现、早诊断、早治疗。

(2) 加强宣教，避免接触有害毒物，禁烟酒，注意 FGR 的诱发因素，积极防治妊娠并发症及并发症。

(3) 孕 16 周行 B 型超声检测胎儿各种径线，作为胎儿生长发育的基线。发现外因性不匀称性 FGR，可早诊断、早干预，减少后遗症的发生。

(4) 小剂量阿司匹林有抗血小板聚集的作用，可用来预防反复自发的 FGR，阿司匹林 50 mg 口服，每天 1 次，孕 28 ～ 30 周开始，持续 6 ～ 8 周。

## 二、胎儿先天性畸形

胎儿畸形是指胎儿在子宫内发生的结构或染色体异常。它是出生缺陷的一种，也是造成围产儿死亡的主要原因。在妊娠 18 ～ 24 周进行 B 型超声筛查能检查出一些常见的胎儿畸形。而及时检查出严重胎儿畸形并进行引产是提高出生人口质量的重要手段之一。人类出生缺陷的发生率在国外约 15‰，我国 2012 年由卫生部最新统计的结果为 5.6%。胎儿畸形的种类繁多，致病因素多种多样，仅单基因病就有上百种之多，本文仅对胎儿畸形大体情况进行简单介绍。

( 一 ) 产前筛查

产前筛查包括特殊孕周的血生化筛查和超声筛查。

所有孕妇在孕 22 ～ 24 周在有筛查资质的助产机构进行超声筛查，了解胎儿是否存在无脑儿、脊柱裂、复杂先心 ( 单腔心 )、腹裂、成骨发育不全、严重唇腭裂等致死性或重大畸形，如存在上述可疑情况，转产前应由诊断机构进一步确诊。

( 二 ) 产前诊断

产前诊断包括羊水穿刺、胎儿细胞培养核型分析、超声检查。

筛查发现的高危孕产妇应进一步做产前诊断，包括羊水穿刺、胎儿培养及核型分析、超声诊断。

## 三、死胎与死产

妊娠 20 周以后胎儿在子宫内死亡，称死胎。胎儿在分娩过程中死亡称为死产。

( 一 ) 病因

1. 胎盘和脐带因素

前置胎盘、胎盘早剥、脐带帆状附着、绒毛膜羊膜炎、脐带过短、脐带根部过细、脐带真结、脐带脱垂等均可能出现宫内缺氧甚至死亡。

2. 胎儿因素

胎儿因素包括严重胎儿畸形、生长受限、宫内感染、严重遗传性疾病、母儿血型不合等。

3. 孕妇因素

孕妇因素包括严重的妊娠并发症、并发症影响胎儿血运，子宫局部因素如子宫张力大、子宫破裂，因缺血影响胎盘、胎儿。

(二) 临床表现

(1) 胎儿死亡多在 2 ～ 3 周自然娩出。

(2) 如果死亡后 3 周仍未排出，退行性变的胎盘组织释放凝血酶进入母体血液循环引起凝血功能障碍，发生弥散性血管内凝血 (DIC)。

(3) 胎死宫内 4 周以上未排出者，发生 DIC 概率明显增高，可引起分娩期严重出血。

(三) 诊断

孕妇自觉胎动停止，子宫停止增长。检查听不到胎心，子宫大小与停经月份不符，B 型超声胎动和胎心消失。胎儿死亡时间长出现露骨板塌陷，颅骨重叠，称袋状变形。

(四) 处理

(1) 死胎一经确诊，应尽早引产。

(2) 胎儿死亡 4 周未排出者，应做凝血功能检查，如果纤维蛋内原＜ 1.5 g/L，血小板＜ $100 \times 10^9$/L，可用肝素。

## 参考文献

【1】魏丽惠. 妇产科 [M]. 北京：中国医药科技出版社，2014:416.

【2】全国医药卫生技术革命展览会. 妇产科 [M]. 北京：人民卫生出版社，1959:126.

【3】柳韦华，刘晓英，王爱华. 妇产科护理学 [M]. 武汉：华中科技大学出版社，2017:367.

【4】伍东红. 妇产科护理学 [M]. 郑州：河南医科大学出版社，2017:418.

【5】隆俊杰. 妇产科实训指导 [M]. 重庆：重庆大学出版社，2016:76.

【6】张玲娟，张静. 妇产科护理查房 [M]. 上海：上海科学技术出版社，2016:368.

【7】陈芬，王莉杰. 妇产科护理学 [M]. 西安：西安交通大学出版社，2016:259.

【8】冯进. 妇产科护理学 [M]. 北京：中国中医药出版社，2016:362.

【9】丁淑贞. 妇产科临床护理 [M]. 北京：中国协和医科大学出版社，2016:368.

【10】赵风霞. 妇产科护理 [M]. 杭州：浙江大学出版社，2016:442.

【11】桑未心，杨娟. 妇产科护理 [M]. 武汉：华中科技大学出版社，2016:433.

【12】徐明娟. 妇产科临床指南 [M]. 北京：金盾出版社，2015:368.

【13】刘德芬. 妇产科护理学 [M]. 济南：山东科学技术出版社，2015:123.

【14】王琼莲，龙海碧. 妇产科护理学 [M]. 镇江：江苏大学出版社，2015:379.

【15】单鸿丽，刘红. 妇产科疾病防治 [M]. 西安：第四军医大学出版社，2015:411.

【16】（美）皮特·M. 道比莱特，（美）卡罗尔·B. 本森. 妇产科超声图谱 [M]. 天津：天津科技翻译出版有限公司 .2015:361.

【17】（英）达克沃思. 临床笔记 妇产科 [M]. 济南：山东科学技术出版社，2015:366.

【18】金庆跃，程瑞峰. 妇产科护理 [M]. 上海：同济大学出版社，2015:332.

【19】高金利，相英花. 妇产科护理学 [M]. 北京：人民军医出版社，2015:250.

【20】王春先，刘胜霞. 妇产科护理 [M]. 北京：人民军医出版社，2015:217.

【21】郑翠玲. 妇产科疾病的诊断与治疗 [M]. 昆明：云南科技出版社，2016:289.

【22】赵风霞，徐小萍. 妇产科护理实训指导 [M]. 杭州：浙江大学出版社，2016:141.